基础医学实验课程系列教材

医学组织透明化三维成像

主　编：冯　异
副主编：夏春梅　褚玉霞
编　委：（按姓氏笔画排序）
　　　　马　彤　卢文涵　史洁梅　冯　异　李坤璃
　　　　胡　薇　姜　姗　夏春梅　徐明真　徐筱青
　　　　崔　洁　崔　鹏　童小雨　赖梦婕　褚玉霞

复旦大学 出版社

本书获国家自然科学基金（NSFC 81673766、81973945）、上海高校高峰高原学科建设（20180101）及复旦大学"双一流"建设经费资助。

感谢复旦大学基础医学院、脑科学研究院和中西医结合研究院对本书出版的大力支持。

序 言
FOREWORD

Intel 创始人 Gordon Moore 在 1965 年提出"摩尔定律",预测电子计算机内的集成电路上可容纳的晶体管数目大约每隔 2 年便会增加 1 倍。半导体行业大致按照摩尔定律发展了半个多世纪,但在 20 世纪后半叶,一系列科技创新,包括个人电脑、互联网和智能手机等技术获得突飞猛进的发展。

在 20 世纪的最后几年,DNA 测序技术有了重大突破:利用电子计算机处理 DNA 数据库的快速运算,促使生物及医学领域飞跃发展。21 世纪伊始,生物医学界又有了一个正在进行的重大突破:用新的可视化技术及快速的电子计算机运算方法来分析器官、组织和细胞的结构及功能。这种二维、三维空间加上时间的四维研究,将会不断地将生物医学提升到一个新的高度。

我很高兴结识了冯异教授。她在斯坦福大学担任访问学者的 2 年多时间里,开展了一系列创新的卵巢离体及在体的成像研究。她应用了新的组织透明化(tissue optical clearing,TOC)技术及近红外 II 区投射组织成像方法,加上高速的电子计算机运算,首次提供了卵泡在卵巢内的三维结构和包括原始卵泡在内的所有卵泡在活体中的可视化结构。以这些研究和相关的进展为基础,冯异教授在复旦大学开设了一门相关的生物成像课程,该课程即为本书诞生的契机。在本书中冯异教授及其合作者阐述了组织透明化的技术理论基础、技术流程、透明化标本中蛋白和核酸的标记、三维图像的获取、图像处理软件、数据分析、三维图片和影片的制作以及透明化技术的扩展应用等内容。

本书会为中国生物医学研究者提供一种最新的理论及技术进展,用来开展新的生物结构研究。冯异教授是一位贯通中西医学的科学家——不仅接受过西方科研扎实的基础训练,而且具备丰富的中医学经验。相信她能用本书中所介绍的新技术,为中医学中特有的穴位、脉搏等古老知识找到组织学的结构基础。这篇序言也是我对冯教授的一份殷切期望和祝福。

2020 年 5 月 15 日
于斯坦福大学

前 言
PREFACE

2013年8月,我在薛人望(Aaron J. W. Hsueh)教授资助下赴美国斯坦福大学进修。斯坦福大学位于美国西部,在旧金山半岛上,是一所风景怡人、四季常青的私立研究型大学。它背靠群山峡谷,远离城市喧嚣,是个做学问的好地方。

2014年1月,正当我因第1个课题结果不稳定而陷入循环迷惘期时,我的导师Hsueh教授问我愿不愿意尝试一个全新的课题,并推荐我阅读2013年4月发表在《自然》杂志上的一篇文章"Structural and molecular interrogation of intact biological systems"。我立刻被文章中美丽的图片吸引,迫不及待地读完。基于我的神经内分泌研究背景,并与导师讨论了可能开展的新实验研究后,导师和我决定将我在美国进修的时间延长1年。2014年2月,我报名参加了CLARITY技术的创立者Karl Deisseroth教授开展的CNC(Cracking the Neural Code)项目培训,并有机会了解了这位神经科学研究大家。CNC是斯坦福大学提供资助的免费CLARITY培训课程,主要由Kristin Overton负责,为期3天,4~5人为一期,学习CLARITY的基本实验流程。课程结束后,在Hsueh教授的支持下,我马上开始了CLARITY在卵巢上的研究。从实验设计、动物造模、收集标本到标本透明化等,2014年6月,我在Deisseroth教授实验室的Brian Hsueh和Raju Tomer的帮助下,终于获取了第1组卵巢的三维成像图。

第1次实验的成功令我和Hsueh教授都非常兴奋,于是我们设计了更多有意思的实验。但CLARITY是一项烧钱的"高、大、上"技术,尤其是在科研资助日渐减少的美国。尽管如此,Hsueh教授给予了我最大的信任和最有力的支持,大量的试剂、昂贵的抗体(antibody)、转基因动物的引进和饲养、处理巨大数据的大容量计算机和实验中心平台共聚焦显微镜(confocal microscopy)的使用常常每月花费上万美元。大量的实验标本和个性化的分析迫使我不得不学习计算机图像处理和分析、三维图片和影片的制作,以及简单的编程技能。恰好这时我的硕士研究生崔鹏来斯坦福大学学习,他帮助我解决了很多共聚焦扫描的难题,让我们在获取高清原始数据上取得了突破。而我集中精力进行图像的三维分析,将以往在平面切片上不能解决、悬而未决的生理和病理问题一点一点呈现出来。

在此过程中,我也惊讶于自己的学习能力。在互联网的帮助下,从各种文章、书籍、论坛、手册、网站、软件等资料中去芜存精,找到可为自己利用的有用信息,去解决一个个亟待明晰的问题。那段时间,我常常凌晨3~4点起床工作,只想在上午可以有一张新图与教授一起讨论;也会欣喜每天都有新结果的出炉。与此同时,我们还与斯坦福大学化学系Hongjie Dai教授合作,衍生了另一个在体卵巢三维成像的课题。那段时间每天平静而充实，我们成了与时间赛跑的人……

我于2015年8月回国，后经多次往返美国，终于完成实验。回国前，Hsueh教授让我把这项技术带回中国，找机会教给更多的人。于是，2016年4月，我申请了复旦大学研究生课程建设项目。在复旦大学基础医学院领导和教学指导委员会教授们的大力支持下，经过半年多的准备，于2016年秋季推出了"医学组织透明化三维成像技术"研究生课程（MED830033）。该课程理论结合实践，小班授课，并首次应用项目导向、团队合作的考核制度。新颖的技术和授课方式立刻吸引学生们"秒杀"选课。2年教学任务完成后，在复旦大学约有60人参与了该课程的学习，并把该技术逐步应用到自己的研究中，深获师生们好评。尽管如此，开课3年来没有一本完整而翔实的教材，一直是我遗憾和内疚之处。因此，我组织了一些热爱并熟练应用该项技术的师生，希望通过1年的努力，打造一本可以帮助大家学习和实践的书籍，如今这一愿望终于实现。

感谢我敬爱的导师Aaron J. W. Hsueh教授及其夫人Lily Hsueh女士，以及一直陪伴和支持我的女儿Bella。

透明化技术正在不断优化、精进之中，如本书中有任何错误及不当之处，请各位读者不吝批评指正！

冯 异

于上海

2020年5月28日

目 录
CONTENTS

1 透明化技术简介 ·· 001
  1.1 组织透明化技术的历史及发展 ·· 002
  1.2 主要组织透明化方法 ·· 003
  1.3 常用透明化方法及其比较 ·· 004
2 透明化技术的主要流程 ··· 023
  2.1 CLARITY 技术流程 ·· 024
  2.2 CUBIC 技术流程 ··· 035
  2.3 iDISCO 技术流程 ·· 040
  2.4 FRUIT 技术流程 ·· 044
  2.5 其他透明化技术 ··· 046
3 透明组织标本中蛋白质和核酸的标记 ··· 049
  3.1 组织细胞标记原理 ··· 050
  3.2 CLARITY 免疫荧光染色方法 ·· 057
  3.3 CLARITY 原位杂交方法 ·· 060
  3.4 转基因荧光小鼠的标记和染色方法 ·· 065
4 三维原始图像的获取和优化 ·· 067
  4.1 双光子共聚焦显微镜 ·· 069
  4.2 光片显微镜 ··· 080
  4.3 选择性平面照明显微镜 ··· 088
  4.4 三维高清成像显微镜的发展 ··· 091
5 二维和三维图像处理软件的功能和应用 ·· 093
  5.1 二维图像处理软件 ··· 094
  5.2 二维图像的拼接及大数据处理 ·· 104
  5.3 三维图像处理软件 ··· 108
6 三维图像数据分析 ··· 115
  6.1 Imaris 软件主要应用 ··· 116
  6.2 Amira 软件的主要应用 ·· 139
  6.3 Vaa3D 软件的主要应用 ··· 150

7 三维图片和影片的可视化制作及加工 ·········· 155
7.1 三维图片和影片的可视化制作 ·········· 156
7.2 三维图片和影片的可视化加工 ·········· 159
7.3 常用影片剪辑软件 ·········· 160
7.4 视频科学期刊简介 ·········· 162

8 透明化技术的扩展应用 ·········· 165
8.1 全身组织透明化技术 ·········· 166
8.2 亚细胞结构透明化技术 ·········· 174
8.3 透明化组织染色技术拓展 ·········· 179

9 在体透明和在体成像技术 ·········· 185
9.1 在体透明化技术简介 ·········· 186
9.2 在体透明材料与方法 ·········· 188
9.3 在体透明化成像技术 ·········· 191
9.4 在体透明化操作方法 ·········· 195
9.5 四维数据处理与应用 ·········· 201
9.6 在体透明化技术应用前景 ·········· 202

10 透明化技术展望 ·········· 205
10.1 临床转化 ·········· 206
10.2 精准医疗 ·········· 209
10.3 3D打印 ·········· 210
10.4 人工智能 ·········· 213

附录 A 计量单位表 ·········· 217

附录 B 缩略词表 ·········· 218

附录 C 组织透明化三维成像补充操作流程 ·········· 220

附录 D 常用仪器与试剂 ·········· 229

附录 E 透明化技术相关网站 ·········· 236

附录 F 三维视频示例展示 ·········· 237

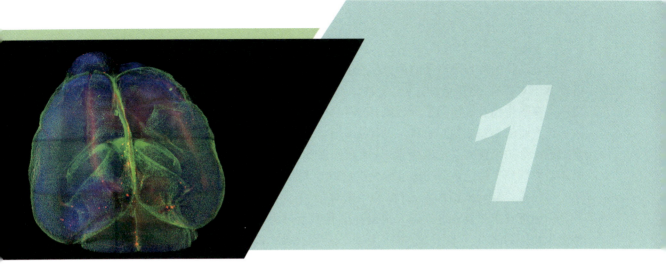

1

透明化技术简介

> 把简单的事情考虑得很复杂，可以发现新领域；把复杂的现象看得很简单，可以发现新规律。
>
> ——牛顿

哺乳动物的器官是高度协调、复杂的细胞网络。我们对某一器官生理学和病理学的了解都基于对器官、组织结构，乃至生物体的整体研究。然而，由于科学技术的限制，迫使历史上大多数生物及医学的基础或临床研究只能关注器官组织的局部、平面和细节，从而导致后续实验的偏差或相互矛盾。尤其是在神经科学领域，人们迫切希望将人体最复杂的器官"脑"作为一个整体系统来探索，从而获知诸如自闭症、抑郁症、焦虑症、失眠、记忆丧失、阿尔茨海默病等神经系统功能障碍性疾病患者大脑中的奥秘。

近年来，美国、欧洲国家、日本和中国对"人类大脑图谱计划"的关注和投入、显微技术和基因标记技术的显著进步极大地提高了我们通过组织光学透明化来研究整个器官乃至整个生物体的能力。与传统技术相比，组织透明化技术既保留了复杂的细胞间连接及其细微的特征，又能够以前所未有的宏观角度，研究正常组织的三维结构和疾病状态下特有的病理特征及组织规律。

本章将详细介绍组织透明化技术的历史、发展，主要的组织透明化技术及其革新和应用。

1.1 组织透明化技术的历史及发展

1911年，德国解剖学家Werner Spalteholz（图1-1）曾借鉴自然界化石的形成原理，尝试用树脂来包埋生物样本。1914年，Spalteholz教授发表了将有机溶剂苯甲醇和邻羟基苯甲酸甲酯作为透明试剂（optical clearing agent）用于解剖学和生物医学研究的相关论文（图1-2），

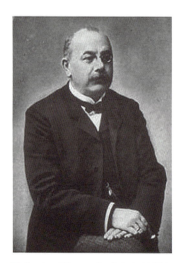

图1-1　Werner Spalteholz（1861-1940，德国）

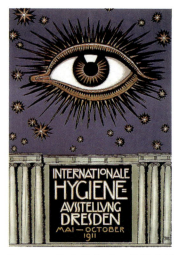

图1-2　首次发表透明化技术的杂志封面

推动了解剖学的快速发展。由于组织的自发荧光形成的高背景,只适合高尔基染色法等所用的可吸收染料着色,并且实验步骤复杂、操作周期长、组织皱缩严重、组织表面破坏和试剂对人体的毒性作用,限制了该技术的大力推广。

随着共聚焦显微镜的研发及荧光蛋白的不断优化,科学家们再次将视野投入到对大样本复杂组织结构内部奥秘的探索中。2012~2013年,多种透明化方法接连被报道,使该领域迅速分为2个方向:①沿着Spalteholz教授的组织脱水和有机溶剂的透明化方法,可以用于实验动物进行含荧光蛋白信号的病毒注射或者直接用于含荧光蛋白的转基因动物;②全新的水溶性技术,更好地适应大部分荧光蛋白需要水溶性环境才可以进行组织化学染色的特点。

1.2 主要组织透明化方法

根据组织透明化处理的原理,近年发展起来的生物组织光学透明化方法主要分成被动型和主动型两大类(图1-3)。

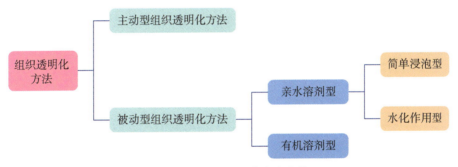

图1-3 组织透明化方法分类

1.2.1 主动型组织透明化方法

主动型组织透明化方法主要是指透明化过程中引入较强的外力去除折射率(refractive index, RI)高的皮质类物质,相对于被动型组织透明化方法,其步骤更为复杂且对设备要求更高。主动型透明化方法主要有CLARITY(clear, lipid-exchanged, anatomically, rigid, imaging/immunostaining compatible, tissue, hYdrogel)和PARS(perfusion-assisted agent release *in situ*)技术。

该方法主要包含以下3个步骤。

(1) **水凝胶包埋** 利用水凝胶包埋、固定组织。

(2) **脂类去除** 采用外力(如电场力)强力去除脂类物质。

(3) **折射率匹配** 脂类去除后的组织浸泡在高折射率溶液中,如在FocusClear、80%甘油和RIMS(refractive index matching solution, 88%碘海醇+0.1%吐温-20)中制备高透明化的组织样本。

1.2.2 被动型组织透明化方法

被动型组织透明化方法主要是指仅依靠生化试剂在组织中的被动扩散来完成对组织的透明化。由于该方法具有原理清晰、对设备要求低等突出优点,成为组织光学透明化技术发展至今的主要研究领域和热点。根据其采用的生化试剂种类不同,主要分为有机溶剂型透明化方法和亲水溶剂型透明化方法。

(1) 有机溶剂型透明化方法 有机溶剂型透明化方法是先用脱水剂渐进地完全脱去生物组织样本中的水分,然后用高折射率的疏水性有机溶剂进行折射率匹配,为使组织样本变得更加透明,部分方法在组织脱水后用三氯甲烷处理组织,即增加组织去脂步骤。有机溶剂型透明方法对组织样品的清洗效率和透明度高,但组织中的荧光蛋白信号保存度低。属于有机溶剂型透明化方法的主要有苯甲醇和苯甲酸苄酯(benzyl alchohol and benzyl benzoate,BABB)法、二苄醚(dibenzyl ether,DBE)法和 DISCO(dimensional imaging of solvent-cleared organs)法等。

(2) 亲水溶剂型透明化方法 亲水溶剂型与有机溶剂型透明化方法的最大区别在于选择的生化试剂是否有强亲水性。由于组织中荧光蛋白分子上带有亲水基团,与有机溶剂相比,亲水溶剂更有利于荧光蛋白信号的保存,更适用于表达荧光蛋白组织样本的透明化。根据其具体透明化机制不同分为简单浸泡型透明化方法和水化作用型透明化方法。

1)简单浸泡型透明化方法:是将样品浸泡在梯度浓度的高渗透性亲水性溶液中,利用相应梯度浓度溶液将低折射率的组织液和细胞液逐步替换出来,从而在组织内部形成一个折射率匹配的环境,使样品变得透明。总体而言,简单浸泡光学组织透明化方法温和、操作简单,但组织透明化效率较低。属于简单浸泡型透明化方法的有:SeeDB 法、Clear^T 和 Clear^{T2} 法、FRUIT 和 TDE 法。

2)水化作用型透明化方法:主要是基于尿素(urea)介导的水化作用下细胞膜的流动性增加,进出膜上的分子通量增多,促进其他试剂渗透进入细胞内,逐步除去样本中高折射率的脂质,从而使得样本透明。水化作用型透明化方法相对于简单浸泡型透明化方法清除速率较快,透明度较高。属于水化作用型透明化方法的有:CUBIC(clear, unobstructed brain/body imaging cocktails)和 Sca*l*e。

1.3 常用透明化方法及其比较

1.3.1 BABB 法

传统 BABB 组织透明化方法(或称 Murray 组织透明化方法)是采用梯度浓度的甲醇或乙醇对生物组织样本进行脱水,随后用 BABB 试剂匹配组织的折射率。该试剂是一种快速且透明化效果很好的生物组织透明剂,但无法使成年小鼠的中枢神经系统透明,并且会使组织内源性荧光信号迅速淬灭,因而限制了该方法在含转基因荧光蛋白的组织样品中使用。为了改进 BABB 对荧光蛋白信号的淬灭问题,德国 Hans-Ulrich Dodt 研究组通过使用四氢呋喃(tetrahydrofuran,THF)对组织样本进行脱水处理,同时溶解和去除部分脂质,再用折射率高的有机溶剂苯甲醇和苯甲酸苄酯进行浸泡以使其渗透到脱水、脱脂后的组织中,实现折射率的匹配,从而使组织变得透明。该研究小组利用该方法结合光片照明成像技术,研究了脊髓损伤后轴突的再生及胶质细胞的空间分布,但由于该方法的脱水过程破坏了荧光蛋白的生色团发光所需要的水环境,故不利于荧光信号的保存(图1-4)。

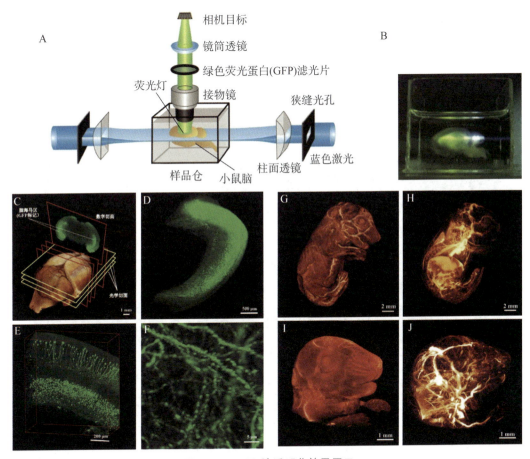

图1-4 BABB法透明化效果展示

A. 显微镜的成像装置;B. 成像样品仓;完整组织块(C)、小鼠脑海马区锥体(D)、颗粒细胞层(E)和CA1区椎体神经元树突棘(F)成像效果;小鼠胚胎整体(G)、血管系统(H)和头部(I~J)成像效果。引自 Dodt H U, Leischner U, Schierloh A, et al. Ultramicroscopy: three-dimensional visualization of neuronal networks in the whole mouse brain [J]. Nat Methods, 2007, 4(4): 331-336.

1.3.2 iDISCO、3DISCO 和 uDISCO 法

经过多年探索,德国 Hans-Ulrich Dodt 研究小组又发展了另外2种基于有机溶剂的透

明化方法 iDISCO 和 3DISCO,能够在一定程度上解决以上方法的限制,使荧光蛋白信号能够维持数天。其中,3DISCO 方法组织脱水的步骤基本不变,采用四氢呋喃代替苯甲醇后与苯甲酸苄酯混合使用,发现该组合可以很好地使小鼠脊髓和脑组织透明化并保护其内源性荧光信号。然而,这一组合的透明化效果并不适用于其他生物组织。随后,他们尝试用二苄醚代替苯甲酸苄酯与四氢呋喃混合使用,发现改进后的透明试剂配方除可以透明化鼠脑外,同样适用于其他各种生物组织。结合光片激光显微镜技术(lightsheet laser-scanning ultramicroscopy),能够实现大尺度生物组织快速成像(图 1-5)。但是,该配方同样具有一定的限制性,荧光信号在该方法透明好的脑组织中只能保存 1~2 d。此外,由于抗体渗透性的限制,对该方法处理后大尺度透明化生物组织进行免疫染色是个大难题。iDISCO 则用含有二甲基亚砜(dimethyl sulfoxide, DMSO)、表面活性剂等水溶液对组织样本进行预处理,并结合以荧光标记的方式对组织样品进行多种免疫标记(TrkA、TrkB、TrkC、Ret 等),从而使荧光蛋白信号可以保持得更久(2~4 d),同时也证实了此方法的光学透明与免疫标记的良好兼容性(图 1-6)。2016 年,Pan 等对该透明化方法做了进一步改进,即 ultimate DISCO(简称 uDISCO)透明化方法。该方法部分解决了 BABB 和 3DISCO 荧光蛋白信号极易淬灭的问题,同时可实现对生物体全身组织的透明化。

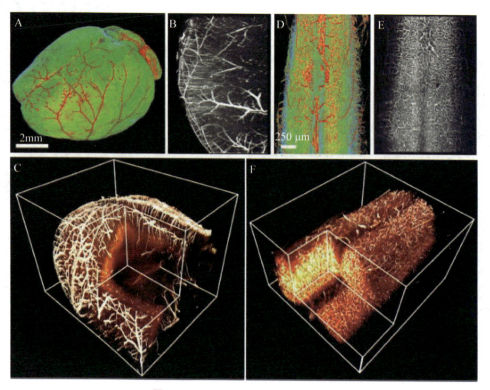

图 1-5 3DISCO 法透明化效果展示

用 lectin-FITC 标记并示踪小鼠体内的脉管系统和进行成像,采用色码图(A 和 D)、透明灰度图(B 和 E)和立体渲染图(C 和 F)对小鼠脑和脊髓的脉管系统网络进行三维重建。引自 Ertürk A, Becker K, Jährling N, et al. Three-dimensional imaging of solvent-cleared organs using 3DISCO [J]. Nat Protoc, 2012, 7(11): 1983-1995.

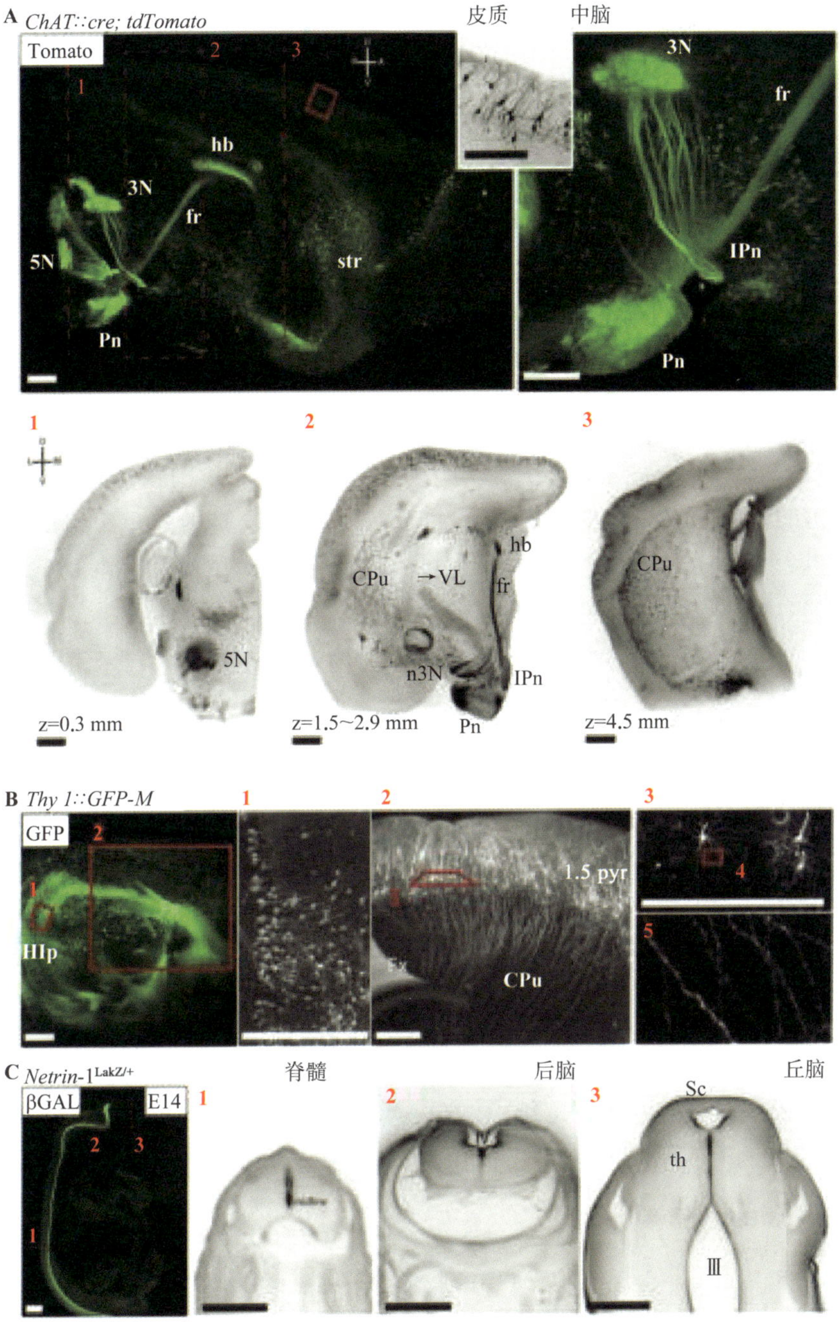

1 透明化技术简介

图 1-6 iDISCO 法透明化效果展示

A. 1月龄 ChAT∷cre；Rosa26lsl-tdTomato 转基因小鼠的前半脑样本，经透明化处理后显示 RFP 示踪中脑至皮质脑区的胆碱能神经系统投射结构；B. 1月龄 Thy1∷GFP-M 转基因小鼠的前半脑样本，经透明化处理后显示海马、纹状体和皮质中 GFP 示踪标记的锥体神经元；C. 胚胎期 14 天 Netrin-1$^{lacZ/+}$ 转基因小鼠样本，经透明化处理后显示脊髓、后脑和丘脑中 β-半乳糖苷酶的表达。3N: 动眼神经核（第 3 对脑神经）；5N: 三叉神经核（第 5 对脑神经）；Pn: 脑桥结构；hb: 缰核；fr: 后屈束（中脑切面）；str: 纹状体；IPn: 大脑脚间核；CPu: 尾状壳核；VL: 腹外侧核。比例尺为 500 μm。引自 Renier N, Wu Z, Simon D J, et al. iDISCO: a simple, rapid method to immunolabel large tissue samples for volume imaging [J]. Cell, 2014, 159(4): 896-910.

应用试剂及详细操作流程见附录 C 和附录 D。

1.3.3 PEGASOS 法

有机溶剂型全身透明化技术除对于成年小鼠的脑及脊髓组织具有较好的透明化效果外,也适用于生物体不同类型的组织,可用于神经连接的三维重建、神经退行性病变及再生、肿瘤的形态及血管分布等相关研究。然而,此类方法也存在透明试剂毒性较大、易溶解物镜结构中的黏合剂、操作步骤烦琐、组织脱水收缩等不足之处。

应用试剂及详细操作流程见附录 C 和附录 D。

1.3.4 SeeDB 和 FRUIT 法

SeeDB 技术是由 Meng-Tsen Ke 等发明的基于水溶性试剂的光透明技术。该技术是一种以果糖溶液作为主要透明试剂的温和透明化方法,其过程是采用梯度浓度的果糖溶液逐渐清洗生物组织样本,直至组织变得澄清透明。该方法不会造成严重组织变形和荧光淬灭。Meng-Tsen Ke 等利用该方法在不同温度下分别对小鼠的胚胎、幼鼠全脑、成年小鼠全脑及脑片进行透明化,利用激光共聚焦技术对透明化的成年小鼠脑组织海马区进行成像获取深层信息,结合双光子成像系统对幼鼠胼胝体进行成像获取胼胝体轴突通路的形态学结构。同时,他们也研究了幼鼠嗅球僧帽细胞与血管的分布情况及僧帽细胞树突侧支的投射追踪。然而,在较高温度下组织样品长时间存放于果糖溶液中透明化会诱发美拉德反应(非酶棕色化反应)而导致组织的自发荧光增强以及组织褐化,影响组织的成像质量。为避免这些不良反应,可在果糖溶液中加入终浓度为 0.5% 的 β-巯基乙醇等巯基溶剂。SeeDB 透明化技术可兼容多种亲脂性染料,使在一个完整的小鼠大脑中追溯神经元成为可能(图 1-7)。但由于高浓度的果糖溶液黏度较大、渗透性差,故对于胚胎及幼鼠全脑透明时间较长,对成年鼠脑透明化能力有限,不适合完成小鼠大脑组织的深度成像。FRUIT 法则是 SeeDB 法的改进,即用梯度浓度的尿素和果糖以及终浓度为 0.5% 的硫代甘油混合液对生物组织样本进行清洗直至其达到透明状态,可用于成年小鼠脑透明化(图 1-8)。TDE 法则采用梯度浓度的硫代双乙醇(硫二甘醇)溶液逐步清洗组织样本直至其透明,且硫代双乙醇溶液浓度越大,溶液折射率越高,组织样本越透明;但该方法极易淬灭透明组织中的内源性荧光蛋白信号。

1.3.5 Clear^T 和 Clear^{T2} 法

Takaaki Kuwajima 等无意间发现甲酰胺可以使冰冻组织切片变得透明,于是发明了基于甲酰胺的光透明化方法 Clear^T 和 Clear^{T2} 法(图 1-9)。同时,该实验室利用多种分子标记结合激光共聚焦光学成像系统对胚胎及幼鼠进行成像,并对它们的视觉神经环路进行了研究。Clear^T 法采用梯度浓度的甲酰胺溶液对组织进行浸泡处理,使生物组织(胚胎、幼鼠全脑、脑片)快速变得透明。Takaaki Kuwajima 等通过应用 DiI 染料,对胚胎的视觉神经环路进行示踪标记,并对透明化后的样本进行光学成像,观察环路中视网膜的轴突、视觉神经交叉等部位;利用荧光示踪剂 CTB,对出生后 5 天的幼鼠进行标记,将包含外侧膝状体的部分进行冠状切片,透明化后成像观察,透明化前的成像深度为 250 μm,透明化后最大成像深

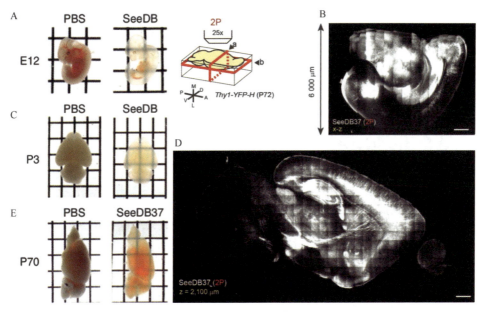

图 1-7 SeeDB 法透明化效果展示

用 SeeDB 法依次处理胚胎期 12 天小鼠(A)、出生后 3 天小鼠(C)和 2 月龄小鼠(E)全脑组织;2 月龄小鼠透明脑冠状面(B)和水平面(D)成像效果示意图。比例尺为 1 mm。引自 Ke M T, Fujimoto S, Imai T. SeeDB: a simple and morphology-preserving optical clearing agent for neuronal circuit reconstruction [J]. Nat Neurosci, 2013, 16(8): 1154-1161.

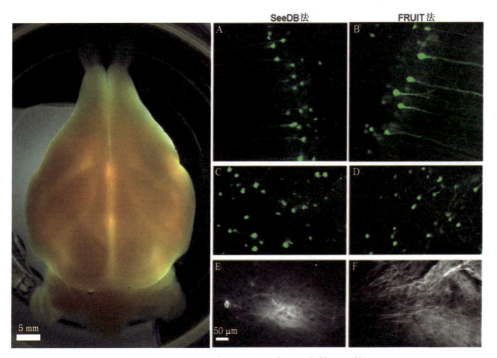

图 1-8 FRUIT 法与 SeeDB 法透明化效果比较

A、B. 用双光子显微镜对 *Thy1*-eYFP 转基因小鼠大脑皮质中锥体神经元成像效果图;C、D. *Thy1*-eYFP 转基因小鼠大脑纹状体神经元成像效果图;E、F. 小鼠脑经透明化处理和 DiI 染色标记后的成像效果图。引自 Hou B, Zhang D, Zhao S, et al. Scalable and DiI-compatible optical clearance of the mammalian brain [J]. Front Neuroanat, 2015, 9(19): 1-11.

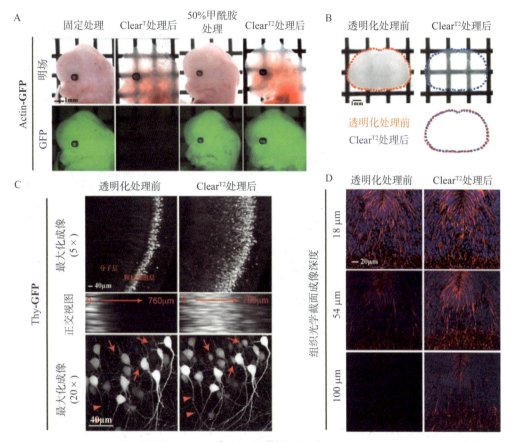

图1-9 Clear^T 和 Clear^T2 法透明化效果展示

A. 采用 Clear^T 和 Clear^T2 法对胚胎期 14.5 天 actin-GFP 转基因小鼠透明化处理效果图。B. 采用 Clear^T2 法对 0 日龄小鼠脑冠状面切片(800 μm)透明化处理，透明前后脑组织无显著体积变化。C. 采用 Clear^T2 法对 11 日龄 Thy1-GFP 海马切片(800 μm)透明化处理效果图，其中海马 CA1 区 GFP⁺锥体神经元和树突(箭头)在透明化处理后仍清晰可见。GCL：颗粒细胞层；ML：分子层。D. 采用 Clear^T2 法对胚胎期 14.5 天小鼠视交叉切片(200 μm)透明化处理，用 RC2 对放射状胶质细胞进行标记，用 Hoechst 标记组织内的细胞核。引自 Kuwajima T, Sitko A A, Bhansali P, et al. ClearT: a detergent- and solvent-free clearing method for neuronal and non-neuronal tissue [J]. Development, 2013, 140(6): 1364-1368.

度为 600 μm。该方法透明化效果好,能与亲脂性染料、荧光示踪剂兼容,但会淬灭样本中的荧光信号,不适用于荧光蛋白标记的样本,且会使样本有不同程度的膨胀。对成年小鼠脑片是否具有透明化能力,该研究小组没有给予实验结果加以验证。Clear^T2 法主要在梯度浓度甲酰胺溶液中加入了不同比例的聚乙二醇(polyethylene glycol, PEG),稳定荧光蛋白信号的同时,可减弱光透明化试剂对荧光信号的影响。然而此方法透明化能力非常有限,无法透明化幼鼠全脑及成年鼠脑组织。对于幼鼠或胚胎脑的切片,该研究小组仅做了绿色荧光蛋白(green fluorescent protein, GFP)、免疫组织化学技术(immunohisto-chemistry technique, IHC)兼容性测试,并未给出深层成像结果。总体而言,简单浸泡光学透明法实验条件温和、操作简单,但透明化效率较低。

1.3.6 Scale、ScaleS 法

相对简单浸泡型透明化方法而言,水化作用型透明化方法组织清除速率较快,组织的

透明度较高。日本 Miyawaki 小组率先提出了基于尿素的光透明化方法 Scale 法(图1-10)。该透明化技术的发现源于一个偶然的观察,即用 4 mol/L 尿素溶液浸泡聚偏氟乙烯膜(polyvinylidene fluoride,PVDF)可使其变透明。这一发现促使他们考虑能否将尿素用作一种透明化试剂去透明化组织。经过尝试,他们将生物组织样本浸泡在 ScaleA2 溶液(4 mol/L 尿素+10%甘油+0.1% Triton X-100)或 ScaleU2 溶液(4 mol/L 尿素+30%甘油+0.1% Triton X-100)中,通过引入表面活性剂 Triton X-100 来去除脂质成分、增大细胞膜的通透性、联合尿素的诱导蛋白等水化作用,使组织的折射率均质化,实现组织的透明化。这种水溶性的透明化试剂可为荧光蛋白提供一个水溶性环境,使得成年小鼠全脑组织变得透明的同时能够保留其荧光信号,从而可以帮助人们利用激光共聚焦显微镜或双光子光学成像技术获得小鼠脑深层的神经元及血管分布信息。但是,该方法会引起透明的生物组织出现膨胀、脱落、破碎等现象。例如,用 ScaleA2 溶液透明化的组织样本体积会变成原来的 2 倍,导致组织中的细胞正常形态发生显著变化;ScaleU2 溶液虽然很好地解决了透明化组织的膨胀问题,但所需要的透明化时间较长,可长达数周,甚至数月。此外,尿素的透明化处理可能存在 2 个问题:①高浓度的尿素有可能使组织中的蛋白变性,进而影响后续的抗体标记效果;②这种处理造成组织中的蛋白流失太过严重,如用 ScaleU2 溶液透明化小鼠脑组织 1 周后,组织中近 41%的蛋白质会在处理过程中流失。

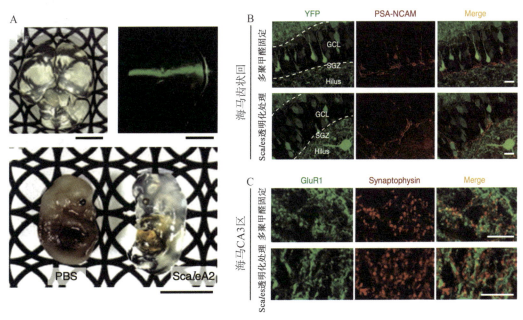

图 1-10 Scale 法透明化效果展示

A. 用 Scale 法分别对 15 日龄小鼠全脑和 E13.5 小鼠胚胎透明化处理效果图;B. 用 Scale 法对 7 周龄 Thy1-YFP 小鼠大脑透明化处理后,对海马齿状回成像。观察组织内 PSA-NCAM(神经黏附分子,为神经干细胞标志物)和 YFP 荧光的表达与共标记情况;C. 用 Scale 法对 7 周龄野生型小鼠大脑透明化处理后,用 GluR1 和 Synaptophysin 对神经元的谷氨酸受体和突触进行标记。A 图比例尺为 5 mm;B、C 图比例尺均为 20 μm。引自 Hama H, Kurokawa H, Kawano H, et al. Scale: a chemical approach for fluorescence imaging and reconstruction of transparent mouse brain [J]. Nat Neurosci, 2011, 14(11): 1481-1488.

Miyawaki 小组提出了一种基于 Scale 的光透明化方法 ScaleS 法(图 1-11)。该方法可将发育期的胎鼠完整透明化。将山梨醇、尿素、Triton X-100 等以不同比例混合,通过梯度浓度的透明化试剂处理使组织变得透明。将生物组织样本放入 S0 溶液(20%山梨醇+5%甘油+1 mmol/Lγ 环糊精+1 mmol/Lγ 甲基 β 环糊精+1%奥沙西罗+3%DMSO)中进行通透,以提升细胞膜通透性,便于透明化试剂较快进入组织。随后依次放入 S1 溶液(20%山梨醇+10%甘油+4 mol/L 尿素+0.2% Triton X-100)、S2 溶液(27%山梨醇+2.7 mol/L 尿素+0.1% Triton X-100+8.3%DMSO)和 S3 溶液(36.3%山梨醇+2.7 mol/L 尿素+9.1%DMSO)中渐进水化组织。最后将组织放入 S4 溶液(40%山梨醇+10%甘油+4 mol/L 尿素+0.2% Triton X-100+20%DMSO)中进行折射率匹配。虽然缩短了组织透明化时间、组织形态变化较小且不容易碎裂,但整个实验操作步骤略为复杂。

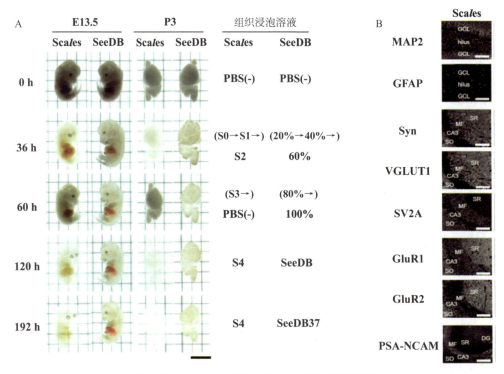

图 1-11 ScaleS 法用于小鼠全身透明化效果展示

A. 分别用 ScaleS 和 SeeDB 法对 E13.5 小鼠胚胎和 3 日龄小鼠半脑透明化处理效果图;B. 用 ScaleS 法对小鼠整脑透明化处理,观察海马 CA3 区不同细胞标记物(如细胞骨架蛋白、突触前和突触后结构、细胞黏附分子)的表达及分布情况。DG:海马齿状回;GCL:颗粒细胞层;MF:苔藓纤维;SO:始层;SR:放射层。A 图比例尺为 5mm;B 图比例尺为 100μm。引自 Hama H, Hioki H, Namiki K, et al. ScaleS: an optical clearing palette for biological imaging [J]. Nat Neurosci, 2015, 18(10): 1518-1529.

应用试剂及详细操作流程见附录 C 和附录 D。

1.3.7 CUBIC 法

Estsuo A. Susaki 等在 Scale 法的基础上进一步发展,提出全脑水平、具有单细胞分辨率的透明化方法 CUBIC 法(图 1-12)。该方法通过将尿素、Triton X-100、醇胺类物质按

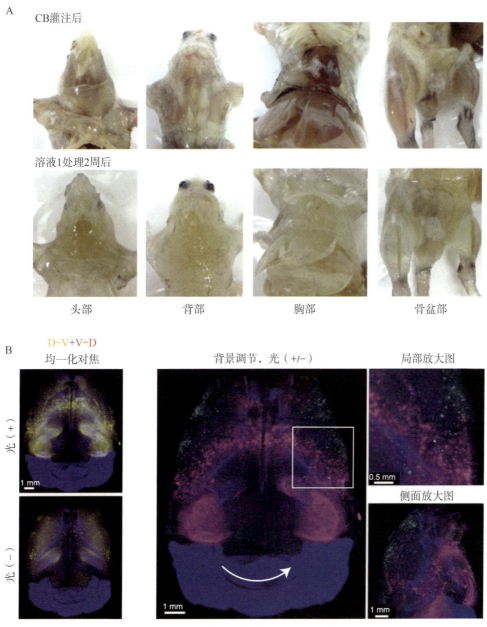

图1-12 CUBIC法用于小鼠全身透明化效果展示

A. 应用CUBIC法对8周龄C57BL/6雄性小鼠全身透明化处理效果图;B. 应用CUBIC法对8周龄Arc-dVenus转基因小鼠全脑透明化处理、成像和3D重建效果图。引自Susaki E A, Tainaka K, Perrin D, et al. Advanced CUBIC protocols for whole-brain and whole-body clearing and imaging [J]. Nat Protoc, 2015, 10 (11): 1709-1727.

不同比例配制的光透明化试剂对组织进行浸泡处理,从而快速、有效地使组织达到较好的透明程度。由于脑组织的高散射主要来自脂质成分,此方法在尿素的水化作用基础上,引入了能使磷脂溶剂化且偏碱性的醇胺类物质,将生物组织样本放入Scale CUBIC-1溶液

(25%尿素+25%依地醇+15% Triton X-100)中进行处理,以去除组织样本中的脂类成分。并在 Scale CUBIC-2 溶液(25%尿素+50%蔗糖+10%三乙醇胺)中加入蔗糖,提高透明化试剂的折射率。

应用试剂及详细操作流程见附录 C 和附录 D。

1.3.8 CLARITY 法

2013 年 4 月,美国斯坦福大学 Deisseroth 实验室报道了一种名为 CLARITY 的全新组织化透明方法。经过 3 年,尝试了近百种化学物质,Deisseroth 实验室最终建立起水凝胶固定法。由于整体组织中绝大多数含有氨基的生物大分子,如 DNA、RNA 和蛋白质在透明化之前都会被水凝胶牢固地原位交联,因而能达到真实信息可视化的目的。该方法通过向实验动物心脏灌注水凝胶溶液(40%丙烯酰胺+2%双丙烯酰胺+10% VA-044+16%多聚甲醛)后,将组织取出放入干燥箱中用氮气取代氧气,37℃孵育 3 h 至所有溶液聚合,从而使组织快速均匀地转变为一种组织水凝胶复合物。如此,组织中 DNA、RNA 和蛋白质被丙烯酰胺凝胶原位固定。然后,借助电场装置及十二烷基硫酸钠(sodium dodecyl sulfate,SDS)溶液去除复合物样品中的膜脂,形成一个大分子通透的组织结构,使得光线及生物大分子可轻易地渗入该组织凝胶复合物,最后将样本放入 FocusClear 或 80%甘油溶液处理以获得高透明化的组织。在该透明化技术方法中,水凝胶这种强而有力的交联保护使组织样品在后续的去垢剂去脂过程中,蛋白质流失非常少,极好地保护了组织的各种精细结构。此外,这种完美的交联保护使得人们可以在同一块组织样品上反复染色成像而不必担心结构会在这个过程中被破坏,即组织的多轮免疫染色。该方法可以很好地实现生物组织三维大尺度成像。

尽管 CLARITY 法的透明化能力强,但仍存在电泳法的难以操控性和组织褐化等问题。此方法容易使组织的抗原位点和精细结构遭到破坏,操作性及可重复性也存在难度。为了解决上述问题,CLARITY 被动透明化技术(passive clarity technique,PACT)在 CLARITY 基础上应用了被动型透明方法,具体过程是在水凝胶包埋组织后采用 8% SDS 来替代电泳法去除脂类,最后将组织转入 RIMS(refractive index match solution)溶液中匹配折射率至组织透明(图 1-13)。虽然 PACT 技术克服了 CLARITY 技术因电泳导致组织褐化与降解以及重复性差的问题,但其透明化速率较 CLARITY 低,并且会出现很大的组织膨胀。

意大利 Francesco 小组利用 CLARITY 中水凝胶包埋并进行 SDS 溶液浸泡的方法对组织进行预处理,将大量脂质去除后,根据不同类型的样本用不同浓度的 2,2′-硫基二乙醇(2,2′-thiodiethanol,TDE)进行浸泡,从而使组织变得透明。再结合多重分子标记,利用光片照明或双光子共聚焦显微成像技术进行细胞及亚细胞水平的成像,获得鼠脑或人脑更深处的神经元及血管分布信息并进行神经投射追踪。但该方法会降低组织样本中的荧光信号,且操作繁杂,对于成年小鼠全脑的透明程度有限。

应用试剂及详细操作流程见附录 C 和附录 D。

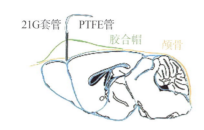
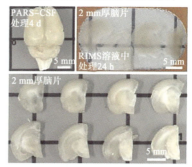
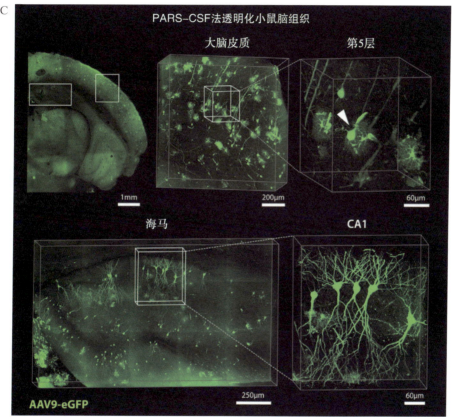

图 1-13　PARS 法用于小鼠脑组织透明化效果展示

A. 灌流装置示意图。将 PARS 试剂直接灌注至 CSF 中，可以使中枢组织呈现光学透明状态；B. 采用 PARS-CSF 法对大鼠全脑透明化处理效果图；C. 向小鼠大脑皮质第 4 层注射 AAV9：CAG-eGFP，经 PARS-CSF 法透明化处理后，取厚度为 500 μm 的小鼠冠状面脑片成像。在皮质第 5 层冠状面和海马 CA1 区，可清晰观察到经 AAV9 转导后表达 eGFP 的神经胶质细胞、邻近中枢血管的神经元及其精细突起结构。引自 Yang B, Treweek J B, Kulkarni R P, et al. Single-cell phenotyping within transparent intact tissue through whole-body clearing [J]. Cell, 2014, 158(4): 945-958.

完整器官透明化技术比较见表 1-1，组织透明化方法原理和应用见表 1-2，组织透明化技术参数比较见表 1-3。

表 1-1 完整器官透明化方法比较

透明化方法	主要试剂	透明化质量	分子成像	成年小鼠全脑的处理时间	组织尺寸和形态	成像完整性	可逆性	储存时间	复杂性
化学转化法									
CLARITY法	形成组织-水凝胶混合物，然后进行电泳组织透明和光学透明	已在成年小鼠全脑、成年斑马鱼全脑和固定的人脑组织中验证	内源性荧光信号，抗体染色和原位杂交	约2周	处理过程中暂时，可逆的组织膨胀	荧光淬灭不明显，脂质丢失；与亲脂性染料不相容	不可逆；脑组织经化学试剂转化	数月	复杂（包括自定义设置组件和多项实验步骤）
光学试剂法									
ClearT法	甲酰胺，或甲酰胺和PEG	在年幼小鼠脑（11日龄内）和成年小鼠大脑切片中验证	内源性荧光信号	无成年小鼠数据；胎鼠脑1d	无或轻度组织膨胀	与脂溶剂（如DiI）相不相容；但与荧光蛋白保留；Clear^{T2}保留了GFP信号；但组织透明度降低并膨胀	可用PBS逆转	未知，但甲酰胺不适合用来长期放组织	溶液中浸泡
Scale法	尿素、甘油和Triton X-100	在年幼小鼠全脑中验证，但富含髓鞘的白质未完全透明	内源性荧光信号	3周（ScaleA）6个月（ScaleU）	组织大幅度膨胀，易碎	尿素致蛋白质部分变性和丢失；与亲脂性染料不相容	由于蛋白质变性和组织变形导致不完全可逆	未知	溶液中浸泡
SeeDB法	含有α-硫代甘油的饱和果糖水溶液	在年幼小鼠全脑验证，但成年小鼠脑较困难	内源性荧光信号	未成年小鼠组织3d；成年小鼠脑组织透明化困难	未见组织膨胀易碎报道	无荧光淬灭现象；亲脂性染料保存完好	多次使用PBS可逆转	在SeeDB中可存放达1周；PBS中逆转后可储存较长时间	溶液中浸泡
3DISCO法	二苄醚和四氢呋喃	在成年小鼠脑和脊髓节段中已验证	内源性荧光信号	2～5 d	未见组织膨胀报道	1d内未观察到荧光淬灭；由于脂质损失，与亲脂性染料或与电镜不相容	不可逆；透明剂致组织脱水及脂质溶解	1d透明脑中GFP信号衰减是1～2 d	溶液中浸泡

续 表

透明化方法	主要试剂	透明化质量	成年小鼠全脑的处理时间	分子成像	组织尺寸和形态	成像完整性	可逆性	储存时间	复杂性
CUBIC法	尿素,醇胺类和Triton X-100	在成年小鼠全身和全脑已验证	2周	内源性荧光信号和抗体染色	组织轻度膨胀,不易碎	荧光淬灭现象不明显	不可逆	2周左右	溶液中浸泡
PEGASOS法	PEG	在成年小鼠骨骼,牙齿,肌肉,全脑等已验证	7~10 d	内源性荧光信号	组织轻度收缩,小不易碎	荧光淬灭现象不明显	不可逆	2周左右	溶液中浸泡

引自 Kim S Y, Chung K, Deisseroth K. Light microscopy mapping of connections in the intact brain [J]. Trends Cogn Sci, 2013, 17(12): 596-599.

表1-2 组织透明化方法原理和应用

透明化方法	首次报道	透明化机制	透明化质量	可逆性	标记 蛋白(自发荧光)	标记 蛋白(免疫染色)	标记 核酸	标记 脂质染料	方法延伸或优化	大脑生物学验证和发现	非脑组织生物学验证和发现
CLARITY 和基于水凝胶的扩展法	Chung, 2013	亲水性的组织聚合复合物形成,然后水溶性基质浸入,通过扩散,机械,温度,电或其他方式去除未结合的成分,如脂质等	完全透明	凝胶形成不可逆,标记和成像可逆	是	是	是	否	被动透明(Tomer, 2014)、PACT/PARS(Yang, 2014)、COLM(Tomer, 2014)、ExM(Chen, 2015a)、旋转电泳(Kim, 2015)、SWITCH(Murray, 2015)、ACT-PRESTO(Lee, 2016)、EDC-SPED(Tomer, 2015)、CLARITY(Sylwestrak, 2016)、FACT(Xu, 2017)	啮齿类动物脑(Hsiang, 2014; Spence, 2014; Lerner, 2015; Menegas, 2015; Adhikari, 2015; Plummer, 2015; Zhang, 2014; Tomer, 2015; Unal, 2015; Sylwestrak, 2016; Krolewski, 2018).	啮齿类动物:肺(Joshi, 2015; Saboor, 2015)、肝(Font-Burgada, 2015)、肾(Unmersjo-Jes, 2016)、眼睛(Singh, 2017)、整体动物/胚胎/多器官(Epp, 2015; Yang, 2014; Kolesova, 2016)、脊髓(Zhang, 2014).

续表

透明化方法	首次报道	透明化机制	透明化质量	可逆性	标记 蛋白（自发荧光）	标记 蛋白（免疫染色）	标记 核酸	标记 脂质染料	方法延伸或优化	大脑生物学验证和发现	非脑组织生物学验证和发现
3DISCO和疏水性（有机溶剂）法	Erturk, 2012	对组织脱水、补水和漂白、基于有机溶剂去除脂质	完全透明	不可逆	快速淬灭	是（尤其是 iDISCO）	N.D.	否	iDISCO(Reiner, 2014), iDISCO+(Renier, 2016)	啮齿类动物脑(Weber, 2014; Zapiec, 2015; Garofalo, 2015; Branch, 2019), 人脑(Theofilas, 2014)	人脑(Ando, 2014; Liu, 2015a; Morawsk, 2018); 植物(Palmer 2015); 啮齿类动物: 胸腺(Zietara, et al. 2015), 皮肤（Maksimovic, 2014; Oshimori, 2015), 胰岛(Juang, 2015), 骨髓(Acar, 2015), 淋巴结(Liu, 2015c), 脊髓(Papa, 2016; Soderblom 2015; Zhu, 2015), 人肺(Hoffmann, 2015)
水性非凝胶变异	Hama, 2011 (Scale); Susaki, 2014 (CUBIC)	基于化学鸡尾酒去除脂质、对组织脱色(可与 CLARITY/水凝胶扩展方法兼容)	大部分透明	不可逆	是	是	N.D.	否	全身 CUBIC(Tainaka, 2014); ScaleS(Hama, 2015)	啮齿类动物脑(Singh 2015; Asai, 2015; Ozkan, 2015)	啮齿类动物: 肺(Noguchi, 2015; Peng, 2015; Jain, 2015), 心脏(Machon, 2015; Chabab, 2016), 脊髓(Hinckley, 2015), 胃肠系统（Higashiyama, 2016; Liu, 2015b), 淋巴结(Jafarnejad, 2015; Moalli, 2015), 完整动物/胚胎(Huang, 2015);

续表

透明化技术	首次报道	透明机制	透明质量	可逆性	标记			方法延伸或优化	大脑生物学验证和发现	非脑组织生物学验证和发现
					蛋白（自发荧光）	蛋白（免疫染色）核酸	脂质染料			
										Roccaro, 2015; Hirashima, 2015; Dorr, 2015; Hartman, 2015）、鸟类（Botelho, 2015）、爪蟾（Tsujioka, 2015）、人肠（Clairembault, 2015）

注：本表总结了以成年小鼠大脑透明化为例，目前可用于实现组织透明化的技术和方法。将已发表的全脑透明化技术分为三大类：基于水凝胶的方法（如CLARITY法）、有机方法（如3DISCO/iDISCO法）和水性非凝胶方法（如Scale、CUBIC法）。在每个一般标题下列出方法的扩展、优化和新方向，以及使用这些方法所取得的生物学发现。N. D. 表示该文写作时尚未见有原始文献的确切报道。引自 Lerner T N, Ye L.Deisseroth K. Communication in neural circuits: tools, opportunities, and challenges. Cell, 2016,161(6):1136-1150.

表1-3 组织透明化方法参数比较

透明化方法	折射率	关键成分	透明化时间	免疫染色	组织体积	荧光蛋白	洗液	脂质	电泳	水凝胶包埋	透明液灌流	毒性	参考文献
有机溶剂法													
Spalteholz	1.55	苯甲酸苄酯/水杨酸甲酯	数月	否	皱缩	否	否	否	否	否	否	是	Spalteholz, 1914
BABB	1.55	苯甲醇/苯甲酸苄酯	数天	是	皱缩	是，但仅半天	否	否	否	否	否	是	Dodt, 2007
3DISCO	1.56	二氯甲烷/二苯醚	数小时至数天	受限	皱缩	是，但仅1~2 d	否	否	否	否	否	否（二苯醚）	Ertürk, 2012a, 2012b
iDISCO	1.56	二氯甲烷/二苯醚	数小时至数天	是	皱缩	是，但仅2~4 d	否	否	否	否	否	否（二苯醚）	Renier, 2014

续 表

透明化方法	折射率	关键成分	透明化时间	免疫染色	组织体积	荧光蛋白	洗涤脂质	电泳	水凝胶包埋	透明液灌流	毒性	参考文献
简单浸泡法												
蔗糖法	1.44	蔗糖	1 d	是	皱缩	是	Triton X-100	否	否	否	否	Tsai, 2009b
FocusClear 法	1.47	泛影酸	数小时至数天	是	否	是	吐温-20	否	否	否	否	Chiang, 2002
Clear^T 法*	1.44	甲酰胺	数小时至数天	是	否	否	否	否	否	否	否	Kuwajima, 2013
Clear^T2 法*	1.44	甲酰胺/PEG	数小时至数天	是	否	是	否	否	否	否	否	Kuwajima, 2013
SeeDB 法	1.48	果糖/硫代甘油	数天	否	否	是	否	否	否	否	否	Ke, 2013
FRUIT 法*	1.48	果糖/硫代甘油/尿素	数天	否	少许膨胀	是	否	否	否	是	否	Hou, 2015
TDE 法#	1.42	硫代双乙醇	数天至数周	是	否	是	8%SDS（可选）	可选	可选	否	否	Costantini, 2015; Aoyagi, 2015; Staudt, 2007
高水化法												
Scale A2 法	1.38	4 mol/L 尿素，10%甘油	数周	否	膨胀	是	Triton X-100 (0.1%)	否	否	否	否	Hama, 2011
Scale U2 法	1.38	4 mol/L 尿素，30%甘油	数月	否	否	是	Triton X-100 (0.1%)	否	否	否	否	Hama, 2011
CUBIC 法	CUBIC1, 1.38; CUBIC2, 1.48	4 mol/L 尿素/50%蔗糖	数天	是	膨胀	是	Triton X-100 (50%)	否	否	否	否	Susaki, 2014

续 表

透明化方法	折射率	关键成分	透明化时间	免疫染色	组织体积	荧光蛋白	洗液	脂质电泳	水凝胶包埋	透明液灌流	毒性	参考文献
整体 CUBIC法	1.38	4 mol/L 尿素	数天	是	膨胀	是	10%Triton X-100	否	否	是	否	Tainaka, 2014
水凝胶包埋法												
CLARITY法	1.45	FocusClear/80%甘油	数天	是	轻度膨胀	是	8%SDS	是	是	否	否	Chung, 2013
PACT法	1.38~1.48	组氨酸	数天至数周	是	轻度膨胀	是	8%SDS	否	是	否	否	Yang, 2014
PARS法	1.38~1.48	组氨酸	数天	是	无	是	8%SDS	是	是	是	否	Yang, 2014

* 表示还含有高水和成分的技术；

可与CLARITY/PACT/PARS结合使用；

引自 Richardson D S, Lichtman J W. Clarifying tissue clearing [J]. Cell, 2015, 162(2): 246-257.

(冯 昇 李神鸹 褚玉霞)

参考文献

1. 李和,周莉. 组织化学与细胞化学技术[M]. 2版. 北京:人民卫生出版社,2014.
2. Dodt H U, Leischner U, Schierloh A, et al. Ultramicroscopy: three-dimensional visualization of neuronal networks in the whole mouse brain [J]. Nat Methods, 2007, 4(4): 331-336.
3. Ertürk A, Becker K, Jährling N, et al. Three-dimensional imaging of solvent-cleared organs using 3DISCO [J]. Nat Protoc, 2012, 7(11): 1983-1995.
4. Hama H, Hioki H, Namiki K, et al. Sca*l*eS: an optical clearing palette for biological imaging [J]. Nat Neurosci, 2015, 18(10): 1518-1529.
5. Hama H, Kurokawa H, Kawano H, et al. Sca*l*e: a chemical approach for fluorescence imaging and reconstruction of transparent mouse brain [J]. Nat Neurosci, 2011, 14(11): 1481-1488.
6. Hou B, Zhang D, Zhao S, et al. Scalable and DiI-compatible optical clearance of the mammalian brain [J]. Front Neuroanat, 2015, 9(19):1-11.
7. Jing D, Zhang S, Luo W, et al. Tissue clearing of both hard and soft tissue organs with the PEGASOS method [J]. Cell Res, 2018, 28(8): 803-818.
8. Ke M T, Fujimoto S, Imai T. SeeDB: a simple and morphology-preserving optical clearing agent for neuronal circuit reconstruction [J]. Nat Neurosci, 2013, 16(8): 1154-1161.
9. Kim S Y, Chung K, Deisseroth K. Light microscopy mapping of connections in the intact brain [J]. Trends Cogn Sci, 2013, 17(12): 596-599.
10. Kuwajima T, Sitko A A, Bhansali P, et al. ClearT: a detergent- and solvent-free clearing method for neuronal and non-neuronal tissue [J]. Development, 2013, 140(6): 1364-1368.
11. Lerner T N, Ye L, Deisseroth K. Communication in neural circuits: tools, opportunities, and challenges. Cell,2016,164(6):1136-1150.
12. Li J, Czajkowsky D M, Li X, et al. Fast immuno-labeling by electrophoretically driven infiltration for intact tissue imaging [J]. Sci Rep, 2015, 5(10640):1-7.
13. Neckel P H, Mattheus U, Hirt B, et al. Large-scale tissue clearing (PACT): Technical evaluation and new perspectives in immunofluorescence, histology, and ultrastructure [J]. Sci Rep, 2016, 6(34331):1-13.
14. Pan C, Cai R, Quacquarelli F P, et al. Shrinkage-mediated imaging of entire organs and organisms using uDISCO [J]. Nat Methods, 2016, 13(10): 859-867.
15. Renier N, Wu Z, Simon D J, et al. iDISCO: a simple, rapid method to immunolabel large tissue samples for volume imaging [J]. Cell, 2014, 159(4): 896-910.
16. Richardson D S, Lichtman J W. Clarifying tissue clearing [J]. Cell, 2015, 162(2): 246-257.
17. Susaki E A, Tainaka K, Perrin D, et al. Advanced CUBIC protocols for whole-brain and whole-body clearing and imaging [J]. Nat Protoc, 2015, 10(11): 1709-1727.
18. Yang B, Treweek J B, Kulkarni R P, et al. Single-cell phenotyping within transparent intact tissue through whole-body clearing [J]. Cell, 2014, 158(4): 945-958.

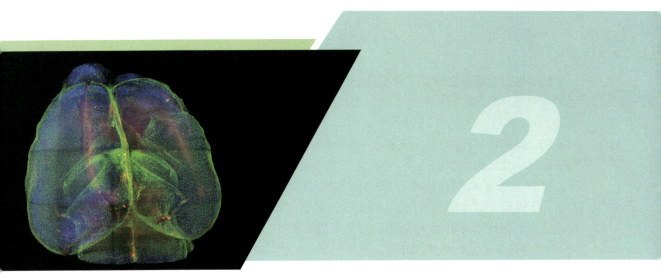

2

透明化技术的主要流程

> 纵观整个人类的发展史，其实就是人类利用机器（工具）征服自然的过程。
>
> ——马克思

就如机器的革新推动了工业革命的进程一样,生物技术的创新与应用对于生物学及医学的发展也具有深远的影响。长期以来,人们对组织及细胞结构的认识局限于常规的二维观察方法,如 HE 染色、IHC 技术等。然而,生物体尤其人体是由不同组织及细胞类型组成的复杂三维结构,常规的方法限制了人们对于人体结构与功能的认识。近年来,随着多种透明化技术及成像技术的运用,使得在三维立体条件下探索生物体的结构与功能成为可能。目前,主要的透明化技术有 CLARITY、CUBIC、iDISCO、FRUIT、Clear^T、Scale 及基于 CLARITY 技术的 PARS、PACT 等。在第 1 章已经对以上透明化技术的原理及优、缺点进行了比较和说明,这些透明化技术在透明试剂、设备、染色过程及成像等方面各有不同,本章将分别对其进行详细介绍。

2.1 CLARITY 技术流程

2.1.1 试剂

(1) 水凝胶单体各成分

1) 40% 丙烯酰胺(有毒试剂,需在通风橱中操作)。
2) 2% 双丙烯酰胺(易吸入粉剂,有毒)。
3) 16% 多聚甲醛(有毒,需用电镜级别)。
4) 聚合反应所用启动剂 VA-044。

(2) 清洗液　硼酸、SDS。

(3) 折射系数校正及成像液　FocusClear 液、MoutClear 液、80% 甘油。

(4) 免疫染色所用试剂　1×PBS、Triton X-100、一抗(primary antibodies)及二抗(secondary antibodies)。

2.1.2 设备

(1) 水凝胶聚合过程

1) 氮气替代法:抽吸泵、干燥箱、氮气源。
2) 二氧化碳替代法:干冰、大的玻璃容器。
3) 水凝胶替代法:离心管、封口膜或保鲜膜。

(2) 组织透明电泳装置 (electronic chamber)　样本固定皿、电源及导线、循环泵及管道、过滤器、滤网。

(3) 组织固定及成像过程

1) Wellco 皿(Pelco,Cat# 14032E120)。

2) 橡皮泥。
3) 载玻片、盖玻片。
4) 激光共聚焦显微镜、单层光显微镜、双光子共聚焦显微镜、商用或定制镜头[数值孔径(numeric aperture，NA)及工作距离(working distance，WD)大者]。
5) 数据处理工作站和处理软件(Imaris，Fiji ImageJ)。

2.1.3 操作步骤

(1) 相关溶液的配制

1) 水凝胶单体的配制：以配制 400 ml 为例，将 40 ml 40% 丙烯酰胺(终浓度 4%)、10 ml 2% 的双丙烯酰胺(终浓度 0.05%)、40 ml 10×PBS、100 ml 16% 多聚甲醛(终浓度 4%)、1 g VA-044、210 ml 双蒸水混合均匀，整个过程在冰上进行，配制完成后用离心管分装并保存于 −20℃ 冰箱中。在水凝胶的配制过程中，也可以根据组织的透明时间及具体情况合理选择丙烯酰胺及双丙烯酰胺的浓度。一般而言，降低两者的浓度会降低聚合时凝胶的强度及凝胶孔的大小，从而加快透明时间及抗体的渗透。

2) SDS 硼酸透明液的配制：首先制备 20% 的 SDS 溶液(溶于双蒸水中，搅拌或加热以加快溶解)及 1 mol/L 的硼酸浓缩液，用高浓度氢氧化钠调节 pH 至 8.5，浓缩液常温下可保存数周，正式实验时稀释 5 倍后使用。

(2) 水凝胶心脏灌注及组织固定

1) 灌注液准备：将准备好的 1×PBS 及水凝胶放置在冰上或 4℃ 冰箱中备用。注意整个灌注过程须在通风橱中进行。

2) 麻醉：对大鼠及小鼠按 35~70 mg/kg 剂量腹腔注射 2% 戊巴比妥钠进行深度麻醉，所有相关操作必须符合相关机构及动物伦理组织的规定。

3) 灌注：动物深度麻醉后，仰卧位，暴露胸腹部。于胸骨剑突下打开一个切口，沿两侧腋窝方向剪开胸腔，暴露心脏。此过程中应注意剪刀紧贴胸壁，防止损伤心脏；在心脏右心耳处剪一个小口，迅速将灌注用针头插入左心室，灌注大鼠时可用止血钳将针头固定。先用预冷的 1×PBS 快速冲洗，直至将血液完全冲洗干净，然后用预冷的水凝胶缓慢灌注，流速约 10 ml/min，大鼠灌注液体积为 200 ml 左右，小鼠灌注液体积为 30~50 ml。

4) 按照实验要求取下相应组织，根据组织大小将其放入水凝胶中于 4℃ 冰箱中继续后固定，时间从数小时至数天不等。

(3) 水凝胶聚合

1) 去气：若采用氮气替换法，首先将装有组织的离心管放置于试管架上固定，拧松管帽，使得气体能够进入其中，再将试管架置于预先准备好的干燥箱中；将氮气阀门打开，使氮气充满整个容器，随后将抽气泵打开，使容器中的气体能从抽气口排出，整个过程持续 10 min，关闭抽气泵，使氮气充满整个容器。小心打开干燥箱并迅速拧紧管帽，同时，将氮气开关持续打开直至完成整个过程。如采用二氧化碳替换法，首先在较深的容器底部放置干冰，将装有组织的离心管开口拧松并放于试管架中，将试管架置于容器中，但不能让离心管离干冰太近而使水凝胶凝固，盖紧容器盖子。10 min 后一人移开容器盖子，另一人迅速将离心管帽拧紧。如果采用水凝胶替换法，则将装有组织的离心管装满水凝胶直至溢出，用封口膜或保鲜膜封紧管口并拧紧盖子。

2) 聚合:通过以上方法将装有组织的离心管中的氧气替换后,将离心管放于37℃水浴锅中3h,在此过程中可轻轻晃动管子以加快聚合。聚合完成后,取出凝胶状的组织,若组织仍未形成水凝胶则需重复去气直至成功。佩戴保护手套,在通风橱中用手剥离干净组织周围的水凝胶(水凝胶须按有毒物品进行处理),然后进入后续过程。

(4) 组织透明过程(包含以下2种)

1) 被动透明过程:将聚合后的组织放入装有SDS硼酸洗液的离心管中,然后置于37℃恒温箱中透明,可以置于旋转或摇晃的装置中,也可以置于摇晃的恒温箱中。前3天须频繁换液,每天1~2次,后续过程可适当降低换液次数直至组织完全透明。组织透明的时间与组织的大小及脂质含量、丙烯酰胺与双丙烯酰胺含量、pH及温度有关。一般温度适当升高(最高不超过45℃)会加快透明过程,但要注意避免对组织结构及荧光信号的影响。

2) 电泳组织透明过程:将商品化的ETC(Smartclear Pro II,智能透明化电泳仪)安装完毕,然后将组织放入相应的样品盒中,再将液体循环器及盛放组织的样品盒中倒入洗液;打开液体循环器开关,利用温度调节装置将温度调至设定值,然后打开电源开关,电压(10~60 V)和温度(37~50℃)可以根据组织的性质及实验需要进行调节。如用于小鼠全脑的透明时,推荐使用电压25 V、温度37℃。此外,在电泳过程中应当及时检测洗液的pH,使其维持在8.5左右(不低于7.0)。图2-1为ETC及其工作原理示意图。

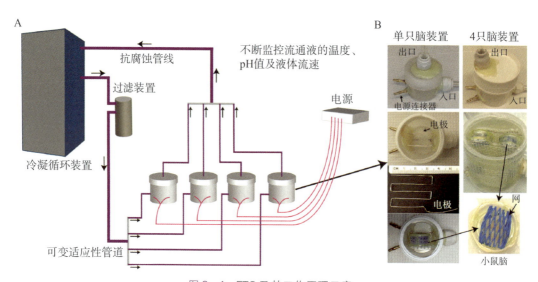

图2-1 ETC及其工作原理示意

A. 该装置的构成包括盛放组织的样品盒、液体循环装置及连接管道、过滤装置、电源及电源线;B. 盛放组织的样品盒由主体、组织滤网、循环液体进出口及电源接头构成。液体循环装置可以调节温度及液体流速,从而加快透明速度,但由于电压及装置发热可能会破坏组织结构及荧光信号,所以需要合理调节各项参数。引自 Tomer R,Ye L,Hsueh B,et al. Advanced CLARITY for rapid and high-resolution imaging of intact tissues[J]. Nat Protoc,2014,9(7):1682-1697.

3) 透明完成及清洗:组织透明前后的效果如图2-2所示。当组织透明后,小心地将组织取出,放于绘有格子线或打印有文字的纸上,若组织透明则可清晰、均匀地看到底部的线条或文字(图2-2,C)。将透明后的组织转入0.1% PBST(含0.1%吐温-20的1×PBS)或硼酸溶液(1 mol/L,pH 8.5,0.1% Triton X-100)中,在37℃条件下清洗1 d,中间换液1次。为了更加高效地清洗组织内残留的SDS,推荐先用硼酸溶液清洗再转到PBST中,然后进行后续染色。

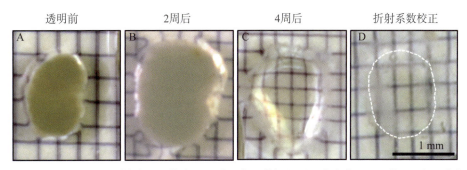

图2-2 采用CLARITY被动透明化法透明过程中卵巢组织透明度变化(10日龄C57/bl6小鼠)
A. 在透明过程开始之前组织完全不透明;B. 2周后组织边缘透明,组织变白,体积稍增大;C. 4周后组织完全透明,下方格子线清晰可见;D. 利用校准液进行折射系数匹配后组织进一步减少光折射和散射。引自Feng Y, Cui P, Lu X, et al. CLARITY reveals dynamics of ovarian follicular architecture and vasculature in three-dimensions[J]. Sci Rep, 2017, 7(44810):1-13.

(5) 免疫荧光染色

1) 自带荧光组织:若所取组织来自转基因鼠或带有其他方法标记的荧光分子,则不需要进行免疫荧光染色,用硼酸溶液及PBST清洗完成后可直接进行折射系数同质化处理及成像过程。但对于这种组织在灌注后取材直至透明均需要采取措施保护荧光信号,避免其淬灭。

2) 免疫荧光染色

A. 在荧光染色之前先将组织在硼酸溶液及0.1% PBST中清洗1 d。

B. 按照实验需要选择合适、可靠的一抗(一般需要在普通组织切片中预实验或已有文献证实抗体可靠),根据组织大小和厚度确定合适的抗体浓度(一般用于CLARITY技术的抗体浓度是普通组织切片浓度的3~5倍)。用0.1% PBST溶液(加0.01%叠氮化钠抗菌)稀释一抗,根据组织大小和体积决定一抗的孵育时间(37℃,一般在2 d左右,如果较大的组织如小鼠全脑则需要1周左右)。也可以采用抗体浓度梯度染色,即将染色分为几轮,依次递加抗体浓度以达到良好的抗体渗透效果。在染色过程中一般可以同时标记2种抗体外加1种核染料如4′,6-二脒基-2-苯基吲哚(4′,6-diamidino-2-phenylindole, DAPI),当超过3种时会由于荧光间相互影响而降低染色效果;同时,由于组织蛋白分子的氨基端(N端)在灌注时已经与多聚甲醛发生结合,因此在选择抗体时应尽量选择与羧基端(C端)结合的类型。

C. 一抗孵育结束后,将组织转入0.1% PBST中,在37℃条件下清洗1~3 d(根据组织大小合理选择),每天换液2次。

D. 根据一抗的种属确定二抗的种类。二抗的稀释0.1%浓度一般为1:50~1:100,根据组织的大小和体积孵育时间从2 d至1周不等。加入二抗后注意防止荧光淬灭。如果实验需要加入核染料,如 DAPI 等,可以在染色结束前 0.5~1 d 加入 DAPI 进行染色。

E. 染色结束后,将组织用 0.1% PBST 进行清洗,根据组织大小确定清洗时间(1~3 d),每天换液 1~2 次,注意避光。清洗结束后,组织可以立即进行成像或于 PBST 中在 4℃冰箱保存 1 周。

(6) 成像过程

1) 折射系数校正:由于组织的固有折射系数与成像装置的发射及吸收光不一致,使光线无法穿过组织获得相应的图像信息。因此,需要利用相应的溶液将组织的折射系数进行校正。常用的校正溶液有 FocusClear 液或 80% 甘油,前者效果优于后者。将用 PBST 清洗后的组织转入 FocusClear 液中,根据组织大小与体积的不同浸泡时间从半小时到数小时不等,直至肉眼可见组织与校正液折射系数一致。校正完成后应立即进行成像。

2) 成像:对于组织的成像可以选择光片显微镜、激光共聚焦显微镜等,根据成像原理及组织特点进行合理选用。一般而言,光片显微镜成像速度快,对于组织较大者较适合,但呈现细节的效果稍差;激光共聚焦显微镜成像速度较慢,但对细节的捕捉具有优势。此外,镜头的 NA 及 WD 也是影响成像结果的重要因素。一般而言,NA 越大,成像的分辨率越高,但同时会缩短工作距离,导致较大组织无法完全成像。因此,为了满足较大组织(厚 1~5 mm)的成像要求,可以根据预算选用商品化或者定制合适的镜头。

A. 组织成像前的固定:可以选择载玻片加 Wellco 的专用皿或者 2 个皿背靠背叠加在一起形成成像仓。具体操作如下:在载玻片或皿上用黏附性较强的橡皮泥做一个带有小缺口的"围墙样"结构,高度与宽度根据组织大小确定;将组织放入"围墙"内,加入 FocusClear 液,然后用另一个 Wellco 皿压在载玻片或第 1 个皿上,使橡皮泥缺口闭合,同时组织均匀地浸在 FocusClear 液中,尽量赶走组织周围的气泡。利用胶枪封闭缺口。

B. 成像软件系数设定:将固定好的组织放在载物台上,选择镜头的放大倍数(一般 5× 和 10× 镜头用于组织全景的扫描,20× 和 25× 或更高倍用于细节的获取)及镜头类别(一般有水镜和油镜,注意其折射系数与组织折射系数相匹配),然后将介质(水或油)加入 Wellco 皿中,调节粗准焦螺旋将镜头浸没于介质中。先在肉眼观察模式下通过自然光或 DAPI 视野下找到标本,然后切换至扫描模式调节各项成像参数,包括激发光种类、波长、强度、对比度及增益等,开始扫描并在观察标本的同时继续调节各项参数直至图像清晰。

C. 成像及文件保存:通过调节各项参数找到荧光信号后,开始全组织的扫描。由于所透明组织在 XY 平面及 Z 轴深度上均超出显微镜视野范围,因此,需要利用分区扫描与拼接功能实现组织的离体扫描,常用的功能有"模块化扫描"(tiling function)(Leica)及"广域扫描"(scan large image)(Nikon)等。具体操作为:打开分区扫描功能菜单,首先确定 Z 轴扫描深度,在肉眼观察模式下旋转粗准焦螺旋找到组织的上边界,单击确认按钮,用同样方法确定下边界,软件会自动计算样本厚度。根据实验要求设定每层扫描的厚度(如 10 μm)及分辨率(常用的有 512×512 及 1 024×1 024),软件会自动计算扫描的层数,此时记录相关参数以备后续图像合成使用。然后,确定 XY 平面大小,在肉眼观察模式下将聚焦平面定位于组织最大切面处,移动载物台确定组织边界(有左上、右下 2 点型及上、下、左、右 4 点型)并单击确定。再次确定相关参数,然后设置图像重合度,一般在 15%~30% 之间,之后确定文件保存格式(Tif 或 Tiff)及路径,单击开始扫描。软件在开始扫描数分钟后会自动计算扫描时间。实验者在等待 10 min 左右确定过程无误后,可根据软件提供的时间在结束后取下样本,关闭软件及各电源开关。图 2-3~图 2-5 为用该技术所获得的图像。

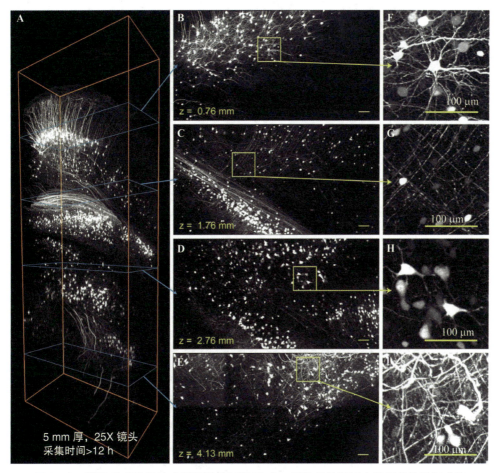

图 2-3 利用 CLARITY 技术所获得的标记 Thy1-eYFP 的转基因小鼠部分脑组织成像

A. 完整组织块成像效果图,从上到下方位对应于背腹脑轴方向;B~E. 为 A 图蓝色框标记区,即 Z 轴方向不同位置的最大荧光信号强度(厚度分别为 1 mm、1 mm、1 mm、1.7 mm);F~I. 依次为 B~E 图像中黄色框标记区的局部放大图。组织块为 1.84 mm×0.96 mm×5 mm,利用激光共聚焦显微镜 25X 镜头拍摄。引自 Tomer R,Ye L,Hsueh B,et al. Advanced CLARITY for rapid and high-resolution imaging of intact tissues[J]. Nat Protoc,2014,9(7):1682-1697.

(7) 三维重构及数据分析

1) 常用软件:三维图像的处理软件分为商用软件与共享软件 2 类,前者一般为特定功能而专门开发的软件,如 Imaris、Amira 等,后者有 Fiji、Vaa3D 及 XuvTools 等。

2) 处理过程:首先用扫描装置自带功能或者上述处理软件将所扫描的分层图像叠加到一起,然后利用相应软件的特殊功能,如特定形态的实验目标(细胞数目等)计数、描绘(血管、神经走行等)等获得所需要的实验数据。另外,当扫描结果难以利用软件自动处理时可以使用软件的半自动功能,通过人为修正相关参数结合软件功能实现相对准确的数据处理。更多专业操作可参考相关软件的具体步骤(本书第 4 章)或请图像处理专业人员协助。

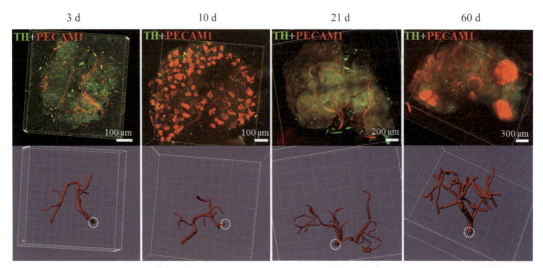

图 2-4 利用 CLARITY 技术所获得的 TH 标记卵巢组织神经与 PECAM-1 标记血管的图像

上述组织分别取自 3、10、21、60 日龄 C57BL/6 雌鼠,图 2-5 为对应的利用 Imaris 软件根据荧光染色结果所"追踪"出的卵巢主要血管与神经分布图。TH:酪氨酸羟化酶(tyrosine hydroxylase);PECAM1:血小板-内皮细胞黏附分子(platelet endothelial cell adhesion molecule)。引自 Feng Y, Cui P, Lu X, et al. CLARITY reveals dynamics of ovarian follicular architecture and vasculature in three-dimensions[J]. Sci Rep, 2017, 7(44810):1-13.

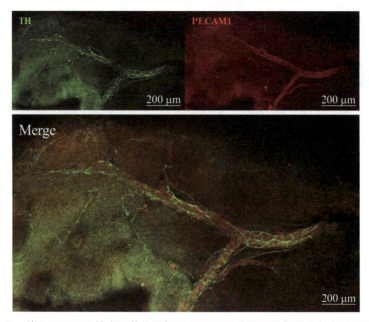

图 2-5 利用 CLARITY 技术所获得的标记 C57BL/6 雌鼠卵巢部分血管与神经的图像

在图中可以清晰地看到部分血管与神经的主干,同时也可以看出血管与神经关系密切。引自 Tong XY, Liu YJ, Xu XQ, et al. Ovarian innervation coupling with vascularity: the role of electro-acupuncture in follicular maturation in a rat model of polycystic orary syndrome[J]. Front Physiol, 2020, 11(474):1-14.

(8) CLARITY 技术路线图　见图 2-6。

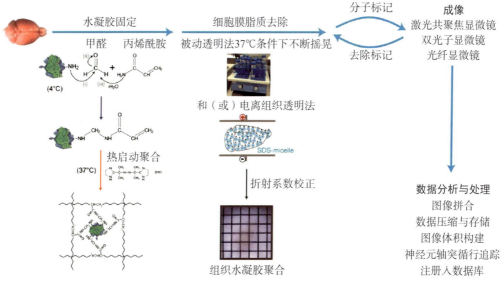

图 2-6　CLARITY 技术路线

目标组织依次经过水凝胶灌注和聚合、脂质清洗、分子标记、成像过程及数据处理等步骤实现组织的三维立体成像。水凝胶中丙烯酰胺与双丙烯酰胺可以连接多聚甲醛及样本中生物信息分子形成一个整体,通过将影响折射率的多余脂质去掉后可以利用分子标记显示目标分子的表达及定位情况。引自 Tomer R, Ye L, Hsueh B, et al. Advanced CLARITY for rapid and high-resolution imaging of intact tissues[J]. Nat Protoc, 2014, 9(7):1682-1697.

2.1.4　注意事项

(1) **灌注及组织固定过程**　对于动物组织的固定过程要保证水凝胶灌注的成功率,尤其是对于灌注针的操作(针头方向、位置、深度)要准确。灌注液要预先放在冰上,灌注 PBS 时流速要快,灌注水凝胶时流速要慢;对于人等的珍贵组织,不能灌注时要根据组织大小,合理延长后固定的时间以保证效果。

(2) **组织去气及水凝胶聚合过程**　不论采用哪种去气方法都要保证完全替换掉组织中和周围的氧气以免影响聚合。此外,聚合时间不宜太长(不超过 3 h),否则会因聚合过度导致后续透明及染色过程困难。剥离组织外凝胶时,一定要仔细清理干净,以免形成过强荧光噪点,影响成像效果。

(3) **组织透明及染色过程**　无论被动透明还是采用 ETC 法都要合理选择温度及调整 pH,而 ETC 法由于通电、温度升高的影响对组织结构的损害更加严重。在染色过程中,应根据组织的大小和体积合理选择抗体的浓度和孵育时间,抗体浓度一般要高出组织切片染色的数倍,时间从 2 d 至 1 周不等。另外,应常规加入 0.01% 的叠氮化钠以防止细菌污染对组织的破坏。在透明及染色过程中,应注意及时更换洗液,通过使用摇床等方式加快透明及染色进程。组织染色前,一定要保证组织的透明,否则会影响抗体的渗透及成像效果。

(4) **成像过程**　成像前,对组织的折射系数进行校正时应控制合理的处理时间和校正液用量,以肉眼可见组织与校正液融为一体为度。若时间过长会在组织内部形成沉淀影响成像效果,组织成像结束后应转入 PBST 中保存;成像时,组织固定过程应尽量避免过多气泡,校正液、镜头及固定组织所用器皿折射系数应保持一致,镜头的选取应根据观察需要及组织大小确定。

2.1.5 技术优点

1) 水凝胶的使用很好地保留了生物大分子(主要是蛋白质),避免在透明过程中因清洗剂的使用而大量流失。多聚甲醛与丙烯酰胺及蛋白质在37℃条件下通过肽键结合使得组织中蛋白质形成一个牢固的整体。

2) 透明过程简单、高效,透明后生物信息损失少。

3) 可以兼容转基因动物组织及普通免疫组化所用组织,可进行同一组织的多轮染色。

4) 透明后再进行染色可减少化学试剂对荧光信号的影响。

2.1.6 基于CLARITY技术的改进

(1) PACT技术

1) 灌注及透明过程:与CLARITY技术相比,PACT技术灌注所用水凝胶去掉了双丙烯酰胺,清洗液改为8% SDS溶液(溶于0.2 mol/L PBS, pH 7.5)。水凝胶成分的改变可以降低聚合时单体的孔径及减少连接,高浓度的SDS洗液加快了组织的透明速度及后续免疫荧光过程中抗体的渗透。

2) 成像过程:与CLARITY技术所用的FocusClear液或80%甘油相比,PACT技术所用成像液为88%的碘海醇(0.02 mol/L PBS加0.1%吐温-20,0.01%叠氮化钠,pH 7.5)。一般小鼠脑组织切片的浸泡时间为1 d,整个脑组织为1周左右。图2-7为利用PACT透明化技术所获得的成像效果图。

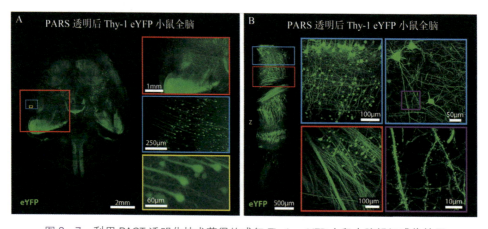

图2-7 利用PACT透明化技术获得的成年Thy1-eYFP小鼠大脑组织成像效果

A. 脑组织成像厚度为6 mm;B. 为脑组织深部神经细胞及突触的图像,彩色方框中为局部组织放大图。
引自 Yang B, Treweek J B, Kulkarni R P, et al. Single-cell phenotyping within transparent intact tissue through whole-body clearing[J]. Cell, 2014, 158(4):945-958.

3) 多器官组织细胞及亚细胞结构的成像:PACT技术不仅在中枢神经系统组织如脑、脊髓等的成像中具有良好效果,对多种外周器官与组织的细胞结构也能清晰地显示。

图2-8为用PACT技术获得的小鼠多器官组织的成像效果图。

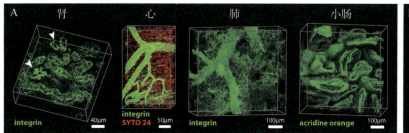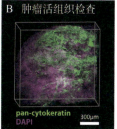

图2-8 利用PACT技术获得的小鼠不同器官组织及人肿瘤组织荧光染色成像

A. 从左到右分别为用不同荧光蛋白(integrin、SYTO24、acridine orange)标记的小鼠肾、心、肺、小肠组织成像图；B. 为用pan-cytokeratin与DAPI标记的人肿瘤组织成像效果图。引自 Yang B,Treweek J B,Kulkarni R P, et al. Single-cell phenotyping within transparent intact tissue through whole-body clearing[J]. Cell, 2014, 158(4): 945-958.

4) 兼容性及功能范围的拓展：PACT使用范围广，既可用于普通IHC，也可用于通过转基因或其他方式标记荧光信号的组织。此外，PACT除了可用于蛋白分子的检测，还可用于DNA、RNA等核酸分子的检测。图2-9为PACT用于小鼠脑组织mRNA信号的检测。

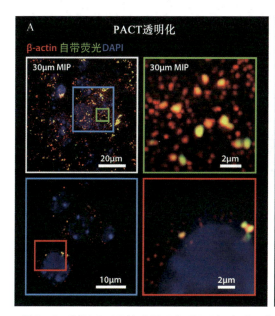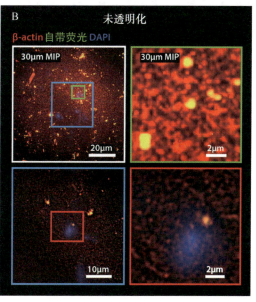

图2-9 利用PACT技术透明化后(A)与未透明化(B)的小鼠脑组织中β-actin mRNA表达水平成像

所用脑组织厚度为100 μm，图中红、绿、蓝分别代表β-actin、组织自发荧光及细胞核，黄色为组织中脂质体的自发荧光；不同颜色的方框为相应区域的局部放大图。两图对比可以看出利用PACT透明化后的组织能清晰地显示目标分子的表达状态。引自 Yang B,Treweek J B,Kulkarni R P, et al. Single-cell phenotyping within transparent intact tissue through whole-body clearing[J]. Cell, 2014, 158(4): 945-958.

（2）FACT技术

1) 与CLARITY技术的区别：FACT(free of acylamide clearing tissue)技术所用的灌注液只有4%多聚甲醛，不含丙烯酰胺、双丙烯酰胺及VA-044；透明所用的清洗液为8%

SDS 溶液(溶于 0.1 mol PBS,pH 7.5),不含硼酸。

2) 成像效果比较:研究人员对抗体渗透效果、荧光信号(图 2-10)、组织结构及透明过程中蛋白质流失等因素与 CLARITY 进行了比较。由于未采用丙烯酰胺等凝胶结构使抗体渗透加快,组织的荧光信号渗透深度增大;同时,由于采用了高浓度 SDS 溶液使透明的速度加快(图 2-11)。此外,组织结构及荧光信号在透明前后保存良好,蛋白质流失与 CLARITY 技术相比无明显变化。在没有水凝胶加入的情况下,组织透明的速度加快,抗体渗透更加容易。因此,相对而言抗体信号及成像效果无明显差异,具体的效果需要在试用更多组织及抗体后才可以做出更加合理的论断。此外,由于没有水凝胶聚合时所形成的骨架的支持,组织透明后相对更脆,在处理过程中应加倍小心。

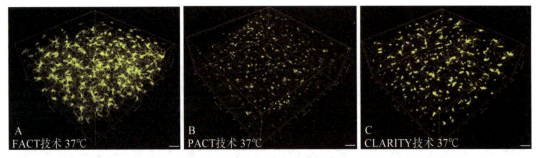

图 2-10 利用不同透明化技术获得的小鼠脑组织 Iba1 的表达对比图

A、B、C 分别为利用 FACT、PACT、CLARITY 技术获得的标有 Iba1 的转基因小鼠脑组织图像,组织厚度为 400 μm。从图中可以看出利用 FACT 透明后的组织荧光信号并无减弱。引自 Xu N,Tamadon A,Liu Y, et al. Fast free-of-acrylamide clearing tissue (FACT)—an optimized new protocol for rapid, high-resolution imaging of three-dimensional brain tissue[J]. Sci Rep, 2017, 7(9895):1-15.

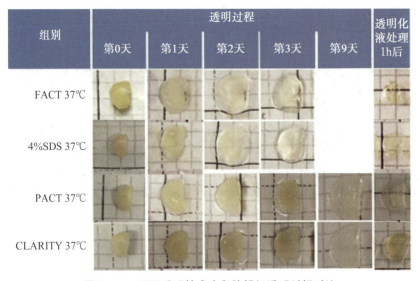

图 2-11 不同透明技术小鼠脑组织透明时间对比

小鼠部分脑组织在 37℃ 条件下在 FACT、4% SDS、PACT 及 CLARITY 透明化溶液中透明所需时间不同,从图中可以看出,利用 FACT 技术透明组织所需的时间最短。引自 Xu N,Tamadon A,Liu Y, et al. Fast free-of-acrylamide clearing tissue (FACT)—an optimized new protocol for rapid, high-resolution imaging of three-dimensional brain tissue[J]. Sci Rep, 2017, 7(9895):1-15.

3) 兼容性:FACT 保留了 CLARITY 与普通 IHC 兼容的优点,无论利用抗体染色还是通过转基因获得的组织,都有良好效果。图 2-12 为利用 FACT 技术透明的组织在免疫荧光染色后与自身带有荧光蛋白组织的成像对比。

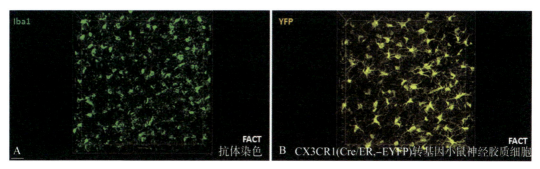

图 2-12 利用免疫荧光染色及转基因技术获得的标记 Iba1 的小鼠脑组织成像

A. 绿色荧光为通过免疫荧光染色获得的 Iba1 的蛋白表达分布;B. 为自身带有黄色荧光信号的小鼠脑组织 Iba1 的蛋白表达分布。所用脑组织厚度均为 200 μm。引自 Xu N, Tamadon A, Liu Y, et al. Fast free-of-acrylamide clearing tissue (FACT)—an optimized new protocol for rapid, high-resolution imaging of three-dimensional brain tissue[J]. Sci Rep, 2017, 7(9895):1-15.

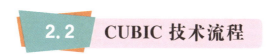

2.2 CUBIC 技术流程

2.2.1 试剂

(1) **基本试剂** 取材、透明、染色及成像过程中基本试剂同 CLARITY 技术流程。

(2) **透明过程所用试剂** 乙二胺(quadrol)、三乙醇胺(triethanolamine)、Triton X-100、尿素、蔗糖(sucrose)、SDS、碘海醇(iohexol)、N-正丁基二乙醇胺(N-butyldiethanolamine,CU♯0414)、1,3-双(氨甲基)环己烷[1,3-bis aminomethyl cyclohexane(cis- and trans-mixture),CU♯0070]、1-甲基咪唑(1-methylimidazole)、安替比林(antipyrine,CU♯0640)、N-甲基烟酰胺(N-methylnicotinamide,CU♯1283)、烟酰胺(nicotinamide,CU♯0855)、乙二胺四乙酸(ethylene diamine tetraacetic acid,EDTA)、咪唑(imidazole,CU♯1352)、CUBIC-P、CUBIC-L、CUBIC-R、CUBIC-RA、CUBIC-HL、CUBIC-B 组成见表 2-1。

表 2-1 CUBIC 技术透明过程中所使用的试剂及其作用、成分与浓度

试剂	作用	成分与浓度
CUBIC-P	去脂和快速脱色	5 wt% 1-甲基咪唑, 10 wt% N-正丁基二乙醇胺, 5 wt% Triton X-100
CUBIC-L	去脂和脱色	10 wt% N-正丁基二乙醇胺, 10 wt% Triton X-100

续 表

试剂	作用	成分与浓度
CUBIC-HL	快速去脂和快速脱色	10 wt% 1,3-双(氨甲基)环己烷；10 wt% sodium dodecylbenzenesullonale(CU#0631)，使用对甲苯磺酸调节 pH 至 12
CUBIC-B	脱钙	10 wt% EDTA，15 wt% 咪唑
CUBIC-R	折射率匹配，比 CUBIC-RA 高效	45 wt% 安替比林，30 wt% 烟酰胺，使用 N-正丁基二乙醇胺调节 pH 至 8～9
CUBIC-RA	折射率匹配，比 CUBIC-R 防止荧光蛋白淬灭的作用更强	45 wt% 安替比林，30 wt% N-甲基烟酰胺，使用 N-正丁基二乙醇胺调节 pH 至 8～9

引自 Tainaka K，Murakami T C，Susaki E A，et al. Chemical landscape for tissue clearing based on hydrophilic reagents [J]. Cell Rep，2018，(24)：2196-2210.

(3) **免疫荧光染色** 一抗、二抗稀释液构成：0.5% Triton X-100、0.25% 酪蛋白(casein)和 0.01% 叠氮化钠溶于 PBS 中。

2.2.2 设备

(1) **灌注用设备** 同 CLARITY 技术流程。

(2) **组织透明及染色过程** 同 CLARITY 技术流程。

(3) **成像及数据处理过程** 成像用显微镜(激光共聚焦显微镜、光片显微镜)和数据处理工作站同 CLARITY 技术流程。

2.2.3 操作步骤

(1) **灌注与取材** CUBIC 技术流程中的组织灌注与 CLARITY 技术流程过程大致相同：根据组织大小先用预冷的 PBS 进行快速灌注，然后利用预冷的 4% 多聚甲醛缓慢灌注。为了加快后续透明过程，4% 多聚甲醛灌注后根据组织大小继续用一定体积的 CUBIC-P 及 5% Triton X-100(wt/vol)进行缓慢灌注。灌注结束后根据实验需要取出组织进行后续处理。

(2) **透明过程** 除了通过上述途径获得的组织，CUBIC 也可与 CLARITY 中通过水凝胶灌注所取的组织相兼容。将灌注取材后的组织放入适当的透明化试剂(CUBIC-L、-B、-HL)中，37℃或 45℃条件下在摇床上放置数天(根据组织类型与大小确定)。注意及时换透明液以加快透明过程。取出目的组织并在常温下放置于摇床上过夜清洗，然后将组织先后浸入 50% 及 100% CUBIC-R/RA 中处理 2 d。不同组织的透明过程如图 2-13 所示。

(3) **免疫荧光染色** 对于本身带有荧光蛋白的组织，在透明处理后即可进行成像。CUBIC 技术可以与多种荧光蛋白相兼容，包括 YFP、EGFP、mCherry、mKate2 等。而对于自身不带有荧光蛋白的组织，CUBIC 也可以与普通免疫荧光技术兼容。透明后的组织经过 40% 蔗糖溶液去除气泡后包埋于 OCT(optimal cutting temperature)包埋剂中，然后在 -80℃ 冰箱中过夜；取出组织解冻，用 PBS 清洗几次后开始孵育一抗。用一抗稀释液将目

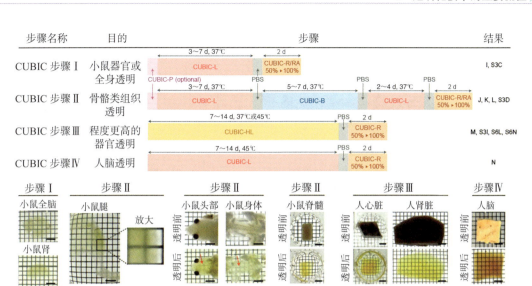

图 2-13 利用 CUBIC 方法透明化组织的技术路线示意

针对不同组织类型的 CUBIC 透明方法，不同的透明化试剂及处理条件可适用于小鼠及人的不同组织类型。引自 Tainaka K，Murakami T C，Susaki E A，et al. Chemical landscape for tissue clearing based on hydrophilic reagents[J]. Cell Rep，2018，24(8)：2196-2210.

的一抗稀释，在常温下摇床上孵育 3～5 d（根据组织大小确定）；取出组织并用 PBS 在摇床上清洗数次，然后用二抗稀释液稀释二抗并孵育 2～3 d。取出组织并清洗数次，然后将组织浸入 CUBIC-R 中保存。图 2-14 为采用免疫荧光方法所获得的小鼠下丘脑的三维图像。

(4) 成像与数据处理 在成像过程中，将组织浸入 1∶1 混合的硅油（折射率 1.555）与植物油（折射率 1.467）中进行同质化处理（折射率 1.525），根据实验需要选择相应的成像显微镜及镜头。数据的处理根据需要选择相应软件及工作站。

(5) 技术路线 见图 2-15。

2.2.4 注意事项

1) 不同组织透明所用的试剂不同（CUBIC-L、-B、-HL），为了获得组织透明度与成像质量的最佳效果，应合理把握组织在透明液体中的处理时间及荧光染色过程中的处理时间。

2) 不同物种（如小鼠与人）及不同保存条件下的组织（新鲜或甲醛长期浸泡的组织）由于组织结构、透明化试剂渗透能力存在差异，透明过程应采取不同的温度及处理时间。另外，应通过加快换液频率、放置于摇床缓慢晃动等促进组织的透明，还应注意温度及透明时间对组织形态及荧光信号的影响。

2.2.5 技术优点

1) 除了可以用于转基因动物及其他方法内源性标记荧光的组织外，还可以与常规免疫荧光方法相兼容。

2) 可扩展性强，如可以用于大型灵长类动物（如猴，图 2-16）及人组织（图 2-17）的三维成像。

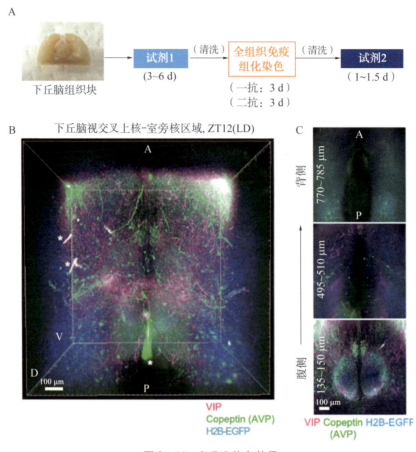

图 2-14 CUBIC 染色效果

A. 采用 CUBIC 技术对 EGFP 小鼠经下丘脑切面的透明及免疫荧光染色（VIP 及 AVP 抗体）过程；B. A 图中下丘脑视交叉上核及室旁核区域荧光染色结果；C. B 图中从腹侧至背侧的局部切面图。AVP：精氨酸加压素；VIP：血管活性肠肽；Copeptin（AVP）：和肽素（精氨酸加压素羧基端部分）；H2B-EGFP：组蛋白 2B 带有增强绿色荧光蛋白。引自 Susaki E A, Tainaka K, Perrin D, et al. Whole-brain imaging with single-cell resolution using chemical cocktails [J]. Cell, 2014, 157(3): 726-739.

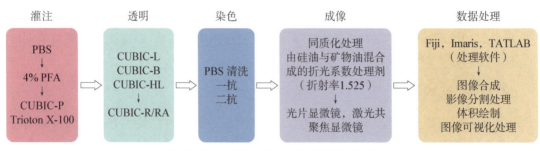

图 2-15 免疫荧光染色技术路线示意图

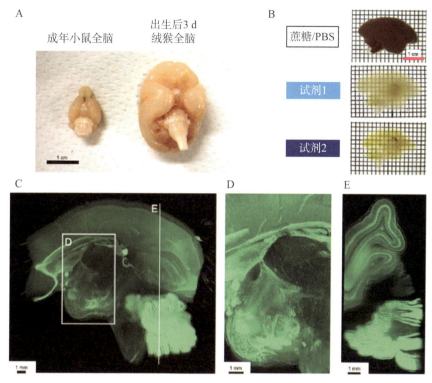

图2-16 利用CUBIC技术对狨猴脑透明化及成像示意图

A. 成年小鼠与出生后3 d的狨猴全脑对比图;B. 一半狨猴脑组织透明化过程;C~E. B图脑组织成像示意图。引自 Susaki E A, Tainaka K, Perrin D, et al. Whole-brain imaging with single-cell resolution using chemical cocktails[J]. Cell, 2014, 157(3): 726-739.

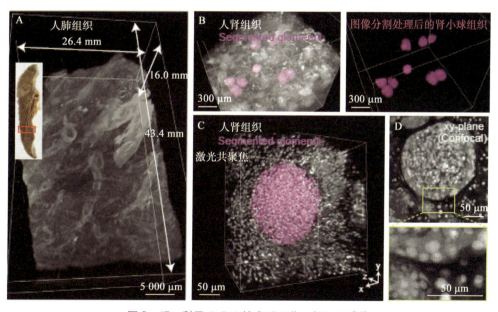

图2-17 利用CUBIC技术透明化人组织后成像

A. 人肺组织成像示意图;B. 人肾脏组织成像及三维处理过程示意图;C、D. 人肾组织成像及局部放大示意图。引自 Tainaka K, Murakami T C, Susaki E A, et al. Chemical landscape for tissue clearing based on hydrophilic reagents[J]. Cell Rep, 2018, 24(8): 2196-2210.

3）组织来源性方面，除了可以用于常规灌注取材方法所获得组织外，还可以用于通过 CLARITY 水凝胶灌注方法获得的组织。

2.2.6 基于 CUBIC 技术的改进

（1）**透明过程所用试剂的选择**　选择最佳的去除组织中脂质的化学试剂以达到加快透明过程的目的。一般大多数组织用 CUBIC-L，人体组织用 CUBIC-HL，骨组织用 CUBIC-B。

（2）**成像过程中组织折射系数校正试剂的选择**　校正试剂可使得组织的折射系数与成像所用镜头相匹配，以获得良好的成像效果。改进后的 CUBIC 技术所用校正试剂为硅油与矿物油 1∶1 混合而成。

（3）**透明过程中可以稳定组织结构及荧光信号的试剂**　透明过程中各种去脂质试剂会对细胞的骨架造成一定破坏，而且透明化试剂及其他试剂会加快荧光信号的淬灭，CUBIC 改进技术中用 CUBIC-R/RA 溶液对组织进行保护。

2.3 iDISCO 技术流程

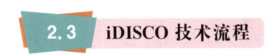

2.3.1 试剂

（1）**取材及灌注**　麻醉药（戊巴比妥钠等）、1×PBS、4% 多聚甲醛（在通风橱中进行）。

（2）**甲醇漂白**　甲醇、DMSO、30% 过氧化氢、Triton X-100、吐温-20、脱氧胆酸、NP-40。

（3）**免疫荧光染色**　甘氨酸、驴血清、肝素。

（4）**组织透明过程**　四氢呋喃、二氯甲烷（dichloromethane，DCM）、二苄醚（这 3 种试剂均有剧毒，换液过程均需在通风橱中进行）。

（5）**相关溶液的制备**

1）漂白液：30% 过氧化氢、20% DMSO 和甲醇按照体积比 1∶1∶4 混合。
2）封闭液：PBS、0.2% Triton X-100、10% DMSO、6% 驴血清。
3）清洗液：PTwH（PBS、0.2% 吐温-20、10 μg/ml 肝素）。
4）一抗稀释液：PTwH、5% DMSO、3% 驴血清。
5）二抗稀释液：PTwH、3% 驴血清。

2.3.2 设备

（1）**灌注用设备**　同 CLARITY 技术流程。

（2）**组织透明及染色过程**　同 CLARITY 技术流程。

（3）**成像及数据处理过程**　成像用显微镜（激光共聚焦显微镜）和数据处理工作站同 CLARITY 技术流程。

2.3.3 操作步骤

(1) 取材及灌注 将动物深度麻醉,打开胸腔暴露心脏,用预冷的 1×PBS 进行快速灌注,然后用 4% 多聚甲醛缓慢灌注。按实验需求取相应组织并放入固定液于 4℃ 冰箱中后固定一定时间(根据组织大小分别为数小时至过夜),取出后常温固定 1 h。

(2) 甲醇漂白处理 固定组织在 PBS 中洗 2 次,共 1 h;然后置于 50% 甲醇、80% 甲醇各 1 h;100% 甲醇中处理 2 次,每次 0.5 h;将组织转入漂白液中并于 4℃ 冰箱中过夜,取出组织,100% 甲醇中处理 2 次,每次 0.5 h;在 20% DMSO/甲醇中洗 2 次,每次 0.5 h;在 80% 甲醇、50% 甲醇中各洗 1 h,在 PBS 中洗 2 次,每次 0.5 h,然后在 0.2% PBST 中洗 2 次,共 1 h。

(3) 无甲醇漂白处理 固定组织在 1×PBS 中洗 2 次,每次 0.5 h;在 0.2% PBST 中洗 2 次,共 1 h;将组织置于 0.2% PBST/20% DMSO 中,于 37℃ 条件下过夜;转入 1×PBS/0.1%吐温-20/0.1% Triton X-100/0.1%脱氧胆酸/0.1%NP-40/20% DMSO,于 37℃ 条件下过夜,然后在 0.2% PBST 中洗 2 次,每次 0.5 h。

(4) 免疫荧光染色 预处理过的组织置于 1×PBS+0.2% Triton X-100+20% DMSO+0.3 mol/L 甘氨酸中,在 37℃ 条件下过夜,然后在封闭液中处理(处理时间根据组织大小和体积确定);将组织放入 PTwH 清洗液中清洗 2 次,每次 0.5 h;在一抗稀释液中,于 37℃ 条件下孵育相应的时间;将组织置于清洗液中洗 1 d,然后将组织置于二抗稀释液中,于 37℃ 条件下孵育相应的时间;将组织取出,在清洗液中洗 2 d。

(5) 组织透明 将染色后的组织置于一定体积的 50% 四氢呋喃(双蒸水稀释)过夜处理;在 80% 四氢呋喃中处理 1 h;100% 四氢呋喃中处理 2 次,共 1 h;将组织转入二氯甲烷中直至组织沉入管底;将组织转入二苄醚中直至组织透明;最后将组织常温保存于二苄醚溶液中。以上操作均须在通风橱内进行,佩戴手套及口罩。表 2-2 为部分组织在不同溶液中的处理时间对比。图 2-18 为该过程中利用不同溶液处理组织的示意图。

表 2-2 为不同组织利用 iDISCO 透明过程中不同溶液的处理时间对比

试剂	乳腺、淋巴结组织	脊髓、肺、脾	脑干	全脑	全脑(长程操作)
50%(vol/vol)四氢呋喃	20 min	30 min	1 h	1 h	12 h
70%(vol/vol)四氢呋喃	20 min	30 min	1 h	1 h	12 h
80%(vol/vol)四氢呋喃	20 min	30 min	1 h	1 h	12 h
100%(vol/vol)四氢呋喃	3×20 min	3×30 min	2×1 h	1 h,过夜,1 h	3×12 h
二氯甲烷	15 min	20 min	45 min	—	—
二苄醚	≥15 min	≥15 min	≥30 min	≥3 h	1~2 d

引自 Renier N, Wu Z, Simon D J, et al. iDISCO: a simple, rapid method to immunolabel large tissue samples for volume imaging[J]. Cell, 2014, 159(4): 896-910.

(6) 组织成像及数据处理 组织固定及成像过程如图 2-18 所示,成像结果如图 2-19、图 2-20 所示。根据成像前组织折射系数校正液的指标选用合适的显微镜及镜头,常用的为激光共聚焦显微镜、单光子及双光子共聚焦显微镜等。物镜的选取除了根据折射率外,还要根据组织大小及所观察的细节进行选择。显微镜的使用方法及具体参数设置可以

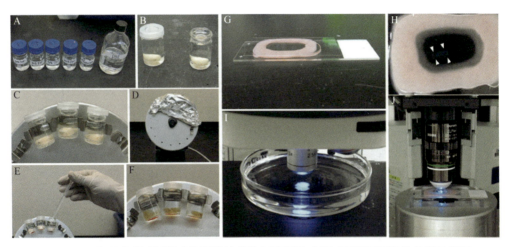

图 2-18　iDISCO 透明过程中不同溶液操作示意图及成像过程组织固定及扫描示意图

A. 经梯度浓度的甲醇脱水处理；B. 漂白通透处理；C. 常温孵育一抗；D. 常温避光孵育荧光二抗；E、F. 组织折射率匹配与透明；G、H. 透明组织成像前准备工作及成像样品仓制备；I、J. 显微镜成像示意图。引自 Renier N, Wu Z, Simon D J, et al. iDISCO: a simple, rapid method to immunolabel large tissue samples for volume imaging[J]. Cell, 2014, 159(4): 896-910.

参考 CLARITY 技术流程中的步骤。由于所获得的数据量较大，需要选用足够内存的工作站。所需处理软件同 CLARITY 技术流程中的软件，如 Imaris、Amira 等。

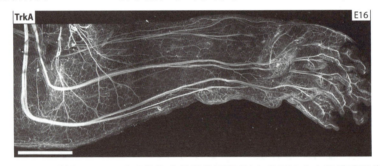

图 2-19　利用 iDISCO 透明化技术获得的标记 TrkA 的 E16.5 小鼠前臂图像

引自 Renier N, Wu Z, Simon D J, et al. iDISCO: a simple, rapid method to immunolabel large tissue samples for volume imaging[J]. Cell, 2014, 159(4): 896-910.

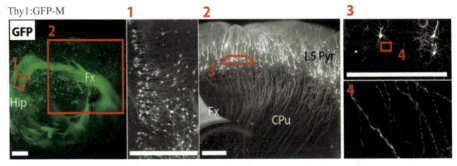

图 2-20　利用 iDISCO 透明化技术获得的标记 GFP 小鼠脑组织成像

图中所示结构为海马及纹状体，所示细胞为椎体神经元。数字 1、2、3 标记部分为局部放大图。引自 Renier N, Wu Z, Simon D J, et al. iDISCO: a simple, rapid method to immunolabel large tissue samples for volume imaging[J]. Cell, 2014, 159(4): 896-910.

（7）**技术路线** 见图 2-21。

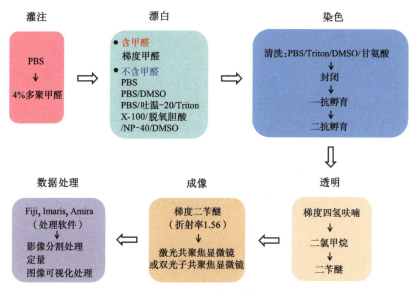

图 2-21 iDISCO 技术路线示意图

2.3.4 注意事项

（1）**技术适用范围** iDISCO 适用范围广泛，分子标记方面从各种转基因荧光染料到普通的免疫荧光技术均可以兼容，同时被证明可用于大多数组织，如小鼠胚胎、大脑、肾、肌肉、胃、血管等。此外，还可以用于细胞增殖与凋亡等方面的检测。然而，对于转基因等自带荧光蛋白的组织，由于透明化过程中使用了多种有机溶剂，导致荧光淬灭较为严重，若使用此类组织时应谨慎。

（2）**甲醇漂白过程** 由于甲醇、过氧化氢等的使用，使得抗体的渗透与结合效果都得到增强，同时成像的背景也进一步优化；但此过程并不适用于所有抗体，因此，在使用前应充分了解或尝试目的抗体能否与此过程兼容。

（3）**特殊抗原的染色** 当结合普通免疫荧光法染色时，若目标抗原表达较丰富，染色过程无特殊处理；如目的抗原在组织中表达较少时，要想达到理想的效果，需要通过多轮染色或逐步提高抗体浓度。

（4）**组织体积变化** 由于四氢呋喃、二氯甲烷等具有脱水功能，导致组织在透明化过程中体积缩小，虽然对组织结构的影响较小，但仍然需要注意严格控制组织在不同浓度溶剂中的处理时间。

2.3.5 技术优点

1）适用范围广，可用于不同组织（胚胎、神经、肌肉、血管等）的透明，还可用于细胞增殖与凋亡的检测。

2）免疫荧光染色前进行漂白处理及后续优化使得染色效果增强，同时降低了非特异性染色,成像效果更佳。

3) 透明时间短、效率高。

2.3.6 技术改进

1) 减少有机溶剂对内源性荧光信号的影响。

2) 透明过程中,在用梯度四氢呋喃处理时,应根据组织大小合理把握处理时间;同时,在二苄醚中透明后应尽快进行成像处理,减少荧光信号的淬灭。

3) 透明过程中所用有机溶剂均有剧毒,应在通风橱中进行操作并寻找合适替代品。

2.4 FRUIT 技术流程

2.4.1 试剂

(1) **取材及灌注**　同 CLARITY 技术流程。

(2) **FRUIT 液配制**　双蒸水、左旋果糖、尿素、α-硫代甘油。

(3) **免疫荧光染色**　BSA、Triton X-100、一抗及二抗。

(4) **梯度 FRUIT 液的组成及溶解**　溶液配制方法,将果糖放入 65℃双蒸水中溶解,冷却至 37℃后加入尿素溶解,然后加入 α-硫代甘油(0.5% wt/vol)(表 2-3)。

表 2-3　梯度 FRUIT 溶液的组成及配制

序号	成分与浓度（wt/vol）			溶剂
	果糖(%)	尿素[%(mol/L)]	α-硫代甘油(%)	
C1	20	48(8)	0.5	双蒸水
C2	40	48(8)*	0.5	双蒸水
C3	60	37(6.16)*	0.5	双蒸水
C4	80	26(4.3)*	0.5	双蒸水
C5	100	11(1.8)*	0.5	双蒸水
C6	115	2(0.33)*	0.5	双蒸水
FU30	30	48(8)	0.5	双蒸水
FU35	35	48(8)	0.5	双蒸水
FU83	83	24(4)*	0.5	双蒸水
FU3-20	20	48(8)	0.5	0.3×PBS
FU3-40	40	48(8)*	0.5	0.3×PBS
FU3-60	60	37(6.16)*	0.5	0.3×PBS
FU3-80	80	26(4.3)*	0.5	0.3×PBS
FU5-20	20	48(8)	0.5	0.5×PBS
FU5-40	40	48(8)*	0.5	0.5×PBS

续 表

序号	成分与浓度（wt/vol）			溶剂
	果糖(%)	尿素[%(mol/L)]	α-硫代甘油(%)	
FU5-60	60	37(6.16)*	0.5	0.5×PBS
FU5-80	80	26(4.3)*	0.5	0.5×PBS

*代表溶液中尿素饱和；

引自 Hou B, Zhang D, Zhao S, et al. Scalable and DiI-compatible optical clearance of the mammalian brain[J]. Front Neuroanat, 2015, 9(19): 1-11.

2.4.2 设备

(1) **灌注用设备** 50 ml 注射器或其他灌流装置、通风橱、离心管、手术器械。
(2) **透明及染色过程** 4℃冰箱、37℃温箱、摇床、移液器及枪头、巴氏吸管。
(3) **成像及数据处理** 载玻片、盖玻片、橡皮泥、显微镜、数据处理用工作站。

2.4.3 操作步骤

(1) **灌注取材** 用麻醉药戊巴比妥钠行腹腔注射，将动物（以小鼠为例）深度麻醉，剂量为 70 mg/kg；先用预冷的 1×PBS 进行灌注，再用 4% 多聚甲醛灌注，方法同前；灌注结束后剥离小鼠脑组织并继续在固定液中于 4℃ 条件下过夜固定。当组织较大时，也可以在灌注 1×PBS 与 4% 多聚甲醛后依次灌注不同浓度的 FRUIT 液进行透明，以加快组织的透明过程。

(2) **免疫荧光染色** 若组织本身为非转基因或转入荧光蛋白的组织，需要先进行染色。具体步骤如下：先将组织放入含 10% BSA 的 1% PBST 中于 4℃ 条件下过夜处理；用相同的液体稀释一抗并在 4℃ 条件下孵育 48 h（以小鼠脑切片为例）。在 PBST 中洗 3 次，每次 0.5 h；将组织放入含 BSA 的 PBST 中加入二抗，在 4℃ 条件下孵育 24 h；将组织放入 PBST 中洗 3 次，每次 0.5 h。

(3) **组织透明** 将脑组织依次放入 20%、40%、60% FRUIT 液中进行清洗，每次 8 h，整个过程在 37℃ 置于摇床上轻轻晃动；将组织依次转入 80%、100% FRUIT 液中按同样的条件分别清洗 12 h；最后，将组织放入 115% FRUIT 液中清洗 24 h。

(4) **成像与数据处理** 将透明后的组织放入 100% 或 115% FRUIT 液（折射率分别为 1.48 与 1.50）中进行折射系数的校正，然后选择合适的显微镜（如双光子共聚焦显微镜）与镜头进行成像，获得的数据通过相应软件进行处理。

(5) **技术路线** 见图 2-22。

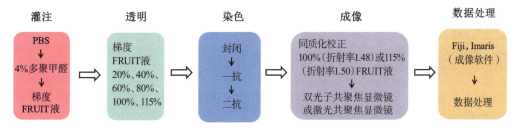

图 2-22 FRUIT 技术路线示意图

2.4.4 注意事项

(1) **组织体积膨胀** 根据组织组成不同,在FRUIT液透明过程中可能伴随组织体积的膨胀。这时可以对液体的起始浓度(35%)与最高浓度(115%)进行调整,或者使用不同浓度的PBS配制不同浓度的FRUIT液。

(2) **透明过程中的温度控制** 虽然温度升高会促进FRUIT液中各组分的溶解,加快透明进程,但高温也会诱发荧光信号淬灭,同时使得溶液中的果糖发生褐变增加非特异性染色。因此,在加入尿素和α-硫代甘油改善以上缺点的同时应该控制溶液在合适的温度(37℃)。

2.4.5 技术优点

1) 透明过程简单,所用试剂价格便宜、易于获得。
2) 适用范围较广,可用于普通IHC,也可用于转基因动物或自身携带荧光蛋白的组织。

2.4.6 技术改进

1) 可以适当使用和提高FRUIT液中溶剂(如PBS)的浓度以降低透明液对体积的改变。
2) 可以通过调整FRUIT梯度液中各组分的比例优化透明过程。

2.5 其他透明化技术

2.5.1 Scale技术

(1) **透明液** 主要有Scal A2与Scal U2。
1) Scal A2的组成:4 mol/L尿素、10%甘油(wt/vol)、0.1% Triton X-100(wt/vol)。
2) Scal U2的组成:4 mol/L尿素、30%甘油(wt/vol)、0.1% Triton X-100(wt/vol)。Scal U2是对Scal A2的改进,由于使用前者透明过程中组织会出现体积增大、脆性增加的现象,因此,升高甘油浓度用于稳定组织结构,适用于较脆弱的组织,如胚胎等。但由于甘油的浓度升高,导致组织透明的时间相应延长。

(2) **优、缺点**
1) 优点:由于该方法使用水溶性液体,克服了诸如BABB、二苄醚等脂溶性液体对内源性荧光信号的破坏,很好地保留了生物大分子信号。此外,透明液的组成简单,各组分容易获得且价格便宜。
2) 缺点:透明时间较长,组织脆性大;使用Scal A2透明组织时一般需要数天至数周,使用Scal U2时需要数周至数月。主要适用于通过转基因或其他方法标记含荧光信号的组织,与传统的免疫荧光技术不兼容。

2.5.2 Clear^T 技术

（1）**透明液** 包括 Clear^T 与 Clear^{T2}。

1）Clear^T 溶液的组成：20％、40％、80％与 95％甲醛（溶于 PBS 中）。

2）Clear^{T2} 溶液的组成：50％甲醛/20％ PEG 溶液配制：100％甲醛与 40％ PEG（溶于水）按体积比 1∶1 混合；25％甲醛/10％ PEG 溶液配制：50％甲醛与 20％ PEG（溶于水）按体积比 1∶1 混合。

（2）**优、缺点** Clear^{T2} 是对 Clear^T 的改进方案，由于甲醛对内源性荧光信号有减弱作用，加入 PEG 后可以更好地保护荧光信号；经优化后该技术可以用于各种转基因动物或通过其他方式标记的含有荧光信号的组织，还可用于脂类染料的成像。与传统的免疫荧光染色也兼容。在透明过程中组织体积的变化不明显，对组织结构无损坏。

（3）**Clear^T 与 Clear^{T2} 溶液透明过程的处理时间对比** 见表 2-4。

表 2-4 Clear^T 与 Clear^{T2} 溶液透明过程的处理时间对比

	Clear^T			
试剂	胚胎整体或胚胎脑	脑（E16～P11）	胚胎半脑	脑片（20～1 000 μm）
20％ 甲醛	30 min	30 min	30 min	5 min
40％ 甲醛	30 min	30 min	30 min	5 min
80％ 甲醛	2 h	2 h	2 h	5 min
95％ 甲醛	30 min	30 min	30 min	5 min
95％ 甲醛	5～16 h；E11～E15	O/N～2 d	4 h	15 min

	Clear^{T2}	
试剂	胚胎脑	脑片（20～1 000 μm）
25％ 甲醛/10％ PEG	1 h	10 min
50％ 甲醛/20％ PEG	1 h	5 min
50％ 甲醛/20％ PEG	5～16 h；E11～E15	15～60 min

引自 Kuwajima T，Sitko A A，Bhansali P，et al. ClearT: a detergent- and solvent-free clearing method for neuronal and non-neuronal tissue[J]. Development，2013，140(6)：1364-1368.

（崔　鹏）

参考文献

1. Chung K，Wallace J，Kim S Y，et al. Structural and molecular interrogation of intact biological systems [J]. Nature，2013，(497)：332-338.

2. Ertürk A，Becker K，Jährling N，et al. Three-dimensional imaging of solvent-cleared organs using 3DISCO [J]. Nat Protoc，2012，7(11)：1983-1995.

3. Feng Y，Cui P，Lu X，et al. CLARITY reveals dynamics of ovarian follicular architecture and

vasculature in three-dimensions[J]. Sci Rep, 2017, 7(44810):1-13.

4. Hama H, Kurokawa H, Kawano H, et al. Sca*l*e: a chemical approach for fluorescence imaging and reconstruction of transparent mouse brain[J]. Nat Neurosci, 2011,14(11):1481-1490.

5. Hou B, Zhang D, Zhao S, et al. Scalable and DiI-compatible optical clearance of the mammalian brain[J]. Front Neuroanat, 2015,9(19):1-11.

6. Kuwajima T, Sitko A A, Bhansali P, et al. ClearT: a detergent- and solvent-free clearing method for neuronal and non-neuronal tissue[J]. Development, 2013,140(6):1364-1368.

7. Renier N, Wu Z, Simon D J, et al. iDISCO: a simple, rapid method to immunolabel large tissue samples for volume imaging[J]. Cell, 2014,159(4):896-910.

8. Susaki E A, Tainaka K, Perrin D, et al. Whole-brain imaging with single-cell resolution using chemical cocktails[J]. Cell, 2014,157(3):726-739.

9. Tainaka K, Murakami T C, Susaki E A, et al. Chemical landscape for tissue clearing based on hydrophilic reagents[J]. Cell Rep, 2018,24(8):2196-2210.

10. Tomer R, Ye L, Hsueh B, et al. Advanced CLARITY for rapid and high-resolution imaging of intact tissues[J]. Nat Protoc, 2014,9(7):1682-1697.

11. Xu N, Tamadon A, Liu Y, et al. Fast free-of-acrylamide clearing tissue (FACT)—an optimized new protocol for rapid, high-resolution imaging of three-dimensional brain tissue[J]. Sci Rep, 2017,7(9895):1-15.

12. Yang B, Treweek J B, Kulkarni R P, et al. Single-cell phenotyping within transparent intact tissue through whole-body clearing[J]. Cell, 2014,158(4):945-958.

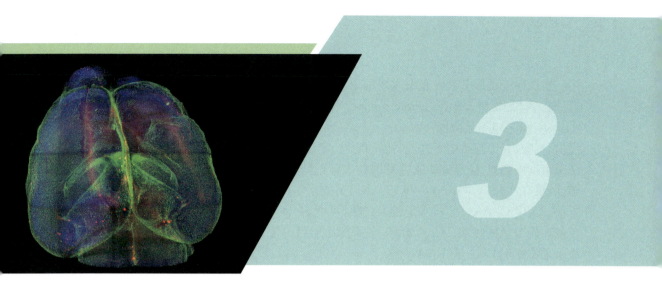

透明组织标本中蛋白质和核酸的标记

> 人需要真理，就像瞎子需要明眼的引路人一样。
>
> ——高尔基

组织标记是形态学研究中重要的研究方法之一。通过组织细胞特异性标记以及显微镜[光学显微镜(optical microscope,以下简称光镜)、荧光显微镜(fluorescence microscope)、电子显微镜(electron microscope,以下简称电镜)等]观察与统计,可以对目的蛋白、核酸、亚细胞结构等进行明确的定性、定位和定量分析等。所有有机溶剂型透明化方法都可以用染料、病毒载体或转基因技术标记特定目的蛋白或核酸;而因为荧光蛋白的水溶性,仅有 iDISCO、CUBIC 和 CLARITY 技术是可以应用抗体对组织进行染色的透明化方法。其中 CLARITY 技术是最为成熟、可兼容各类商业化抗体,且可以对同一组织进行反复多轮染色的技术。CLARITY 技术除可对目的蛋白进行标记外,还可以使用探针在组织上原位标记 DNA 和 RNA。

本章将介绍透明组织标本中蛋白质和核酸标记的原理及实验方法。

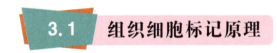

3.1 组织细胞标记原理

3.1.1 免疫组织化学和免疫荧光染色

免疫组织化学是把组织学、细胞学、生物化学和免疫学结合起来的一门技术,利用免疫学反应和化学反应在组织切片和细胞涂片上原位显示组织细胞中的抗原以及抗原的分布和含量,以了解相关抗原在组织和细胞中的变化及其意义,即将形态和功能结合起来研究组织细胞的生理和病理改变及其机制。免疫荧光和免疫组织化学技术相似,所不同的是免疫荧光技术使用的抗体标记物是荧光素,通过激发抗原-抗体结合物上结合的荧光素发出可见荧光,用荧光显微镜观察这些可见荧光来确定是否有抗原表达。由于完整组织扫描需要使用共聚焦显微镜,且荧光染料蛋白标记能力强、信号强度大、成像速度快并且可以进行多轮染色和多色成像,因此,CLARITY 技术中使用的方法主要为免疫荧光。

(1) **抗原** 抗原是一种引起免疫反应的物质,即能刺激人或动物机体产生特异性抗体,并且能够与由它刺激所产生的产物在体内或体外发生特异性反应的物质(具有免疫原性)。

(2) **抗体** 抗体是指人或动物机体在抗原物质诱导下产生的,能够与相应抗原特异性结合发生免疫反应的免疫球蛋白。在生物实验中,通常采用的是商品化的抗体。

克隆(clone)是指由一个细胞分裂增殖形成具有相同遗传特征的细胞群。常用的商品化抗体主要是单克隆抗体和多克隆抗体。

1) 单克隆抗体(monoclonal antibody)简称单抗,是来源于一个 B 淋巴细胞克隆的抗体。单克隆抗体仅与抗原中的一个决定簇结合,因此,其免疫反应更具有特异性(图 3-1)。

2) 多克隆抗体(polyclonal antibody)简称多抗,是用抗原直接免疫动物产生抗血清而

3 透明组织标本中蛋白质和核酸的标记

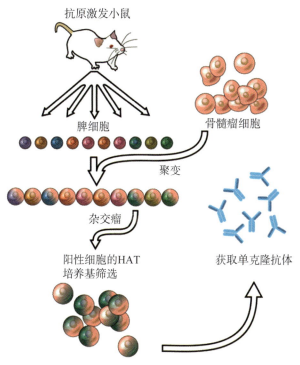

图 3-1 单克隆抗体的制备过程
HAT:次黄嘌呤+氨基蝶呤+胸腺嘧啶核苷

成,是由多个 B 淋巴细胞克隆产生的抗体(多种单克隆抗体的混合)。多克隆抗体可与抗原中的多个不同决定簇结合,因此,其免疫反应比单克隆克体更具敏感性,但特异性较弱。

(3) **单克隆抗体与多克隆抗体的差异**

1) 制备上的区别:单克隆抗体是由经过特定抗原处理过的 B 淋巴细胞与骨髓瘤细胞融合得到的杂交瘤细胞制备而成。将杂交瘤细胞通过 HAT[H:hypoxanthine(次黄嘌呤),A:aminopterin(氨基蝶呤),T:thymidine(胸腺嘧啶核苷)]培养基筛选与 ELISA 效价检测后即可得到阳性克隆株。阳性克隆株经过细胞培养或者注射入动物(一般使用 BALB/c 小鼠)的腹腔中使用腹水培养,最后收集的细胞上清液或腹水经过纯化后就可以得到单克隆抗体。多克隆抗体的制备较简单,只需将纯度较高的抗原直接注射入动物体内进行免疫。使用 ELISA 检测效价,待检测合格后,收集动物血液进行离心以获得上清液,进行纯化后即可得到多克隆抗体。

2) 应用上的区别:单克隆抗体和多克隆抗体各自有其特点与适用领域。与多克隆抗体相比,单克隆抗体的特异性较高,因此实验结果也较为准确。但是如果所识别的抗原表位被破坏,使用单克隆抗体的实验结果也会受到很大的影响,甚至导致实验失败。多克隆抗体的特异性较差,因此在做免疫检测时,更容易造成背景。但是由于其工作原理在于识别多个抗原表位,因此如果少数抗原表位被破坏,实验结果不会受太大的影响。实验人员可根据实验需要,选择相应的抗体。

(4) **一抗与二抗** 由于 CLARITY 法需要使用激光共聚焦等仪器进行扫描,所以在抗体的染色中需要使用免疫荧光的方法。这就涉及一抗与二抗的使用。一抗与二抗的各自特点如下。

1) 一抗：是与目的抗原直接结合的抗体，本身不带荧光，起到标记目的蛋白的作用。

2) 二抗：可与标记目的蛋白的一抗进行特异性结合，同时自带荧光素，在进行扫描时可被激发光激发而呈现不同的颜色(图 3-2)。

目前，商业化的荧光素直标一抗可以省略一抗、二抗间的结合过程，直接被激发光激发成像(图 3-3)。

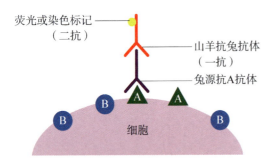
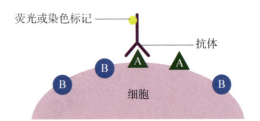

图 3-2　一抗与二抗结合方式示意图
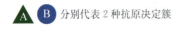 分别代表 2 种抗原决定簇

图 3-3　荧光素直标一抗与抗原结合方式示意图
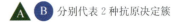 分别代表 2 种抗原决定簇

(5) 抗体相关信息查询方法　常用的抗体信息可以通过文献、抗体搜索引擎或公司官网查询。下面以英国 Abcam 公司的产品网页为例进行介绍。

1) 在公司官网网页上搜索产品，仔细阅读产品说明、产品应用和类似产品比较，选择研究所需抗体，记录产品货号方便后续购买(图 3-4)。

2) 输入要查找的抗体名称，以抗酪氨酸羟化酶抗体(anti-tyrosine hydroxylase)为例，输入"tyrosine hydroxylase"，在搜索的结果中有 29 个产品，其中 24 个结果是抗体(图 3-5)。

3) 在左侧栏中使用过滤器，进一步筛选适合的抗体。可以选择抗体类型(单克隆抗体或多克隆抗体)、抗体来源(兔、鸡、羊、鼠等)、抗体反应性(与人、大鼠、小鼠、猫、羊、猪等是否可反应)、研究领域(肿瘤、代谢或神经科学)、主要用途[WB、免疫细胞化学染色、免疫荧光染色、免疫组织化学-甲醛或多聚甲醛固定的石蜡切片染色、免疫组织化学-冷冻切片染色(IHC-Fr)、免疫组织化学-多聚甲醛灌注固定的冷冻切片(IHC-FrFl)、多聚甲醛-漂片染色、免疫共沉淀(Co-Immunoprecipitation，Co-IP)、流式细胞检测(Flow Cyt)或 ELISA]等(图 3-6)。

4) 在抗体产品的"Specific References"中，可以查到抗体评分以及相关的文献，帮助了解抗体的具体使用情况(图 3-7)。

5) 也可以参照抗体提供的使用步骤，进一步确定其使用方法(图 3-8)。

6) 在不熟悉抗体公司或具体抗体情况时，可以选用抗体搜索引擎进行多家抗体公司的产品搜索和对比。如 https://www.labome.com 或 https://www.citeab.com(按使用频率排名)，搜索"tyrosine hydroxylase"抗体，得出结果如图 3-9。

3 透明组织标本中蛋白质和核酸的标记

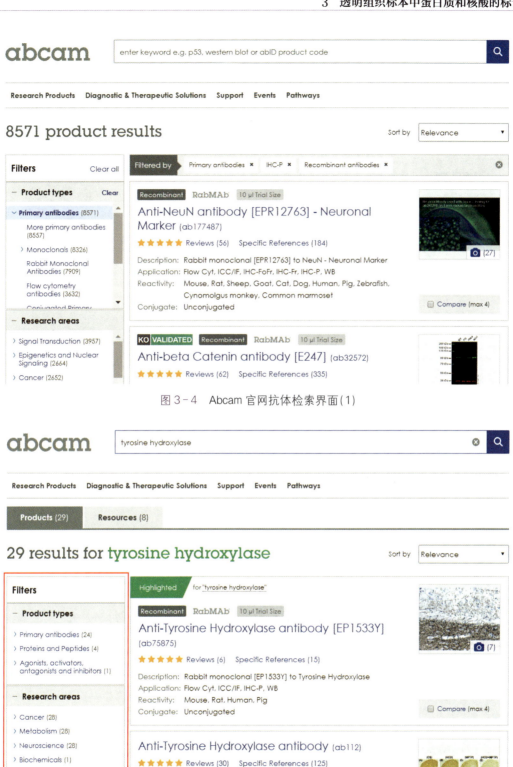

图 3-4 Abcam 官网抗体检索界面(1)

图 3-5 Abcam 官网抗体检索界面(2)

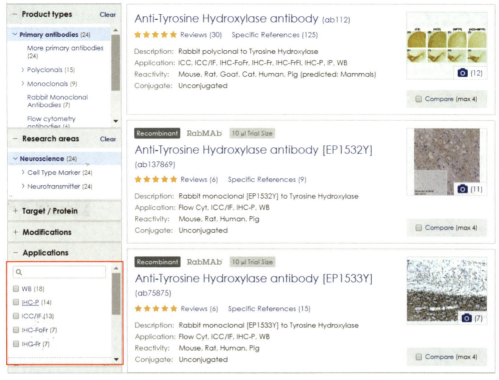

图 3-6 Abcam 官网抗体检索界面(3)

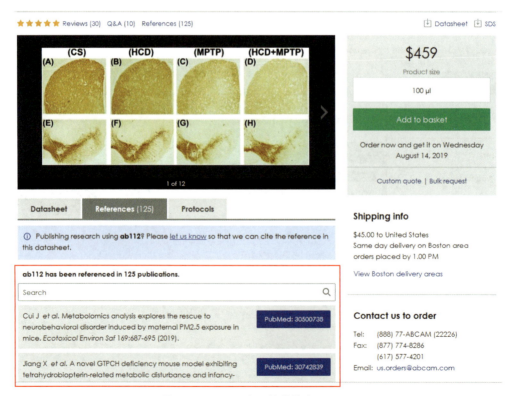

图 3-7 Abcam 官网抗体检索界面(4)

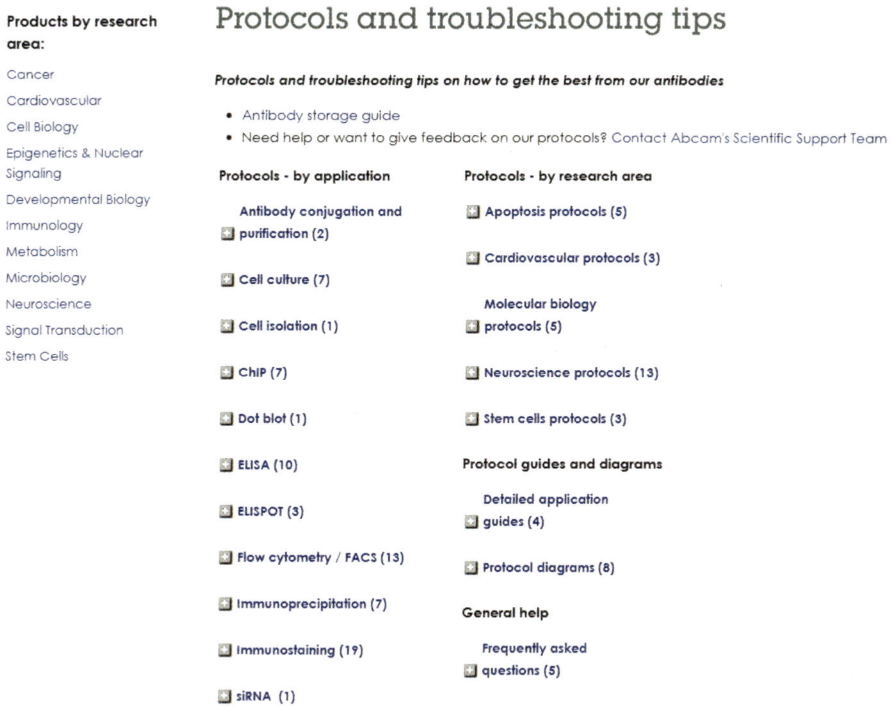

3 透明组织标本中蛋白质和核酸的标记

图 3-8 Abcam 官网抗体的使用方法和步骤

7) 从相关文献中,获取相同方法和组织的抗体具体信息。

(6) 荧光（fluorescence） 是指在一定波长的光照射后,某些物质吸收照射光后被激发出的比照射光波长更长的可见光。荧光可分诱发荧光和自发荧光。诱发荧光是指物质本身不能发出荧光,但经过荧光素标记或经过荧光染料染色后,经过激发光照射激发荧光素或经过荧光染料发出的荧光。自发荧光是指一些物质,如血红蛋白等本身在激发光照射后,组织本身可自带荧光。

(7) 荧光素（fluorescein） 是指能吸收一定波长的光(如紫外光)的照射后,被激发出可见光的物质。许多物质都能产生荧光,但在免疫荧光技术可用做荧光素的物质需要满足以下要求。

1) 性质稳定,安全无毒。
2) 能与抗体蛋白牢固结合。
3) 标记抗体后不影响抗体的活性。
4) 标记抗体简单方便。
5) 被激发出的荧光鲜艳、明亮。
6) 标记抗体后荧光淬灭缓慢。

3.1.2 原位杂交技术

原位杂交技术(*in situ* hybridization technique,ISH)简称原位杂交,是利用探针在组

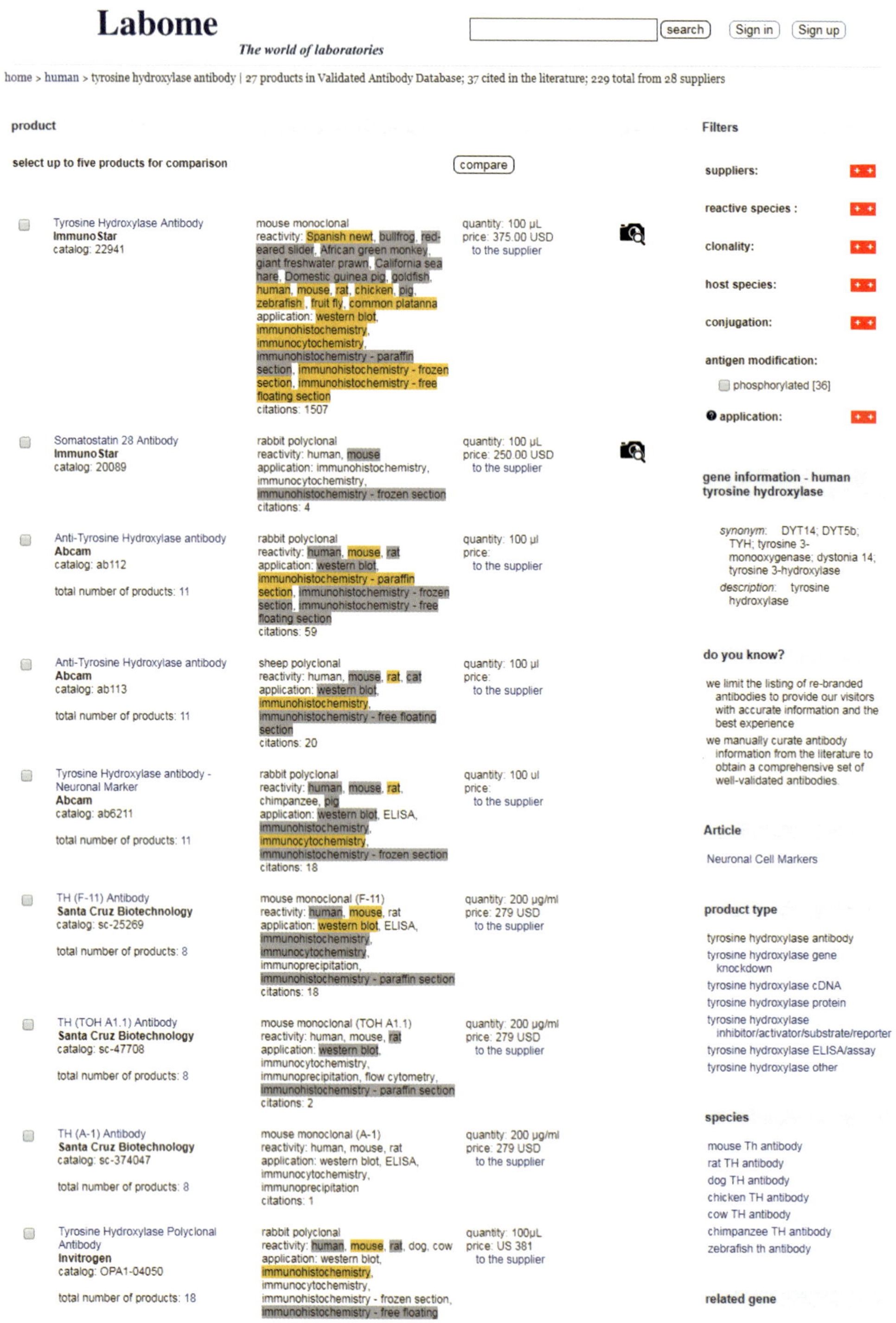

图 3-9 Labome 官网抗体检索界面

织切片或细胞涂片上原位检测细胞中的核酸,以了解组织细胞中基因(核酸)的变化(基因扩增、丢失、易位以及点突变)及其意义,从而研究组织细胞的生理和病理改变及其机制。

(1) 核酸(nucleic acid) 位于细胞核内,是基本的遗传物质。核酸的基本组成单位是核苷酸,核苷酸由碱基、核糖和磷酸构成。其中碱基主要有腺嘌呤(adenine,A)、鸟嘌呤(guanine,G)、胞嘧啶(cytosine,C)、胸腺嘧啶(thymine,T)和尿嘧啶(uracil,U)。核酸分为脱氧核糖核酸(deoxyribonucleicacid,DNA)和核糖核酸(ribonucleicacid,RNA)。

(2) 探针(probe) 为核酸探针,是带有标记物的已知序列的 DNA 或 RNA 片段,用于与细胞中的靶 DNA 或 RNA 杂交结合。

(3) 探针的标记物 用于标记探针的标记物有放射性核素如 ^{3}H、^{35}S、^{32}P 和非放射性物质如荧光素、生物素、地高辛等。非放射性物质不及放射性物质敏感,但具有稳定、无放射污染、标记和检查操作简便等优点,随着技术的完善其特异性和敏感性不断提高,应用越来越广泛。

3.2 CLARITY 免疫荧光染色方法

本节以 CLARITY 法为例,介绍在三维组织和器官进行透明化三维染色的主要特点和步骤。

3.2.1 三维组织染色抗体的选择和特点

CLARITY 技术的免疫荧光染色原理与常规免疫荧光染色原理基本相同,其主要差异表现在抗体选择、染色时间、温度和抗体浓度 4 个方面。

(1) 抗体选择 CLARITY 技术使用水凝胶固定,水凝胶中的丙烯酰胺与组织中蛋白质、核酸等桥联并固定,在组织内部形成水凝胶骨架。由于丙烯酰胺与蛋白质、核酸的氨基端结合并固定,所以在选择抗体时,需要选择与抗原羧基端相结合的抗体或与抗原全长结合的抗体。

(2) 染色时间 水凝胶在组织内部形成细胞骨架,随着脂质的清除,形成了供抗体进出的组织通道。可以采用物理或化学的方法加快染色速度,也可采用被动染色(高浓度抗体渗透,始终在 37℃ 摇床上进行)的方法延长染色时间。被动染色过程中,抗体在组织中渗透的速度大约为 1 mm/d,可以根据组织厚度估算染色时间。一般而言,被动染色的时间虽然较长,但染色效果好,对组织损伤小。

(3) 染色温度 不同于常规免疫荧光染色的一抗孵育在 4℃ 进行,二抗孵育在常温进行,CLARITY 的抗体染色始终在 37℃ 摇床上进行。因为长时间在 37℃ 环境中,故应在抗体溶液中加入叠氮化钠以抑制细菌生长。

(4) 抗体浓度 三维组织或器官染色比常规切片染色抗体的工作浓度要显著增加。一般而言,抗体工作浓度需在抗体说明书免疫荧光建议浓度基础上加倍,可以 1∶50 进行预实验。

3.2.2 CLARITY 免疫荧光染色方法所需溶液

(1) PBST 的配制 用于抗体稀释和组织标本清洗(表 3-1)。

表 3-1 PBST 配制方法

成分	用量
Triton X-100	1 ml
0.01%叠氮化钠	1 g
1×PBS	定容至 1 L

(2) Clear 液的配制 用于透明组织和洗脱已结合的抗体(表 3-2)。

表 3-2 Clear 液配制方法

成分	用量
硼酸	12.37 g
SDS	40 g
双蒸水	定容至 1 L
氢氧化钠	校准至 pH 8.5

3.2.3 CLARITY 免疫荧光染色方法步骤

1) 根据组织大小,选择 10 ml 或 25 ml 的离心管,将透明好的组织放入离心管中,倒入 PBST,用量约为离心管总体积的 2/3,放入 37℃培养箱摇床上清洗 1 d,洗掉组织上残余的 Clear 液。

2) 根据所选抗体,使用 PBST 配置一抗溶液,将组织放入离心管中,一抗溶液以没过组织为宜。

3) 将盛有组织和一抗溶液的离心管放入 37℃摇床上,根据组织厚度确定孵育时间。

4) 一抗孵育完毕后取出组织,放入 10 ml 或 25 ml 离心管中,加入 2/3 体积的 PBST,在 37℃培养箱中清洗 1 d。

5) 将组织放入裹好锡箔纸的离心管中,在避光条件下,将相应的二抗按照 1∶50 的比例与 PBST 配置成二抗溶液,体积以没过组织为宜。

6) 将盛有组织和二抗溶液的离心管放入 37℃摇床上,根据组织厚度确定孵育时间。注意孵育二抗的过程需要全程裹好锡箔纸,防止荧光淬灭。

7) 孵育二抗完毕后,取出组织,放入 10 ml 或 25 ml 裹好锡箔纸的离心管中,加入 2/3 体积的 PBST,在 37℃培养箱中清洗 1 d。

8) 如果需要 DAPI 染色,在清洗组织后,避光操作加入 DAPI,浓度为 1∶100,孵育时间为抗体孵育时间的 1/3。

9) 在经过封片扫描后,如果需要多轮染色,将组织放入 Clear 液中,在 37℃培养箱中清洗 1 d,再重复以上步骤即可。

3.2.4 CLARITY 免疫荧光染色方法注意事项

1) CLARITY 应用 ETC 可加快组织透明速度,但是经过电泳后,会破坏组织,丢失蛋白或核酸信号,较适合已有内源性荧光信号的三维组织。如果需要后续进行免疫组织荧光染色或多轮染色,不建议使用主动透明 ETC 法,应使用较为温和的被动透明法。

2) 由于抗体孵育全程在 37℃ 培养箱中,且孵育时间较长,所以抗体稀释溶液 PBST 必须添加 0.01% 叠氮化钠,否则容易滋生细菌。

3) 在孵育二抗、清洗二抗、孵育 DAPI、扫描前校准折射率和封片的阶段必须全程避光,包裹锡箔纸,防止荧光淬灭。

4) 如果组织较大,孵育一抗时间较长,须 2~3 d 更换新的抗体溶液,或采用抗体浓度梯度不断增加抗体浓度,促进标本的中间部位有均一的抗体染色。同理,二抗孵育时也应参照一抗的孵育方式。

5) 染色后若无法及时扫描,可将组织放入 PBST 中,避光保存在 4℃ 冰箱中。为保证标本的扫描效果,保存时间不宜超过 1 周。

6) 商业化 Smart Label 仪器可加快染色速度。

3.2.5 已被验证 CLARITY 免疫荧光染色方法可使用的抗体

见表 3-3。

表 3-3 常用已被验证可用于 CLARITY 的抗体信息

一抗	工作浓度	组织	公司及货号
Parvalbumin	1∶50~1∶100	脑,胰腺	Abcam:ab32895,ab11427,ab64555
Tyrosine Hydroxylase (TH)	1∶50~1∶100	脑,卵巢	Abcam:ab113,ab51191,ab134461,ab75875,ab41528,ab112,ab76442
β-tubulin III(Tuj1)	1∶100~1∶300	脑	Sigma T8660
c-Fos	1∶500	脑	Santa Cruz Biotechnology:sc-253
CD 31	1∶50~1∶100	脑,肠,胰腺,卵巢	Abcam:ab28364
CD 34	1∶100	脾	Santa Cruz Biotechnology:sc-9095
E-Cadherin	1∶50~1∶200	乳腺,胚胎	Cell Signaling Technology:3195
Gamma-aminobutyric acid(GABA)	1∶500	脑	Sigma:A2052
Glial fibrillary acidic protein(GFAP)	1∶50~1∶200	脑	Abcam:ab53554,ab4674
GFP	1∶50~1∶100	脑,胰腺	Life Technologies:A21311,A31851,A21312,A31852,G10362,A11122

续表

一抗	工作浓度	组织	公司及货号
Ionized calcium-binding adaptor molecule-1(Iba1)	1∶50~1∶100	脑	Wako：019-19741
Ki67	1∶100	脑	Abcam：ab16667
Lectin	1∶50	骨骼肌	Vector Labs：DL-1174，DL-1177
Microtubule-associated protein-2（MAP2）	1∶50	脑	Abcam：ab32454
Neuronal nuclei(NeuN)	1∶100	脑	Abcam：ab104225，ab177487
Neuropeptide Y(NPY)	1∶100	脑	Cell Signaling Technology：11976
Vascular endothelial growth factor（VEGF）	1∶50	卵巢	Abcam：ab46154
Vasoactive intestinal peptide（VIP）	1∶100	脑	Immunostar：20077

3.3　CLARITY 原位杂交方法

CLARITY 技术是唯一可以在三维立体组织标本上进行 DNA 和 RNA 标记的透明化技术。根据斯坦福大学 Deisseroth 教授于 2016 年发表在《细胞》(*Cell*)杂志的文章,比较多种原位杂交与透明化的方法之后,使用 1-乙基-3-(3-二甲基氨基丙基)碳二亚胺[1-ethyl-3-(3-dimethy laminopropyl)carbodiimide，EDC]与多聚甲醛共同对组织进行固定,然后去除不透明的脂质成分,使组织透明并成像的方法。我们根据这种方法,对 CLARITY 的原位杂交方法进行介绍。

3.3.1　CLARITY 核酸标记的原理

许多现有的组织脂质清除方法主要是将组织长时间浸泡在 37℃ 或更高温度下的透明剂中,但甲醛在高温下能还原交联,尤其与核酸的结合容易遭到破坏。因此,为了提高高温组织透明过程中 RNA 的保留,宜在透明前通过固定 RNA 分子功能群周围的蛋白质或水凝胶基质,使之与 RNA 分子形成耐高温的共价结合。

固定组织 ISH 在杂交前需要渗透,以利于结合 RNA 的探针进入。CLARITY 透明化过程(图 3-10)是通过去除脂质膜和蛋白质变性来改善渗透性,使 RNA 结合不需要蛋白酶。如果没有稳定的交联,RNA 很容易被内源性核糖核酸酶(ribonuclease，RNase)快速降解;但在 EDC-CLARITY 方法中,RNA 通过与多聚甲醛和 EDC(可固定 RNA 并使 RNA 酶无活性)交联而非常稳定。因此,EDC-CLARITY 也特别适用于 RNA 检测。

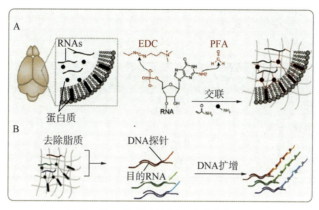

图 3-10 CLARITY 原位杂交原理

3.3.2 CLARITY 原位杂交方法所需溶液

(1) 水凝胶 配制方法见表 3-4。

表 3-4 水凝胶配制方法

成分	用量	终浓度
40% 丙烯酰胺	10 ml	1%
2% 双丙烯酰胺	2.5 ml	0.001 25%
VA-044	1 g	0.25%
10×PBS	40 ml	1×
16% 多聚甲醛	100 ml	4%
双蒸水	定容至 400 ml	—

(2) EDC 固定溶液 配制方法见表 3-5。

表 3-5 EDC 固定溶液配制方法

成分	用量	终浓度
EDC	0.19 g	0.1 mol/L
5-乙硫基四氮唑(ETT)	0.13 g	0.1 mol/L
甲基咪唑缓冲液(80 μl 甲基咪唑溶于 10 ml 的水中)	定容至 10 ml	0.08%

(3) Clear 溶液 配制方法见表 3-6。

表 3-6 Clear 溶液配制方法

成分	用量	终浓度
四硼酸钠	40.24 g	0.2 mol/L
SDS	40 g	4%
双蒸水	定容至 1 L	—

注:使用氢氧化钠校准 pH 至 8.5

(4) **杂交溶液** 配制方法见表3-7。

表3-7 杂交溶液配制方法

成分	用量	终浓度
去离子甲酰胺	5 ml	50%
20×标准柠檬酸盐水溶液(SSC)	2.5 ml	5×
酵母 tRNA(10 mg/ml)	0.5 ml	0.5 mg/ml
双蒸水	定容至 10 ml	—

3.3.3 核酸标记的透明组织制备

1) 制备或解冻水凝胶溶液。
2) 使用预冷的 PBS 和预冷的水凝胶溶液,动物心脏灌注。
3) 将样品置于 4℃的水凝胶溶液中后固定 3 d。注意:对于没有经过灌注的组织,根据体积大小适当延长孵育时间(1~2周)。
4) 对样品进行去气处理,以去除抑制聚合的氧气。
5) 37℃下孵育样品 3 h 聚合和交联水凝胶基质。注意:如果需要对样品进行修剪或切片,请在此步进行。

3.3.4 EDC 固定

1) 将组织转移到甲基咪唑缓冲液中,浸泡 15 min。
2) 转移在 EDC 溶液中于 37℃孵育过夜,该化合物是 5′端磷酸盐的固定剂。这种固定剂特别有助于保存和检测小 RNA,也增加了 mRNA。注意:EDC 固定将会延长透明时间。
3) 将组织转移至 Clear 溶液中。

3.3.5 清除组织内部的脂质

1) 在 37℃条件下,将组织放置在 Clear 溶液中清洗过夜,洗去多余的未反应水凝胶和EDC。注意:洗涤液中含有有毒的水凝胶溶液,必须统一收集、统一处理。
2) 在 37℃摇床上清洗样品,并继续每 1~2 d 更换 Clear 液,直到样品透明为止(1mm切片的透明时间约为 2 周,全脑的透明时间约为 1 个月)。注意:被动透明的持续时间取决于组织样本的大小或厚度和孵育的温度等因素。
3) 当样品透明时,取出样品(样品会膨胀到更大的尺寸,并且在视觉上为不完全透明)。
4) 在室温或 37℃下,将样品置于 50 ml PBST 中于摇床上过夜,洗去 Clear 液中残余的SDS。
5) 更换 PBST 缓冲液,37℃摇床上过夜。

3.3.6 不同探针标记的杂交解决方案

(1) **DIG 标记的 LNAs**
1) 在室温下将组织放置于含有 1% 过氧化氢的 PBST 中孵育过夜,淬灭内源性过氧化物酶活性。

2) 在室温下用 PBST 洗涤 3 次，每次 30～60 min。

3) 用表 3-8 中的反应体系标记组织中核酸。

表 3-8 DIG 标记的 LNAs 的反应体系

成分	用量	终浓度
甲酰胺	5 ml	50%
20×SSC	2.5 ml	5×
酵母 tRNA	500 μl	0.5 mg/ml
双蒸水	2 ml	—

(2) 50mer DIG 或引发剂标记的寡核苷酸 对于 DIG 标记的探针：①在室温下将组织放置于含有 1% 过氧化氢的 PBST 中孵育过夜；②在室温下用 PBST 洗涤 3 次，每次 30～60 min。

对于启动程序探针，直接进行杂交(表 3-9)。

表 3-9 50mer DIG 或引发剂标记的反应体系

成分	用量	终浓度
甲酰胺	4 ml	40%
20×SSC	1 ml	2×
酵母 tRNA	500 μl	0.5 mg/ml
50% 硫酸葡聚糖	2 ml	10%
双蒸水	2.5 ml	—

(3) 20mer "smFISH" 引发剂标记的寡核苷酸 见表 3-10。

表 3-10 20mer "smFISH" 引发剂标记的反应体系

成分	用量	终浓度
甲酰胺	1 ml	10%
20×SSC	1 ml	2×
酵母 tRNA	500 μl	0.5 mg/ml
50% 硫酸葡聚糖	2 ml	10%
双蒸水	5.5 ml	—

3.3.7 原位杂交的操作步骤

1) 根据要使用的探针类型，将组织在杂交溶液(无探针)中平衡 1 h。

2) 将组织转移到含探针的杂交溶液中，包含针对目标 RNA 的探针和 10 nM N50 探针,以减少非特异性结合。

3) 在杂交温度下孵育过夜。

4) 在杂交温度下进行洗涤,洗涤时间见表 3-11。

表 3-11 原位杂交的洗涤方法

标记方法	洗涤溶液	洗涤时间及次数
LNAs	5×SSC	1 h×2 次
	1×SSC	1 h×1 次
50mers	40% 甲醛, 2×SSC	1 h×3 次
	5×SSCT	1 h×2 次
20mers	10% 甲醛, 2×SSC	1 h×3 次
	5×SSCT	1 h×2 次

3.3.8 信号放大

(1) TSA 扩增

1) 在 37℃,PBST 中浸泡约 30 min。

2) 转移至抗 DIG-POD Fab 片段抗体(Roche),在 37℃(1∶500)下孵育过夜。

3) 室温 PBST 清洗 3 次,每次 60 min,在 PBST 中再过夜。

4) TSA 反应(Perkin Elmer,TSA 加荧光素)。

5) 稀释荧光素 1∶50,并将组织孵育 30 min。

6) 室温下 PBST 洗涤 3 次,每次 60 min。

7) 校正折射率,准备封片成像。

(2) HCR 扩增

步骤 1:平衡,在扩增缓冲液中(表 3-12)预孵育 1 h。

表 3-12 扩增缓冲液成分和浓度

成分	用量	终浓度
20×SSC	10 ml	5×
吐温-20(10%)	400 μl	0.1%
50%硫酸葡聚糖	4 ml	10%
双蒸水	25.6 ml	—

步骤 2:准备发夹溶液。

例如,对于 300 μl 扩增缓冲液(120 nM):

1) 加热冷却发夹溶液:①PCR 管中,3 μM 发夹溶液 1 的 12 μl + 20×SSC 4 μl;②PCR 管中,3 μM 发夹溶液 2 的 12 μl+ 20×SSC 4 μl;③将 2 个管加热到 95℃ 持续 90 s,30 min 内冷却至室温。

2) 将 2 种发夹溶液添加到 300 μl 扩增缓冲液中。

3) 将CLARITY组织转移到发夹溶液中,在室温下孵育过夜。对于厚度>2 mm的组织,孵育时间建议为2 d。

步骤3:洗涤,在室温下5×SSCT中洗涤5次,每次1 h。

3.4 转基因荧光小鼠的标记和染色方法

3.4.1 转基因荧光小鼠的透明方法特点

1994年,科学家首次将维多利亚发光水母的绿色荧光基因移植入秀丽隐杆线虫中,随后在1998年稳定的GFP转基因谱系小鼠模型建立。GFP转基因小鼠是目前使用较多的荧光转基因小鼠。目前,已经有越来越多种类和颜色的自发荧光转基因小鼠被应用到各个研究方向的实验中(表3-13)。

表3-13 不同荧光颜色的转基因名称

颜色	名称	来源	特点	引用
GFP和相关突变体				
绿色	wtGFP	*Aequorea victoria*	原始/野生型GFP	2 021
	EGFP	Phe64Leu/Ser65Thr	热稳定性和荧光增强的GFP变体	55
蓝色	ECFP	Phe64Leu/Ser65Thr/Tyr66Trp/Asn146lle/Met153Thr/Val163Ala	青色(蓝移)GFP 光谱变异	120
黄色	EYFP	Ser65Gly/Val68Leu/Gln69Lys/Ser72Ala/Thr203Tyr	黄色/绿色(红移)GPF光谱变异	109
黄色	Venus	Phe49Leu/Phe64Leu/Ser65Gly/Val68Leu/Gln69Lys/Ser72AlaMet153Thr/Val163Ala/Ser175Gly/Thr203Tyr	与EYFP相比,其成熟速度更快,荧光增强	54
黄色	Citrine	Ser65Gly/Val68Leu/Gln69Met/Ser72Ala/Thr203Tyr	与EYFP相比,提高了光稳定性和对pH变化的敏感性	121
DsRed1和相关突变体				
红色	DsRed1	*Discosoma* sp.	原始红色荧光蛋白	114
红色	DsRed2	Arg2Ala/Lys5Glu/Lys9Thr/Ala105Val/lle161Thr/Ser187Ala	比DsRed1成熟速度更快	115

续 表

颜色	名称	来源	特点	引用
红色	DsRed-Express/DsRes-T1	Arg2Ala/Lys5Glu/Asn6Asp/Thr21Ser/His41Thr/Asn42Gln/Val44Ala/Cys117Ser/Thr217Ala	比 Dsred 变体成熟速度更快	122
红色	mRFP1	33 mutations introduced：13 internal to the β-barrel and 20 external to the β-barrel	快熟单体红色荧光蛋白	117
远红外	HcRed	*Heteractis crispa*	远红荧光蛋白	119

注：ECFP：增强型青色荧光蛋白；FYFP：增强型黄色荧光蛋白；mRFP1：单体红色荧光蛋白1

相较于后期染色的组织，自带荧光转基因鼠的目的蛋白特异性好，透明时间快，颜色鲜明，成像效果佳。因此，在 CLARITY 中，自发荧光转基因鼠也是重要的实验动物之一。

3.4.2 转基因荧光小鼠的组织染色标记

转基因荧光小鼠的组织除本身自带的荧光外，选择合适的透明方法还可以进行其他的组织染色标记。染色步骤与 CLARITY 方法的染色步骤相同，但是由于小鼠组织自带荧光，所以从染色的第1步开始，就需要严格避光操作，孵育、清洗抗体的离心管也需要全程包裹锡箔纸以避光，防止自发荧光淬灭。

由于自发荧光颜色已经确定，在一抗孵育后的二抗选择上，需要选择其他颜色的二抗，以区分自发荧光与抗体染色。

（马　彤　诸玉霞）

参考文献

1. http://wiki.daritytechniques.org/index.php/ISH
2. Sylwestrak E L, Rajasethupathy P, Wright M A, et al. Multiplexed intact-tissue transcriptional analysis at cellular resolution[J]. Cell, 2016, 164(4): 792-804.
3. Tomer R, Ye L, Hsueh B, et al. Advanced CLARITY for rapid and high-resolution imaging of intact tissues[J]. Nat Protoc, 2014, 9(7): 1682-1697.

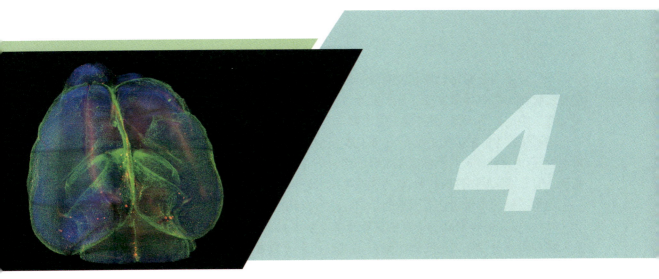

三维原始图像的获取和优化

一滴水,用显微镜看,也是一个大世界。

——鲁迅

在经过前期透明化处理和荧光分子标记后,透明化赋予标本的光学通透性使得激光能够穿过较厚的组织而激发荧光分子发光,特异的激发荧光能使特定的标记分子显像。标本是处在三维立体空间的,真实地还原出原本的三维结构是生物成像领域新的发展方向。

透明化技术的最大优势就在于,不仅能实现组织宏观的三维立体结构,如血管、神经纤维、淋巴管等,而且能同时显示微观微米级细胞的三维空间分布,如细胞核、神经元胞体等。因而,高质量的三维原始图像的获取,成为透明化技术与图像分析之间承前启后的重要步骤。

原始图像的质量受许多因素的影响,主要包括以下几个方面。

(1) **标本的透明程度是影响图像质量最重要的因素** 对于不同组织类型的标本,含有较多脂质成分的标本透明效果最好,如脑;而含有较多纤维结缔组织的标本透明效果较差,如硬化的肝;人的标本比小鼠、大鼠标本较难透明,具体原因不明,而癌变、脂肪变等病理状态的人体标本较正常人体标本容易透明。另外,多聚甲醛固定久的标本比新鲜标本难透明。在遇到较难透明的标本时,需要适当延长透明的处理时间和选择合适的透明方法。必须在标本完全透明的情况下,才可进行成像(判断的简易方法之一:置于标本后方的网格线条清晰可见)。

但标本透明化程度不是越高越好,如果标本置于Clear溶液中时间过长,会导致蛋白质的过度流失,甚至细胞原有的结构破坏。另外,细菌的污染、温度的升高、pH的变化等也是导致标本透明失败的常见原因。

(2) **荧光标记**

1) 选取合适的抗体:如免疫荧光染色时,不能选取只与氨基端(N端)结合的单克隆抗体。

2) 抗体的浓度和染色时间的控制:过高浓度的抗体和过长染色时间均会导致非特异性结合增多,背景及噪点增强。

3) 多克隆抗体的效果往往较单克隆抗体效果更好。

4) 如果荧光染色处理得不够好,在之后显微镜使用的过程中,可以采取部分补救措施,如信号太弱时增强激发光强度和对比度,背景过强时增加降噪等。

(3) **折射率的校准** 根据镜头的折射率以选取折射率相同或尽量接近的校准液,如果相差较大,会导致图像无论如何调节均存在云雾状模糊。

(4) **成像显微镜的配置和使用** 原始图像是分析重构的基础,显微镜是图像采集的必需工具。由于CLARITY方法处理的标本通常有着较大的空间尺寸,不能采取普通的显微镜封片方法,因而需要其他的封装方法。同时,三维图像比二维图像多出Z轴这个维度,这不仅需要显微镜本身功能的增加,也需要使用者运用相应的软件操作。鉴于英文手册的晦涩繁杂,本章以3台代表不同成像方式的显微镜[Nikon公司的双光子共聚焦显微镜Confocal A1MP+、Zeiss公司的lightsheet Z.1以及锘海生物科学仪器(上海)股份有限公司的LS 18]为例,选取实际操作中最常用的硬件设置和软件功能进行讲解,为科研工作者提炼最快捷的实用指南。

4 三维原始图像的获取和优化

4.1 双光子共聚焦显微镜

4.1.1 硬件概览

共聚焦显微镜的核心部件如图 4-1～图 4-3 所示。一般情况下,激光器及控制器、控制台、荧光光源等固定设备不需要人工操作,拍摄的操作区域位于如图 4-1 所示的中间桌面上。

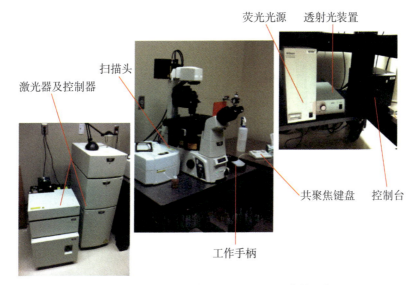

图 4-1 Nikon A1MP+多光子共聚焦显微镜核心部件

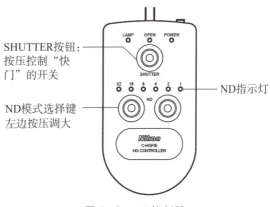

图 4-2 HG 控制器

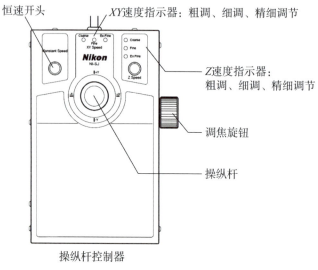

图 4-3 操纵杆控制器

（1）**控制器** 用于显微镜的"快门"控制，主要功能如下。

1）按下 SHUTTER 按钮可打开快门并启动显微镜的荧光（快门开启：LED 指示灯亮；快门关闭：LED 指示灯熄灭）。

2）如果标本荧光信号衰弱，请调大 ND 模式以减少激发光强度（ND 值在 1～32 的范围内；数值越大，激发光越弱）。

3）扫描完成时，按下 SHUTTER 按钮以关闭快门。

（2）**操纵杆控制器**

1）操纵杆（joystick）：使用操纵杆可控制载物台在 X、Y 方向上的移动，操纵杆的移动方向决定载物台的移动方向，操纵杆的角度大小决定载物台移动的快慢，XY 速度指示器的 LED 会显示移动的模式，共有粗调、细调、精细调节 3 种。

2）恒速开关（constant speed）：使用此开关可以存储 XY 平台的移动速度并切换到恒速模式。当使用操纵杆移动载物台时，按下此开关可以将当前移动速度存储为恒定速度。若要取消恒速模式，再次按下此开关即可。

3）调焦旋钮（focus knob）：此旋钮与普通显微镜的调焦旋钮功能相同，转动此旋钮可改变显微镜的焦距。当按下"Z speed"按钮时，可在"粗调、细调、精细调节"模式间切换。

4.1.2 标本的固定

经过 CLARITY 方法处理的标本，一般体积会比较大，尤其是厚度会远远超过传统封片的厚度，因而传统的盖玻片封片的方法不适用。为了最大限度地降低光路介质对入射光和出射光的干扰，应尽量保证光路介质折射率的一致性。成像前，需用校准液（如 FocusClear 溶液、RIMS 溶液等）对标本进行折射率的校准；成像时，标本最好浸没在相同的校准液中。下文介绍的 2 种方法，主要是针对大体积的标本。

（1） **载玻片-皿的双层密封法**　图4-4所示为此法的具体操作步骤。

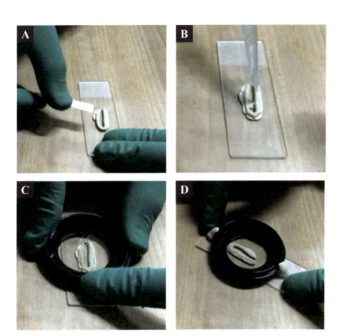

图4-4　载玻片-皿的双层密封法
A. 铸形；B. 装液；C. 封片；D. 固定

1）铸形：制作马蹄形橡皮泥，由于橡皮泥的可塑性，可以根据标本的大小定制密闭空间的大小。橡皮泥的高度应恰好能容下标本或稍微超过标本，不宜过高，否则会在拍摄时物镜下移碰到标本；橡皮泥的边缘应紧紧地压在载玻片上，保证整个空间的密闭性和稳定性；马蹄形的封口应尽可能地小，这样依靠液体的张力在没有过大的震动时无须封口液体也不会流出。

2）装液：用校准标本折射率的校准液进行装液。

3）封片：用皿盖在橡皮泥的上端并轻轻压紧。皿相当于盖玻片，其折射率是与物镜和校准液相一致的，以保证介质的均一性。

4）固定：用额外的2块橡皮泥将皿进一步加固。

此方法巧妙地利用了橡皮泥的可塑性，用最为经济简单的方式为不同体积大小的标本定制了合适的样品仓。这样既可以保证标本的完整性，又可以最大限度地使标本接近目镜镜头，保证成像质量。

皿主要发挥3种作用：①起到封闭标本盛放空间的作用；②发挥盖玻片的作用，可以支持水镜镜头；③最重要的一点，皿位于激光通路上，其经过特殊校准的折射率可防止对光路的影响，使获得的图像更为清晰。

（2） **载玻片-容器-皿的3层叠加法**　此方法原理与载玻片-皿的双层密封法原理相同，最终放置方式如图4-5所示。

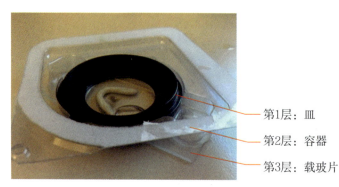

第1层：皿
第2层：容器
第3层：载玻片

图4-5 载玻片-容器-皿的3层叠加法

由于校准液是一种润滑性的液体，在橡皮泥没能很好地黏附于载玻片的情况下，会使整个装置散架。此方法的优越性在于，中间的容器额外地支持校准液，橡皮泥仅需控制容器的高度，不再需要紧紧压于载玻片上。

这套装置可以循环使用，无须每次实验前搭建，极大地节省了时间和材料。

4.1.3 软件预设简介

Nikon 的 Confocal A1MP+ 的配套控制软件为 Nis-Element。启动软件后，主操作界面无明显的操作面板。特定的操作面板可以在位于顶部的功能选项中找到（Acquisition/Analysis/Visualization Controls）。用户也可以使用鼠标右键快捷操作，即在软件空白界面内单击鼠标右键，在弹出菜单中对所需功能选项进行设置。

在开始拍摄前，先要设置好激光通道和物镜的放大倍数。激光通道的数量是由标本的荧光染色数量决定的。多光子显微镜最多可以同时提供4通道。物镜的放大倍数需与实际安装在显微镜镜头的物镜放大倍数保持一致，显微镜的物镜倍率有10、16、20、25、40和60共6种。

（1）**激光通道的预设** 在操作主界面的空白处单击鼠标右键，在"Acquisition Controls"中选择"A1plus Settings"，单击左上角彩虹样按键（图4-6红色方框标注），进入"Setting"界面（图4-7）。

1）单击"DU4"选择标准探测模式。

2）单击"Auto"选择自动模式下的激光通道。

3）在通道激发光手动选择区域（图4-7红色方框所示），通过勾选或取消来启用或关闭通道；通过下拉按钮可以选择通道的染料以决定该通道的激发光波长，如DAPI对应激发光波长为402.8和发射光波长为425~475；单击"Ch1/2/3/4"可以为不同的通道选择不同的伪色。

4）单击"OK"完成设置。

（2）**物镜的预设** 在操作主界面的空白处单击鼠标右键，在"Acquisition Controls"中选择"Ni-E Pad"（图4-8），在"Nosepiece"中选择匹配的物镜倍率即可。

4 三维原始图像的获取和优化

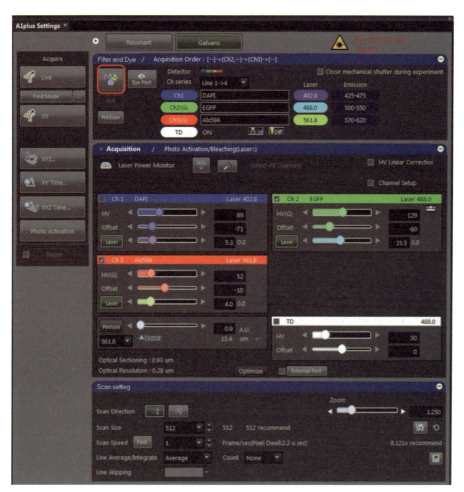

图 4-6 激光通道预设界面

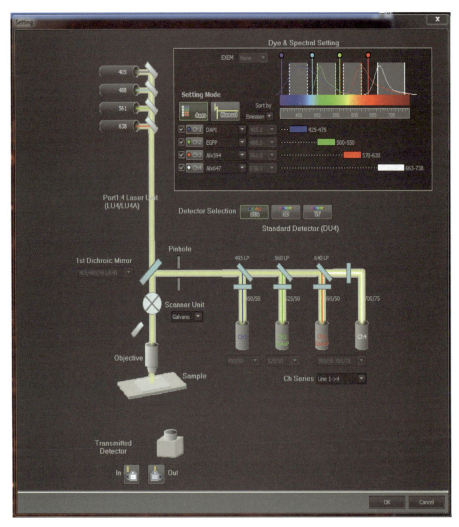

图 4-7 设置界面

4.1.4 图像获取

共聚焦显微镜是基于"点"或"点＋Z轴"的扫描模式。在二维平面扫描模式下,一个"点"的扫描范围较小,往往不能得到整个图像,因此需要通过XY平面的移动,按照一定顺序获得XY平面各点的集合,然后拼接形成完整的XY平面图。在三维空间扫描模式下,在完成一个XY平面"点"的集合的扫描后,根据设置的Z轴间隔,通过在Z轴的移动,按照一定顺序获得Z轴各平面的平面集合,最终形成立体的三维图像。

当XY扫描范围不是很大,如需要获得一个细胞的成像时,可以仅仅只扫描单点的图,而无须更复杂的设置。也可以根据需要,选择不同扫描模式的组合以获得最佳图像。

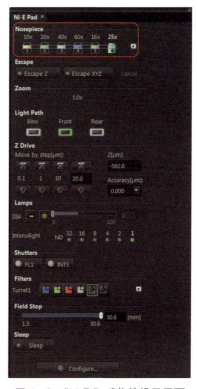

图4-8 "Ni-E Pad"物镜设置界面

(1) XY二维平面图像的获取

1) 激发光的设置:以下几步操作均在图4-6所示"A1plus Settings"界面中完成。

A. 锁定目标:单击界面的左上角的"Eye Port"按键切换到目镜可视状态,此时从目镜上方可以观察到标本的大致形态。通过移动控制手柄,将标本移动到物镜视野的中心,再次单击"Eye Port"以关闭目镜可视状态。

注意:如果此步骤没有关闭可视状态,下一步的"Live"是不能够单击开启的。

B. 调整信号:单击左侧栏"Live"按键可以切换到Live模式,即可以在显示屏上看到实时成像的情况。根据成像的明暗清晰度,在"Acquisition"区域内各个通道下,分别调整每个通道的"Laser""HV"和"Offset"。"Laser"的数值越高,意味着激发光功率越强,越容易引起荧光淬灭和细胞死亡。在保证足够荧光信号强度的前提下,数值控制的越小越能延迟标本的发光时间。"HV"为探测器阈值,数值越大,噪点会越强。"Offset"用于除去背景,数值越小,背景越暗。

注意:图像既不应曝光过度,也不能信号太弱,背景应尽量保持干净,噪点应少。

C. 扫描相关参数设置:在最下方"Scan setting"的界面中,设置扫描的系列参数。"Scan Direction"用于设置扫描方向;"Scan Size"用于设置分辨率,数值越大图像越清晰,推荐使用1 024×1 024,但是在扫描大标本时可选择512×512以节约存储空间,方便后期的快速数据处理;"Scan Speed"可以设置扫描速度,一般设置为1;"Line Average/Integrate"和"Count"默认为"Average"和"None"。

2) 扫描范围的确定如下。

A. 扫描模式选择:共聚焦显微镜是基于"点"扫描的显微镜,通常一张图不能涵盖标本XY平面的全部范围,因此需要选择"Large Image"的模式。在图4-9所示"ND Acquisition"界面中(在软件主界面空白处单击鼠标右键即可调出),单勾选"Large Image"

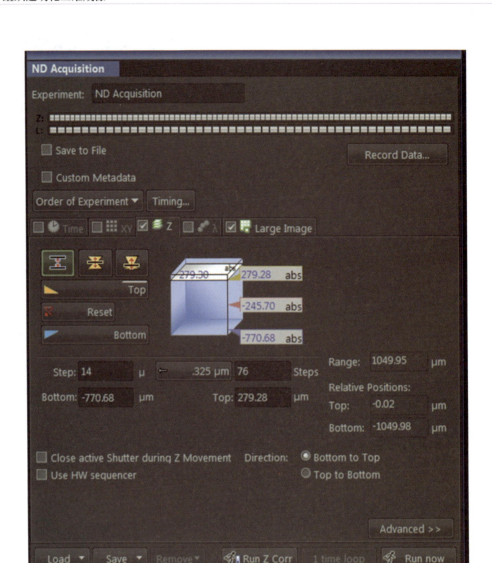

图4-9 "ND Acquisition"界面

前面的勾选框。

B. 扫描相关参数的确定：在"Scan Large Image"界面的左侧"Area"区域（该界面可在软件顶部的功能选项条中调出，如图4-10所示左侧红框所圈区域），下拉选项框中可选择边界的限制方式，为了能够恰好锁定所需区域，选择"Left，top，right and bottom limits"；在"Stitching"中可以选择相邻2点扫描的重合程度，即"Overlap"。

注意：重合区域的大小将会影响到拼接成全图的质量，如果"Overlap"设置过小将会导致成图有黑色的网格状分割线，但"Overlap"也不宜设置过大，否则会严重影响扫描速度，一般设置"Overlap"为10%～20%。

C. 扫描边界的确定：在"Scan Large Image"界面的右侧"Stage Overview with Macro Image"区域（如图4-10所示右侧红框所圈区域），该区域红色网格区域即为选定的扫描

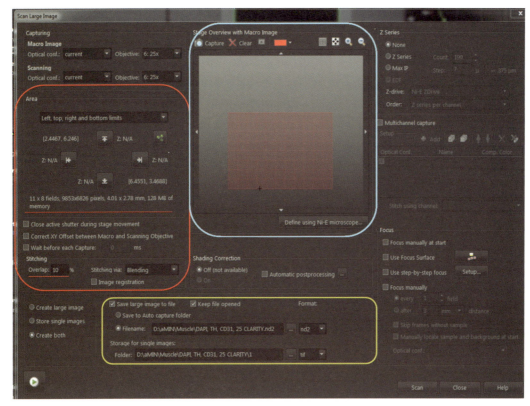

图 4 - 10 "Scan Large Image"界面

区域,黑"十"字代表物镜当前扫描位置。调整边界时需要在"Live"模式下观察标本的实时情况,通过在该区域内任意地方双击而实现对物镜的 XY 平面位置的设定。以上边界为例,若在某一位置出现了标本的上边界,拖拉红色区域的上边界与黑"十"字重合,则设定了合适的上边界,依此类推完成下、左和右边界的设定。在 4 条边界均设置完毕后,于选好的红色区域的中心双击,以将物镜移到所需扫描范围的中心,若没有复位则扫描区域将会移位。

3) 开始扫描与图像存储:在"Scan Large Image"界面的底部中间(如图 4 - 10 所示底部中间红框所圈区域),通过"Format"设置文件的储存格式,"Filename"和"Folder"可以设置储存文件名及存储所在的文件夹;完成以上全部设置后,单击右下角"Scan"按钮即可进行扫描。

注意:在扫描过程开始时可以看到先扫描出的结果应是选定区域最左上角的视野图。如果不是,应停止扫描,重新检查设置。

(2) XYZ 三维立体图像的获取 XYZ 三维空间相较于 XY 平面图像,实际上是多了一个维度,因此在设置时,仅需在 XY 平面扫描的基础上添加对 Z 轴扫描的设置。Z 轴的设置应在 XY 平面设置之前设置完毕,否则无法使 Z 轴的数据与预先设置好的 XY 平面参数同步。

1) 激发光的设置:参见本节"激发光的设置"。

2) Z 轴参数的设置如下。

A. 扫描模式选择：在图 4-9 所示"ND Acquisition"界面中（在软件界面空白处单击右键即可调出），双勾选"Large Image"和"Z"前面的勾选框，使扫描模式为"点+Z"的三维扫描模式。

B. Z 轴范围的确定：实际上就是确定标本扫描的高度，可以由顶层和底层联合确定。在图 4-9 所示"ND Acquisition"界面红色框所示区域中，蓝色方块显示物镜在 Z 轴可移动的范围和参数设置的情况，黄色、红色、蓝色分别代表最顶层、中间层和最底层，白色片层代表当前扫描高度。

在蓝色方块的左侧可以进行 Z 轴参数的设置，在第 1 行平行排列的 3 个图示选定第 1 个以确定顶层和底层；结合"Live"模式，调整调焦旋钮，先后移动到最顶层和最底层，分别单击"Top"和"Bottom"按钮以确定扫描的最顶层和最底层，即扫描的高度。

确定好"Top"和"Bottom"之后，根据具体需要输入合适的"Step"，即层与层直接的间隔，如观察对象直径为 10 μm，"Step"可以设置为 5~15。

C. Z 轴荧光的逐层调整：由于激发光是从标本的顶部射入标本的内部的，对于越接近底部的层面，由于上部组对光线的阻挡，可能会导致激发信号强度不够。在较厚标本的扫描时，为了弥补激光的损失，需要对 Z 轴荧光进行逐层调整。一般人工设定 3 个代表平面的荧光参数，机器可以根据人工的设定自动调整每层的强度。

在"Z Intensity Correction"界面中（鼠标右键单击操作空白区域，在"Acquisition Controls"展开项中选择，如图 4-11 所示），单击"From ND"以将 Z 轴上一步设定好的 3 个

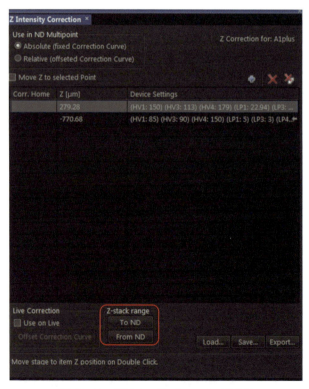

图 4-11 "Z Intensity Correction"界面

平面位置信息同步到该面板（也可以通过蓝色"＋"以自由添加平面位置），双勾选"Move Z to selected Point"和"Use on Live"以确保实时调整可用。

双击"Z"栏任何一行即可将扫描平面移到该行所示平面的位置，结合"Live"模式对激光参数进行调整。重复上一步骤依次对各个 Z 轴位置进行调整。全部调整完毕后，单击"To ND"使该面板信息存储到"ND Acquisition"中，也可以通过单击"Z"栏的"➡"进行信息的迁回存储。

注意：如标本不是很厚（<300 μm），此步骤可省略。

3）XY 平面参数的设置：无须进行"ND Acquisition"界面单勾选的步骤，其余步骤同前。留意记录"Area"界面的参数，如图 4-12 所示："11×8 fields"和"5％"。

注意：对于 XY 平面参数的设置需要在完成 Z 轴设置后进行，如图像扫描范围不需很大，双勾选"XY"和"Z"，此时关于"Large Image"的设置也可以省略。

4）开始扫描与图像存储：返回"ND Acquisition"中（图 4-12），输入"Scan Area"相关参数（"Fields"和"Overlap"），选中"Stitch"和"Close active Shutter during Stage Movement"，单击"Run Z Correction"进行扫描。

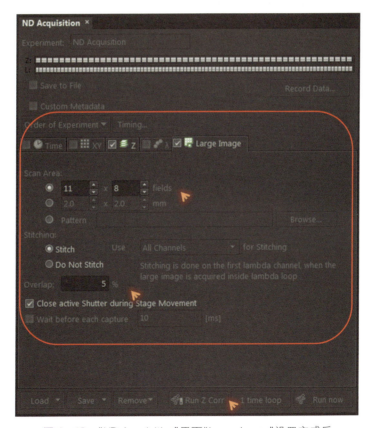

图 4-12　"ND Acquisition"界面"Large Image"设置完成后

4.2 光片显微镜

4.2.1 硬件概览

光片显微镜(lightsheet microscope)的重要的组成部件如图4-13~图4-16所示。包括物镜(detection objective)、光路镜头(illumination optics)、成像仓(chamber)、操作手轮(joystick)、冷却系统(cooling system)和滤光轮(filterwheel)。

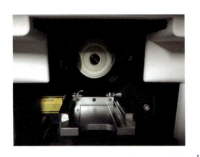
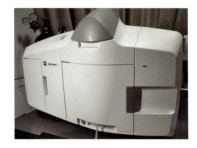
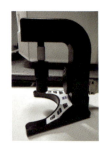

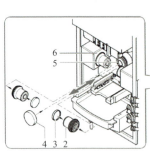
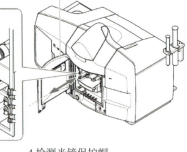
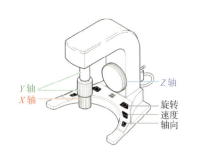

1 前盖
2 激光光镜
3 激光光镜保护帽（2×）
4 检测光镜保护帽
5 检测光镜
6 检测光镜转换螺纹轴

图 4-13 光片显微镜前盖内侧观及控制手轮

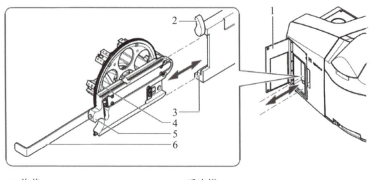

1 前盖
2 银色杠
3 引导轨
4 反光塔
5 短握杆
6 握杆

图 4-14 光片显微镜的滤光轮

4 三维原始图像的获取和优化

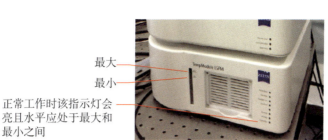

图 4-15 光片显微镜的冷却系统

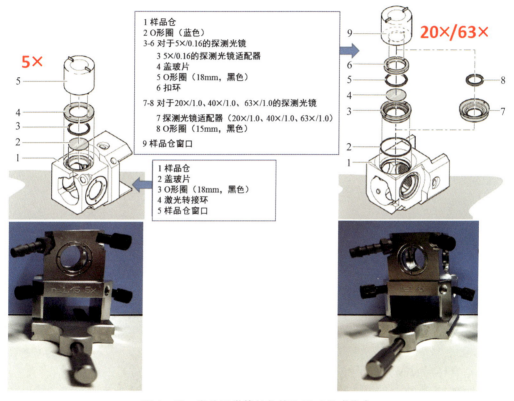

图 4-16 光片显微镜的物镜和配对的成像仓

冷却系统用于维持激光器和整个机器能够正常运作的温度，避免过热；滤光轮用于多通道激光扫描，避免串色；而物镜和成像仓需要每次实验前手动安装操作，以完成标本的装载固定和放大倍数的选择。

物镜决定放大倍数，根据实验需要可以装配合适倍数的物镜，对于 CLARITY 技术，建议装配 5× 和 20× 的物镜；成像仓主要用于实验过程中校准液的盛放，这是由于标本在扫描过程中需要浸润在校准液中。

物镜（以及光路镜头）与成像仓是配对的。成像仓有 2 种，均为顶端开口，区别主要在于 5× 的物镜配对的成像仓有 4 面玻璃窗，而 20× 的物镜配对的成像仓只有 3 面玻璃窗，因而在使用 20× 成像时特别需要注意成像仓是否密闭好了。20× 成像仓非玻璃面具有与 20× 物镜相匹配的圆形空洞恰好能使镜头填满空洞，这之间还有一个黑色橡胶环起密闭作用，

081

使用前一定要注意检查是否丢失。

5×物镜比 20×物镜装载时多 1 个转接头,在切换物镜时(图 4-13),须先取下光路镜头,再安装物镜(若 5×换 20×还需额外取下转接头),最后再重新安装相配的光路镜头。

4.2.2 标本的固定

根据标本大小的不同可以选择不同的装载方法,主要有以下 2 种。

(1) 包埋　将小标本样品包埋在 1‰～4‰浓度的低熔点琼脂糖中,使用注射器进行包埋固定(图 4-17)。

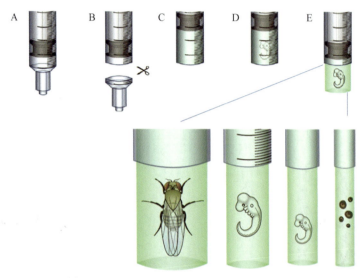

图 4-17　标本包埋

A. 常规医用注射器;B. 剪切注射器头部;C. 注入低沸点液态琼脂糖进行组织包埋;D. 静置凝胶;E. 组织凝胶成型

1) 适合样品:斑马鱼、果蝇、线虫、拟南介等荧光标记的模式生物。

2) 包埋尺寸:平台配有不同规格的毛细管和 1 ml 注射器,样品大小 0.23～3.06 mm,介于毛细管和注射器直径的 1/3～2/3 之间,此时稳定性和成像效率均比较高。

(2) 悬挂　大组织的透明化样品可以通过悬挂的方式放置在样品载物台上,样品最大尺寸是 1 cm×1 cm×1 cm(图 4-18)。

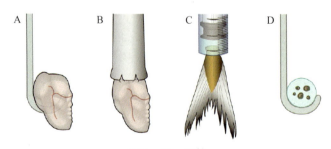

图 4-18　悬挂

A. 挂钩悬挂;B. 黏胶悬挂;C. 包埋悬挂;D. 钩托悬挂

1) 适合样品：小鼠胚胎、脑、肺、肝、肾、胰腺和卵巢等。
2) 上样方式：平台配有不同形式的样品托盘，可以将样品通过粘贴悬挂的方式固定。

当标本装载完成后（图4-19），先打开顶盖安装样品仓，再打开前盖安装、放置标本和成像仓。

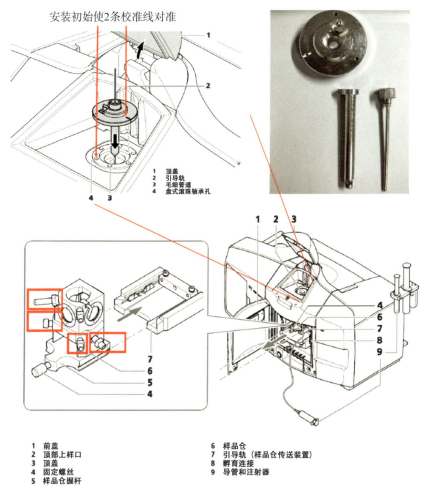

图4-19 样品仓安装示意

4.2.3 软件预设简介

启动"Zen"之后，单击"Start System"，软件在第1次启动时需要一定时间完成机器自检。

(1) 物镜和光路镜头的选择 如图4-20所示。在"Maintain"的面板下，展开"Objectives"，分别在"Detection Optic"和"Illumination Objective"选择匹配的选项。

(2) 通道的选择与调整 如图4-21所示。对于激光选择，请使用"Acquisition"选项卡里子菜单"Light Path"。对于每个通道，沿着指示线从激光发射器到滤光器，选择适当的发射光和滤光参数。可根据实时成像确定每个通道的荧光强度是否合适。要测试单个通

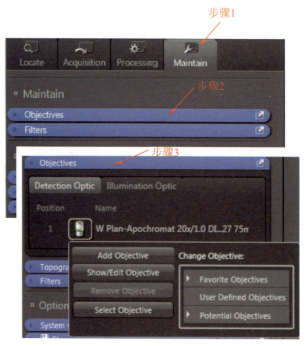

图 4-20 物镜和光路镜头的设置

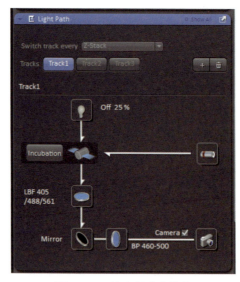

图 4-21 单个通道的设定

道的信号,在"Channels"中勾选需要测试的通道(图 4-22),单击"Continuous"可见实时图像,根据实时图像在"Channels"面板中调整激光功率和曝光时间(在保证信号充足的情况下建议尽可能选取最低数值以减少荧光淬灭)。在"Acquisition Model"面板中选择"Light Sheet"模式,建议使用"Dual Side When Experiment",可分别选择"Left"和"Right"观察图像并调整。对所有通道重复相同的调整以获得最佳图像。

4 三维原始图像的获取和优化

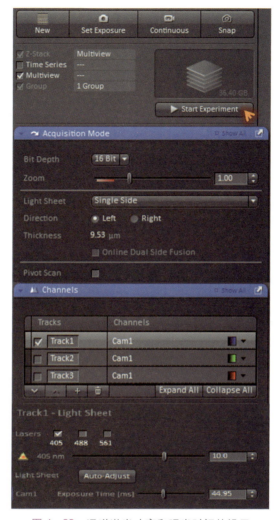

图 4-22 通道激光功率和曝光时间的设置

建议在实时动态调整时,采用单通道逐一调整;"Left"和"Right"分别适合从左侧和右侧调整图像

4.2.4 图像获取

(1) **XY 二维平面图像的获取** ①第1步,需要对标本进行初步定位(图 4-23)。单击"Locate"选项卡并展开"Specimen Navigator",在"Specimen Navigator"中可以知道标本的空间位置坐标,并且可以通过拖拉 X、Y、Z 对标本的三维空间位置进行调整,也可以通过操作手轮调节。"Locate Capillary"可以显示样本的在成像仓中的直接图像,"Locate Sample"可以显示样本在白光下的切面图像,结合图像,调整 X、Y、Z 可进行标本的初步定位。②第2步,切换到"Acquisition"选项卡中,进行通道的调整,直到实时图像到满意为止,单击"Snap"即可对二维图像进行获取。③第3步,单击"Start Experiment"(如图 4-22 箭头所指)即可进行扫描。

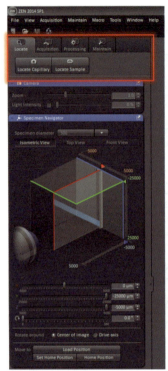
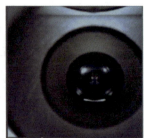

定位样品仓

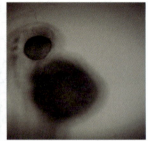

定位标本

图 4-23　光镜下对标本的初定位

（2）**XYZ 三维立体图像的获取**　首先，需要设定 Z 轴的范围。如图 4-24 所示，展开"Z-Stack"选项卡，"F"和"L"分别代表"First layer"和"Last layer"，通过移动 Z 平面结合实时荧光图像确定扫描的 Z 轴的范围，单击"Set First"和"Set Last"即可规定范围，"Interval"

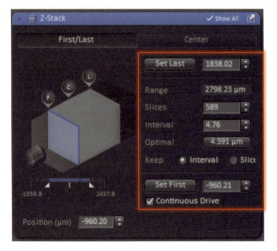

图 4-24　"Z-Stack"的设置

显示层之间的距离,可手动调节到合适值。在确定 Z 轴范围时,通过对每层图像的观察可同步进行激光的设置。

其次,进行 XY 平面的设置。若拍摄范围较小,可直接调整标本到目标位置;若范围需求较大可采用"Multiview-Setup"界面设置(图 4-25)。展开"Multiview-Setup",调整标本到目标范围的左上角,单击"Add"可见新加一条项目信息,再移动标本到目标范围右下角,单击"Add"添加第 2 条项目信息,完成后单击储存(如图 4-25 箭头所指磁盘样的图标),自动保存为.mvl 格式的文件。

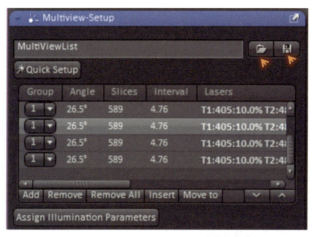

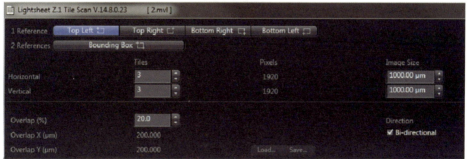

图 4-25 "Multiview"界面的设置和附带软件"Lightsheet Z.1 Tile Scan"

打开附带软件"Lightsheet Z.1 Tile Scan",输入 Pixels 的正确数值,选择"Top Left",选择合适的"Overlap",单击"Load"载入.mvl 文件,再单击"Bound Box",可见自动生成多条项目,单击"Save"存储为另一.mvl 文件。

回到主软件操作界面的"Multiview-Setup"中,先移除所有添加的项目信息,再单击打开(如图 4-25 箭头所指文件夹样的图标),即可加载自动生成的所有项目信息。对每个项目单击"Move to"可对每个"Z-Stack"进行预览,以检查 X、Y 范围是否设定正确。

单击"Start Experiment"(如图 4-22 箭头所指)即可进行扫描。

4.3 选择性平面照明显微镜

4.3.1 硬件概览

选择性平面照明显微镜(selective plane illumination microscopy,SPIM)是指通过将照明平面光片限制在检测焦平面的附近进行 3D 成像。SPIM 需薄且厚度均匀、平面尺寸大的光片以使其 3D 成像能力最大化。显微镜使用不同的平面照明光片可以获得不同的 3D 空间分辨率、光学层析能力和视场。由于光的衍射,物理上无法产生同时具有薄的厚度、对激发光有良好的约束能力和大尺寸的理想光片,因此,随着视场增加到数十微米或更大以满足对多细胞样品的成像需求时,平衡这些特性变得非常困难。由于平面照明光片的厚度会随着其尺寸的增加而增加,对照明光的约束能力会随之下降,显微镜的分辨率和光学层析能力会随着视场的增加而降低。因此,空间分辨率、光学层析能力和视场之间的相互制约成为限制常规 SPIM 三维成像能力的根本问题。

平铺光片选择性平面照明显微镜(tiling light sheet-SPIM,TLS-SPIM)(图 4-26)创新

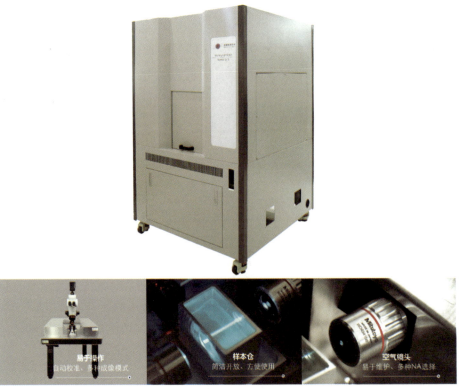

图 4-26 TLS-SPIM(LS 18)外观、样本仓和空气镜头

性采用平铺光片进行扫描,不同于传统 SPIM 只采用一段长而厚的光片进行扫描成像,TLS-SPIM 采用多个短而薄的光片分段扫描样品,并将每段图像中分辨率最好的区域整合到最终图像中,获得高分辨的大样品三维结构。

基于该系统的独特原理,核心部件包括样品装载台、变倍放大转轮、激光控制等核心部件(图 4-27)。

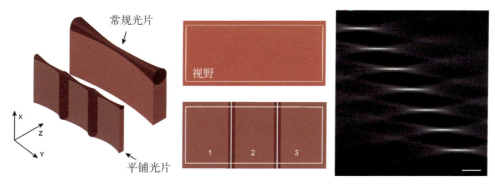

图 4-27 TLS-SPIM 的基本原理

4.3.2 标本的固定

将样品用胶粘在铁制装置上(图 4-28),铁制装置吸附在样品支架的合适位置处,而支架的另一端吸在 XYZ 全自动移动平台上,此时,样品处于样品成像仓正上方。放置时,注意轻拿轻放。

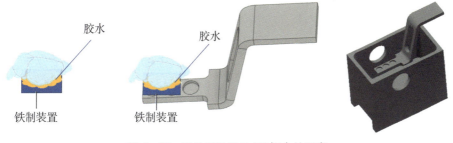

图 4-28 TLS-SPIM(LS 18)标本的固定

4.3.3 软件预设简介

1) 打开硬件,如激光器、空间光调制器、相机等,再开软件。
2) 用成像液做光路校准,针对每种新的成像液都要做光路校准以达到最合适的光路。步骤如下:①将 50 ml 成像液放入样品仓中(成像液完全没过照明视野)。②打开激发光。③调节照明物镜使其聚焦(配合变倍放大转轮,寻找光片的焦点),聚焦后观察光片的聚焦长度以及区域。④调节空间光调制器的参数,可相应改变聚焦光的位置、长度、直径,根据成像需求,选择平铺次数。想要获得更高分辨率的图像,即需要更薄的光片,则需选择更多的平铺次数,但相应的成像速度变慢,数据量变得更大。建议平铺6次。⑤设置好参数后,关闭激光。

3) 将样品安装上样品支架,并将支架放到三维移动平台上。控制载物台,将样品缓慢沉入成像液中。

4) 打开激光,将样品移动到激光的照明范围内。

5) 移动检测物镜进行聚焦。

6) 移动载物台,观察样品,确保光束在样品中的聚焦区域,保证其没有离焦。

7) 确定样品的感兴趣区域(region of interest,ROI),选择成像厚度,调节曝光时间。

8) 成像。

4.3.4 数据分析

1) 根据平铺的次数确定每张图像中聚焦的范围(图4-29),选择聚焦边界(可手动,也可全自动完成)。

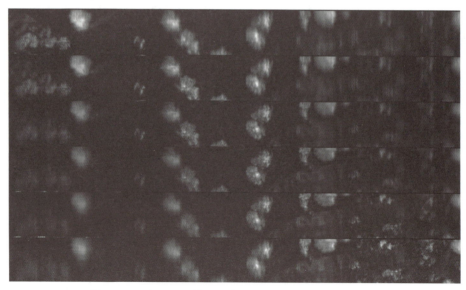

图4-29 光片的平铺位置决定了图像不同区域的分辨率

2) 根据聚焦边界(图4-30),整合图像,使最终图像的所有范围内皆聚焦。

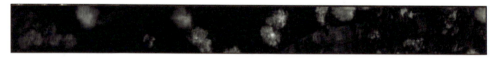

图4-30 聚焦边界

3) 去卷积。

4) 整合所有ROI(图4-31),得到完整区域的图像。

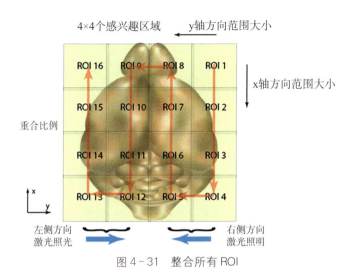

图 4-31 整合所有 ROI

5) 采用 Imaris 或 Amira 等软件做数据渲染和分析。

4.4 三维高清成像显微镜的发展

对大体积标本进行完整组织立体结构的精细观察一直是一项挑战。大脑内部神经元的广泛投射和联系,胚胎发育中细胞的迁移变化,各个器官中血管、神经、淋巴管的三维空间结构等,仍然有很多奥秘等待人们去探明。CLARITY 技术及相关衍生的一系列组织透明化技术,奠定了光学显微镜穿透大体积标本的基础,而三维成像显微镜技术,则是对组织结构进行直接观察的工具,决定最终成像的范围、分辨率和对比度。

传统的共聚焦显微镜可以对较小体积的标本实现三维成像。对于较小标本(Z 轴厚度一般不超过 2 mm),能够获得较高分辨率、对比度的图像,且成像效果稳定,最后产生的数据量相对较小。但其也有着明显的劣势:①成像时间慢,意味着会产生较大的光学毒性;②激发光入射时会激发整个穿入途径中的荧光信号,位于焦平面外的激发光会影响成像的对比度;③对成像标本体积的限制,不能够真正实现对大样本的完整内部结构的观察。

光片显微镜相较于共聚焦显微镜则有了进一步的优化设计。①片层激光扫描模式显著提高了扫描的速度,从而降低了光学毒性;②激发光与发射光不再位于同一直线路径上,且一次仅激发同层激光,从而提高了对比度,降低了噪点;③扫描范围扩大,可以真正实现较大标本的完整扫描,如小鼠的全脑。

光片显微镜的缺点:①随着其工作距离的增大,其放大倍数受到限制,较大的工作距离意味着较低的放大倍数,往往不能实现精细观察;②对于大样本的中心,往往由于边缘组织不能完全实现折射率的统一,而只能模糊成像;③在成像后产生的大量图像数据,成为后期图像处理的困难之一。

更快的成像速度、更大的工作距离兼放大倍率、更高的图像分辨率和更小的数据量,是三维成像技术未来的发展方向。从最初的单侧光片照明,如第1个现代意义上的光片显微镜 SPIM,发展到双侧光片照明,如 Zeiss 公司制造的 Z.1 光片显微镜;从双侧单束光片单聚焦发展到多束光片水平动态聚焦,如 LaVision BioTec 制作的 UltraMicroscope Ⅱ,光片显微镜将会实现真正意义上的对整个大样本的细胞分辨率级别的成像,从而为脑科学、胚胎发育学、组织学等的发展提供便利。

(胡 薇 赖梦婕)

参考文献

1. 杨豫龙,宗伟建,吴润龙,等.光片荧光显微成像[J].光学学报,2017,(3):64-71.
2. Aswendt M, Schwarz M, Abdelmoula W M, et al. Whole-brain microscopy meets in vivo neuroimaging: techniques, benefits, and limitations [J]. Mol Imaging Biol, 2016,(19):1-9.
3. https://www.lavisionbiotec.com/
4. https://www.nikoninstruments.com/Products/Confocal-Microscopes/A1
5. https://www.zeiss.com/microscopy/us/light/lightsheet-z-1.html

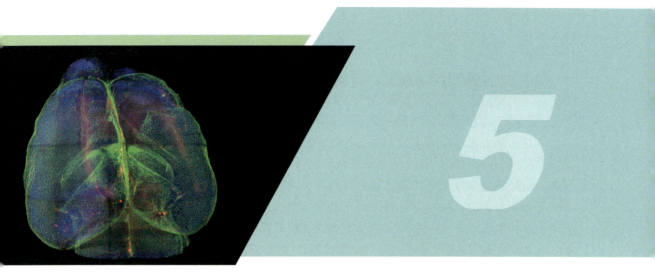

二维和三维图像处理软件的功能和应用

> 说得好不如做得好。
> ——富兰克林

显微镜的发明无疑大大拓展了人们对于微观世界的认知，但传统显微镜展现的却仅仅是二维平面的信息。若想要掌握完整的微观结构的信息，必须实现显微镜从二维平面到三维空间的转变，而显微镜技术和生物组织标本处理技术的进步使实现这种转变成为可能。

非焦平面荧光信号的互相干扰是早期显微三维成像的阻碍，尽管荧光信号有特异性和高分辨率，但是来自轴向也就是非焦平面的信号的干扰会导致成像模糊，只有超薄样本能够取得清晰的成像效果。共聚焦显微镜的发明，通过空间针孔和逐点成像，有效地去除了非焦平面以外的干扰信号，不仅保证了二维平面的清晰度，还突破了传统二维到三维的阻碍。之后光片共聚焦显微镜的问世，又大幅改善了成像的速度，为大尺寸组织的三维成像提供便利。但大尺寸组织又受标本不透光性的阻碍导致内部结构仍无法探明，而以CLARITY技术为经典的组织透明化技术突破了标本不透光性的阻碍。至此，生物三维图像信息的获取基本得以实现。

但是，新的问题接踵而来，原本适用于二维图像的分析处理方法对于三维图像不再完全适用，且三维图像多出的空间 Z 轴的信息成为新的未知探索领域。本章将以目前常用的生物图像处理软件为例，介绍从二维图像到三维图像的软件处理方法。

5.1 二维图像处理软件

二维图像即左、右、上、下4个方向，不存在前后，是指不包含深度内容的一种平面图像。在一张纸上的图像就可以看做二维的，即只有面积而没有体积。

当今生物医学展示的二维图像多为数码图像，是采用数码技术与摄影技术的完美结合体。数码技术又被称为数字技术，因为其核心内容就是把一系列连续的信息数字化，或者说是不连续化，将真实世界的信息转换成二进制数字形式。例如，数字式音频和数字照片。对比传统底片图像，数码图像易于处理和分析、复制和传输，但对相机质量要求高、图片文件像素高、占用空间大和可放大性差（图5-1）。

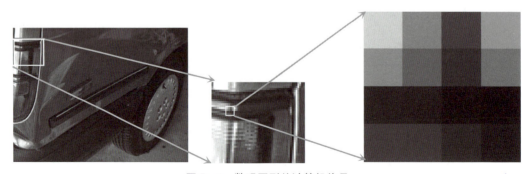

图5-1 数码图形的计算机信号

5.1.1 图像处理

图像处理(image processing)是将图像信号转换成数学信号并利用计算机对其进行处理,以达到所需结果的一项技术,又称为影像处理。图像处理一般指数字图像处理,数字图像是指用一些设备,如工业相机、摄像机、扫描仪等,经过拍摄得到的一个大的二维数组,该数组的元素称为像素,其值称为灰度值。图像处理技术一般包括图像压缩,增强和复原,匹配、描述和识别3个部分。

(1) **对比度差异**　如图5-2所示。

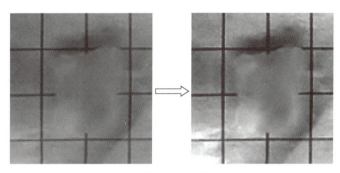

图5-2　数码图像增强对比度

(2) **噪点差异**　如图5-3所示。

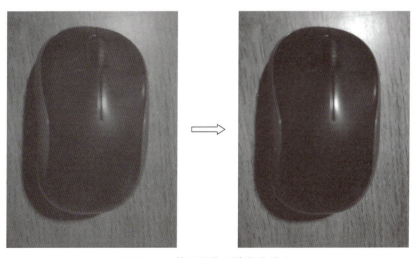

图5-3　数码图像去除背景噪点

(3) **色温差异** 如图5-4所示。

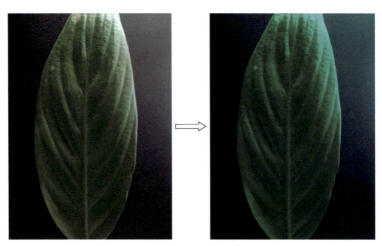

图5-4 数码图像调整色差

5.1.2 Fiji ImageJ 处理三维图像

(1) **Fiji IamgeJ 功能及应用** ImageJ 为美国国立卫生研究院（National Institutes of Health，NIH）开发的免费开源软件，可以下载多个插件（许多为特定分析技术定制），其操作简单但功能强大，可以使用宏来自动分析，也可以进行简单的三维处理。其中 Fiji ImageJ 带有许多捆绑插件，常用几种功能的简介如下（图5-5）。

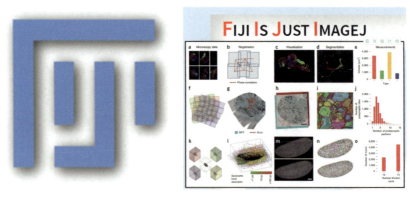

图5-5 NIH开发的免费开源软件

1）菜单及编辑优化：编辑是指改变图像（包括数码照片、传统的模拟照片和插图）的过程，是图像处理的一部分，包括对图像进行放缩、旋转和裁剪等操作。图像编辑是 GIS 系统中扫描矢量数字化的第1步，对图像的编辑方法有除噪声、连接断线、分割连线、擦除等。除噪声是指将图像在产生过程中多余的部分（类似于"噪声"）除去，使图像更加清晰。如图5-6所示的菜单列出了与图像处理相关的所有命令，包括点操作、滤镜和多个图像之间的

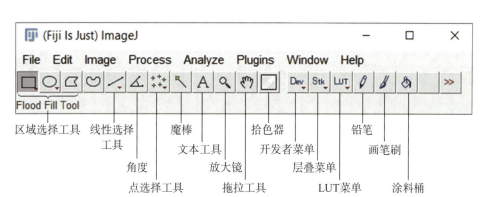

图 5-6 Fiji ImageJ 菜单

数学运算。

2) 平滑:适用于模糊图像,此滤镜用 3×3 的平均值替换每个像素领域。

3) 锐化:增加对比度并突出图像或选择中的细节,但也可能强调噪点。此滤镜使用以下加权因子将每个像素替换为 3×3 邻域的加权平均值。

4) 对比度:通过使用直方图拉伸或直方图均衡来增强图像对比度(图 5-7 和图 5-8)。

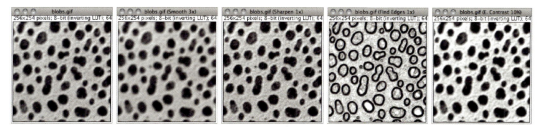

图 5-7 编辑图像:平滑、锐化、勾勒边缘和加强对比度等方法

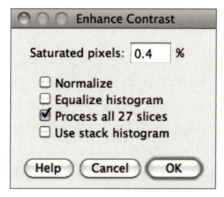

图 5-8 增强对比度

5) 噪点：使用此子菜单中的命令可为图像添加噪点或将其删除（图 5-9）。

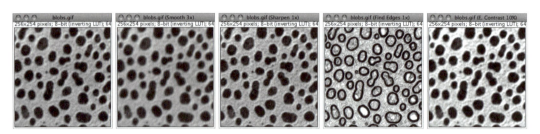

图 5-9 噪点去除

过程：平滑→去锐→增强对比度

6) 批量：该子菜单允许在一系列图像中执行相同预设命令而无须人工操作。

批量命令是非递归的，即它们应用于所选输入文件夹的所有图像，但不应用于其子文件夹。然而，可以使用 ImageJ 宏语言（参见 BatchProcessFolders 宏）遍历目录层次结构。同时须注意，目标输出文件夹应具有足够的磁盘空间来接收创建的图像。对于非本地文件，批处理操作将受到读取器插件的影响。

7) 分析：此菜单包含与图像的数值、形状分析相关的插件的统计测量相关的命令。

A. 测量方法如下。

a. 根据选择对象的类型，可对选择区域的面积、线段的长度、角度等进行统计：对于线性选择[直线、分段、手绘线，使用"Line Selection Tools"（线选择工具）]，可计算长度和角度（仅限直线）；对于点选择[参见"Point Tool & Multi-point Tool"（点工具和多点工具）]，可标定显示 X 和 Y 坐标。如果没有选择子区域，则计算完整图像的统计数据。

b. 对于 RGB 图像，计算结果将基于亮度值。如果在编辑中选中加权 RGB 转换，则使用公式"值=（红色+绿色+蓝色）/3"或"值=0.299×红色+0.587×绿色+0.114×蓝色"，将 RGB 像素转换为亮度值。

c. 可以对区域、线和多点选择执行强度统计（包括平均值、中值、最小和最大灰度值、标准偏差、总密度），其中关于线，这些参数是根据沿线的像素值计算的。

d. 关于区域选择，可以测量以下参数：面积、周长、边界直角、质量中心、拟合椭圆、偏度、峰度和面积分数等。

B. 分析颗粒（analyze particles）：此命令计算和测量"Binary"或"Thresholded"图像中的对象。如果没有选择，则对现有区域选择或整个图像执行分析（图 5-10）。

它的工作原理是扫描全部图像或选择区域，直到找到对象的边缘，调用"Wand Tool"（魔杖工具）勾画轮廓，填充使其除轮廓外不可见，并通过"Measure"命令进行测量，如此重复直至扫描全部。按"Esc"键可中止此过程。

a. "Size"：超出此指定范围的颗粒将被忽略，指定范围可任意（图 5-11）。

b. "Circularity"：圆度值超出此字段中指定范围的颗粒将被忽略。

c. "Show"：此下拉菜单指定分析后 ImageJ 显示的图像类型。可以在图像中调整文本标签的大小、颜色和背景。

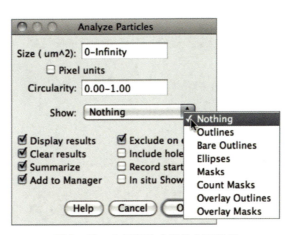

图 5-10 分析颗粒功能的主要设置

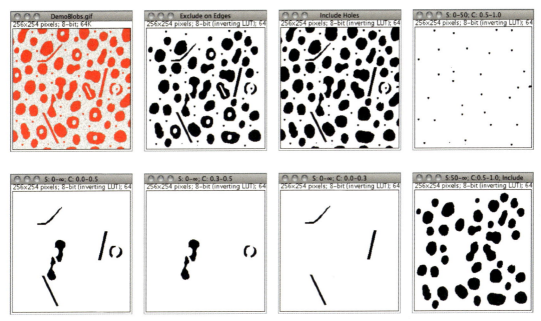

图 5-11 通过设定体积大小和边缘形状可以提取不同设定阈值的图像

C. 设定测量值：使用此对话框指定"Analyze"记录的测量值（图 5-12 和图 5-13）。

该对话框包含 2 组复选框：第 1 组控制打印到"Results"表的测量类型，共有 18 个选项，如"Area""Mean gray value""Standard deviation""Modal gray value""Min & max gray level"等；第 2 组控制测量设置。

(2) Fiji ImageJ 插件　Macros(宏)：此子菜单包含用于安装、运行和记录宏的命令，以及任何宏指令添加的插件。

1）SpotTracker：可用于跟踪延时显微镜（time-lapse microscope）中的荧光标记。该算法可优化追踪时间图像序列中的单个粒子的轨迹。通过动态编程来优化提取粒子的最佳轨迹。此外，SpotTracker 还可选用滤波器，实现降噪的效果，减弱背景干扰（图 5-14）。

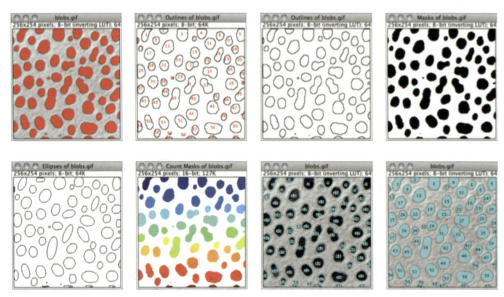

图 5-12　颗粒分析各功能图像形式展示

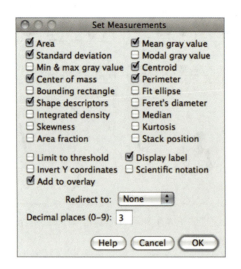

图 5-13　设定测量值

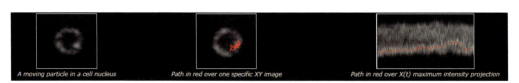

图 5-14　SpotTracker

2) 自动局部阈值法:该插件使用各种局部阈值法对 8 位图像进行二值化。这里的"局部"是指阈值的调整,是根据每个像素点为中心、周围半径 r 以内的图像特征为每个像素计算阈值。相较于整体阈值法,该法更适合于精确调整同一平面内强度相差较大的图像(图 5-15)。

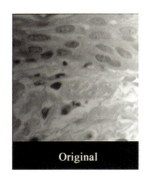
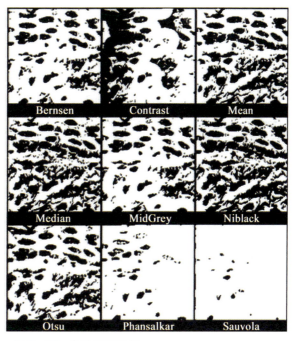

图 5-15　自动区域阈值

3) 3D viewer:该插件可实现序列图像(image stacks)的三维可视化,包括体积重构、表面、截面 3 种显示模式。该插件需要 Java 3D(图 5-16)。

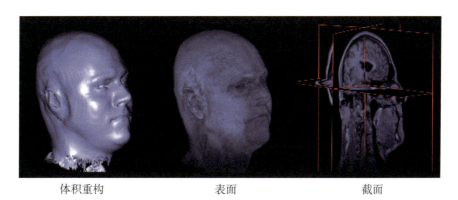

图 5-16　三维图像的体积重构、表面和截面模式

4) MATLAB:见图 5-17。由美国 MathWorks 公司出品的商业数学软件 MATLAB 是用于算法开发、数据可视化、数据分析以及数值计算的高级技术计算语言和交互式环境,

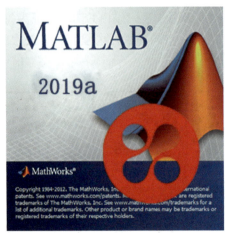
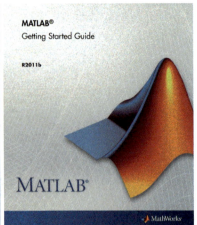

图 5-17　MATLAB 图标

主要包括两大部分：MATLAB 和 Simulink。MATLAB 语言的特点如下。

　　A. 运算符丰富多样。由于 MATLAB 是用 C 语言编写的，故 MATLAB 提供了和 C 语言几乎一样丰富的运算符，灵活使用 MATLAB 的运算符将使程序变得极为简便。

　　B. 语言简洁紧凑，库函数极其丰富，使用方便灵活。MATLAB 程序书写形式相对自由，利用丰富的库函数成功避开了繁杂的子程序编程任务，同时压缩了许多不必要的编程工作。

　　C. MATLAB 兼备结构化的控制语句（如"for 循环""while 循环""break 语句"和"if 语句"）和面向编程对象的特性。

　　D. 程序限制较小，设计自由度大。例如，在 MATLAB 里，用户无需对矩阵预定义就可使用。

　　E. 程序的可移植性很好。基本上程序不做修改就可以在各种型号的计算机和操作系统上运行。

　　F. MATLAB 的图形功能强大。在 MATLAB 里，数据的可视化非常简单，除此以外，MATLAB 还具有较强的编辑图形界面的能力。

　　5) 功能强大的工具箱：MATLAB 包含以下 2 个部分。

　　A. 核心部分：有数百个核心内部函数，及各种可选的工具箱。

　　B. 工具箱又分为 2 类：功能性工具箱和学科性工具箱。①功能性工具箱：主要用来扩充其符号计算功能、图示建模仿真功能、文字处理功能以及与硬件实时交互功能，功能性工具箱用于多种学科；②学科性工具箱：是专业性比较强的，面向专门的学科领域。这些工具箱都是由该领域内学术水平很高的专家编写的，所以用户无需编写自己学科范围内的基础程序即可直接进行高、精、尖的研究。

　　(3) **构建**　该插件为使用 Java 3D 库的图像堆栈提供了硬件加速的可视化可能性。堆栈可以显示为基于纹理的体积渲染、曲面或正交切片。3D Viewer 的许多功能都是可宏记录的，但是，如果不行或者函数没有正确记录，最好编写一个插件记录。在后一种情况下,不应该从 Java 调用宏,因为这将限制代码与当前活动的 3D Viewer 一起工作(图 5-18)。

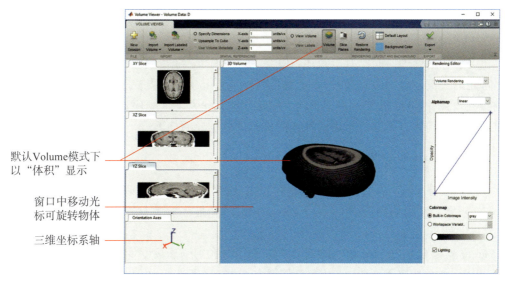

图 5-18 三维构建

5.1.3 常见二维图像处理软件优、缺点

见表 5-1。

表 5-1 常见二维图像处理软件的优、缺点比较

优、缺点	ImageJ	MATLAB	NIS-Elements Viewer、ZEN、ARIVIS
优点	1) 功能比较全面,不仅能在保证图像真实性的前提下优化图像质量,同时能够提供必要的定量分析; 2) 所提供的丰富的工具包可以满足具有不同生物图像特征的图形分析; 3) 提供开源的服务,方便生物学家依据自身需求编程; 4) 能实现三维图像的分析,功能相对较全面	能够满足各种图像分析的最强大软件,具有灵活性、精准性的特点	适配于各自的显微镜,能够对实时成像提供简单分析,利于初步预览
缺点	1) 对于大数据的分析处理速度较慢; 2) 不提供实时保存功能,可能导致半途处理数据的全部丢失	1) 操作使用相对较复杂,自编语言需要较长的检验时间和纠错过程; 2) 对于其他软件能够完成的分析,该软件的处理速度和操作性处于劣势	不是专门的图像处理分析软件,分析功能比较局限,仅提供简单的分析功能

5.2 二维图像的拼接及大数据处理

二维图像的处理前面已有所叙述,在由二维图像向三维空间图像处理过程中图像的拼接显得尤为关键。由于组织过大,一个视野(view 或 tile)无法采集完整的图像,因而设定特定的参数,将图像有序拆分为多个视野,后期将图像按照设定顺序进行二维或者三维层面的重新拼接和构建。下面将常用的图像拼接软件分别介绍如下。

5.2.1 Arivis 软件

Arivis 软件是一个功能强大的软件,用于处理大型和多维图像数据。使用 Arivis Vision4D 可以有效地处理几乎无限大小的图像数据[最多 231×231 像素、五维(时空)、使用 6 TB 文件成功测试]。

(1) 数据的导入与导出 如图 5-19 和 5-20 所示,数据的导入与格式转换(CZI-SIS-TIFF):在使用 Zeiss Z.1 光片显微镜进行扫描后,所获得的原始数据是未拼接单独的视野的 CZI 数据,需要将其拼接成完整的图像后才能进行分析。可使用 Arivis 软件来完成,步骤如下。

1) 打开 Arivis 软件,通过"Import"打开获取的.czi 文件。

2) CZI-SIS:打开"stitch"界面,输入扫描参数(扫描方向、层数、重叠度),确认无误后,单击"Create Stitched Planes"进行拼接,生成的数据为 SIS 格式。

3) SIS-Tiff:通过 Arivis-file-export 功能实现。

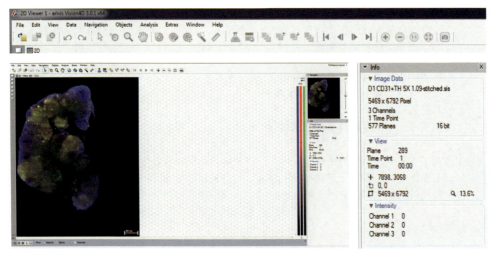

图 5-19　Arivis 软件数据导入界面

5 二维和三维图像处理软件的功能和应用

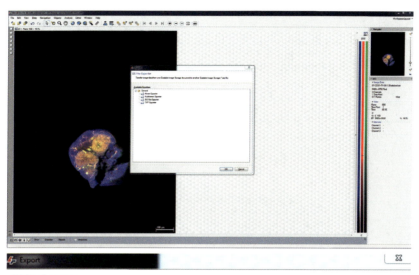

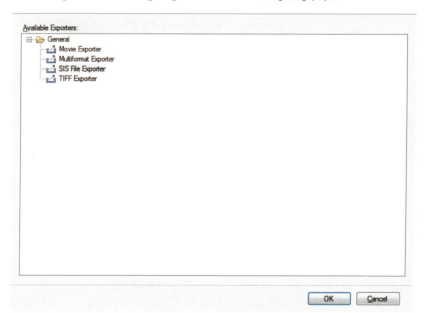

图 5-20 Aviris 数据导出界面

(2) 数据大小压缩　见图5-21。

1) Export-sis Stack Exporter 增加描述。

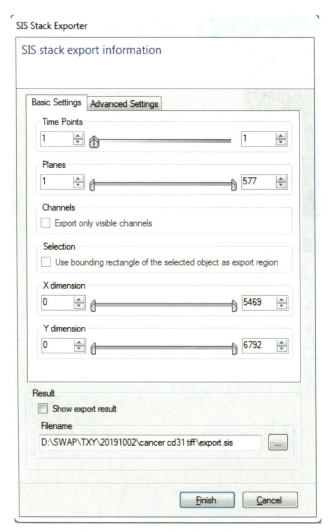

图5-21　Arivis软件数据压缩界面

2) 清晰度对比,见图 5-22。

将原始图像进行 50% 和 20% 的分辨率压缩后,与原图进行对比。图像质量有所下降,但数据量明显减少。

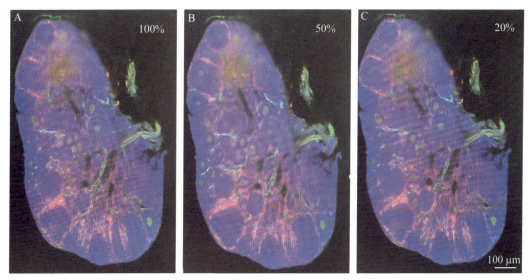

图 5-22　利用 Arivis 软件进行数据压缩后的分辨率对比

5.2.2　Imaris Converter 软件

可以识别 Tiff 文件,转换成相对较小内存的 .ims 文件之后再用 Imaris 打开,相比于直接用 Imaris 打开 TIFF 文件形成的 .ims 文件大小可以缩小约一半(图 5-23)。

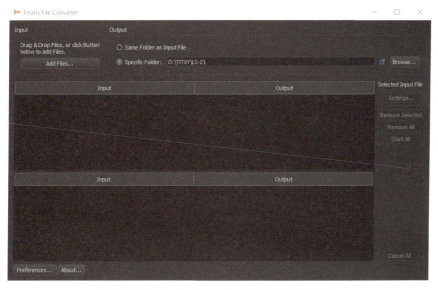

图 5-23　Imaris Converter 软件数据导入界面

5.2.3 XuvTools 软件

XuvTools 是一款免费拼接软件,可将通过共聚焦显微镜或光片显微镜获得的多套原始图像拼接成为三维图像,并可导入 Imaris 软件中进行多维观察及分析。XuvTools 软件有多种计算拼接的算法,供已知图像顺序或未知图像顺序的原始图像进行拼接(图 5 - 24)。

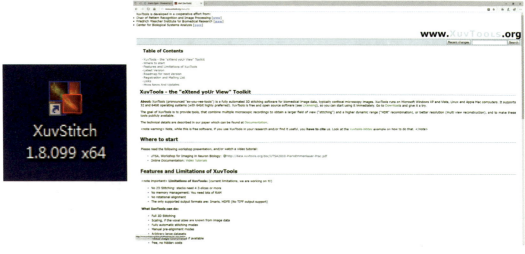

图 5 - 24　XuvTools 软件图标(左)和界面(右)

5.2.4 Imaris Stitcher 软件

Imaris Stitcher 软件是 Imaris 新推出的图像拼接软件,能够精准地校正拼接二维、三维甚至四维图像,并生成文件大小为 TB 级的完整大图。将多个视野拼接成一个大图不仅考验软件处理大图像的能力,同时对生成的图片质量也有要求,即拼接准确度。Imaris Stitcher 软件的算法可针对显微镜载物台的定位误差进行校正——其中包括相机与载物台之间的旋转误差,调整每个视野,从而生成最佳的拼接大图。

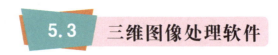

5.3　三维图像处理软件

5.3.1 三维图像

一幅图像如果在高度、宽度基础之上还有纵深,那么就可以称之为三维或 3D 图像,立体图视觉上层次、色彩分明,拥有很强的视觉冲击力。三维立体图给人以真实、栩栩如生、呼之欲出、让人身临其境的感觉,其艺术价值更高,应用更为广泛。

5　二维和三维图像处理软件的功能和应用

（1）**三维图像处理**　三维图像以其特征——表达空间中三个维度的数据，成了一种特殊的信息表达形式。与二维图像相比，从视觉测量看，物体的二维信息往往随射影方式而变化，但其三维图像的特征对不同测量方式具有更好的统一性。三维图像对一类信息的统称还需要有具体的表现形式。其表现形式包括：几何模型（由 CAD 软件建立）、点云模型（所有逆向工程设备都将物体采样成点云）、深度图（以灰度表达物体与相机的距离）。

（2）**三维图像处理软件**　由于三维图像包含数据量较大，而且各种医学图像处理算法相对复杂、计算量大，因此，如何进一步提高医学三维图像处理算法的计算效率，使其满足实时应用的需求，是当前该领域内一个亟待解决的问题。下文以目前常用的 3 个软件 Imaris、Amira 和 Vaa3D 为例，分别进行简要介绍。

5.3.2　常用三维图像处理软件

（1）**Imaris 软件**　Imaris 软件是 1992 年由瑞士 Bitplane 公司创立的强大的三维和四维图像处理和分析软件（图 5-25）。它的命名是"Imaris"创始人之一 Marius Messerli 的名字"Marius"和"Personal Iris"的组合，目前更新到 Imaris 9.5 版本，是最强大的可视化和多维图像的处理分析软件之一。它界面友好，易于操作，兼容各种显微镜图像存储格式和可批处理文件。输出形式多样，可输出普通的 Tiff 格式和 AVI 格式。Bitplane 公司的 Imaris 系列模块丰富，已成为生命科学领域中的显微图像分析在多维图像处理和分析部分的主导软件。它由多个模块组成，主要包括：Imaris 基础软件、Imaris MeasurementPro 测量软件、Imaris Track 追踪软件、Imaris Coloc 共定位分析软件、Filament Tracer 丝状体追踪软件、ImarisXT 中可自我编程的软件模块等。此软件在应用三维图像可视化上拥有无法取代的地位，并擅长分析和创建影片（图 5-26）。

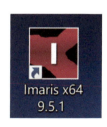
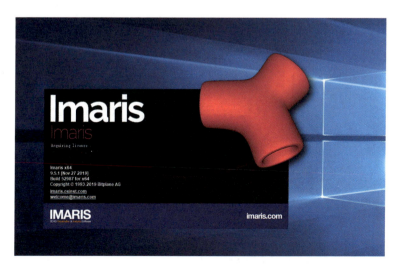

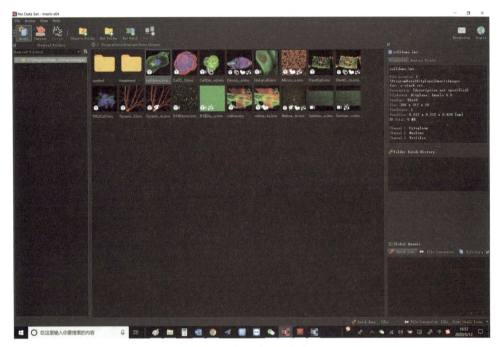

图 5-25　Imaris 9.5 图标和界面

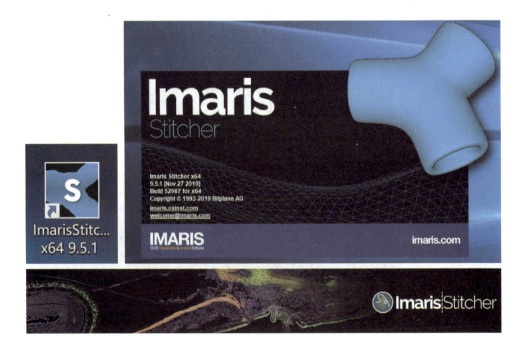

5 二维和三维图像处理软件的功能和应用

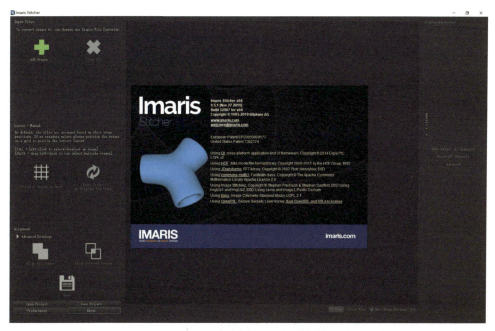

图 5-26　Imaris Stitcher 9.5 的图标和主界面

Imaris 软件具备展示、分离、分析及演绎所有三维或四维显微图像渲染所必需的功能，具有快速、精准及易于使用的特点，因此对于三维或四维多通道图像的渲染，小到数几 MB 的文件，大到数 TB 的超大图像，Imaris 软件都能够轻松胜任。

Imaris 软件在高性能的计算机操作系统下，运行速度较快。对于较小的数据，个人电脑也可以运行。且具有完备的操作手册、操作视频、线上论坛等学习资源，免费开放源代码及捆绑插件和更新系统。

但 Imaris 软件购买费用高，可按细胞生物学、神经生物学、追踪显示、图像拼接、去卷积、扩展等模块分别购买。

Imaris 软件的优点如下。

1）适用范围广，可以同时读取多格式文件（可直接读取 30 多种格式的文件），几乎包含了所有显微镜厂家的图像格式。

2）数据处理上，具有相对优越性，轻松处理 TB 级别的三维或四维文件。

3）观察模式多功能化，提供"Slice""Section""Gallery"等观察模式，并提供 MIP 投影和混合投影模式。在"Supass"观察方式下，各种交互工具结合展示（"volume rendering""iso-surface rendering""clipping planes""spots""slices"）。

4）简单易学的视频创建功能——关键帧（key-frame）工具创建内容丰富的影片。

5）多种分离工具可以自动化识别并且分离大数据的三维图像。

6）Bitplane 公司独特的专利观察模式 InMotion 使三维空间中物体的选择及操作变得更加容易；通过多个 CPU、GPU 及多分辨率渲染模式让 Imaris 软件的分析能力和渲染速度得到提高。

操作主界面主要功能如下。

1) "Import"("Suppass"—"File"—"Import"):Imaris 识别包括 Tiff、CZI、Lif 等多种图像格式。

2) "Image properties"("Edit"—"Image properties"):在由不同软件扫描的文件格式导入 Imaris 软件过程中原始数据 X、Y、Z 轴会出现改变,通过调整参数确保原组织标本的数字特征。

3) "Channel"("Edit"—"Channel"):可增加或减少三维组织的光路通道,也可更改光路通道的设置以及每个通道的数字伪彩。

4) "crop 3D"("Edit"—"crop 3D"):可选取感兴趣的区域进行成像、重构以及后续数据分析。

5) "Main tools":如图 5-27 所示。①"Spot"——擅长追踪重构斑点状、球状、类球形等的物体,可自动检测这些斑点;②"Filament"("loop"/"no loop")——可以对线条样信号进行线条样示踪并且后期的统计分析;③"Surface"——适用于不规则对象的表面追踪成像。可以标定感兴趣信号范围,去除噪点和周围非兴趣处理对象。

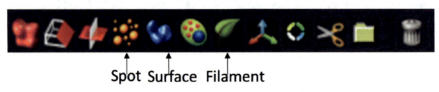

图 5-27　Imaris 软件的主要工具栏

(2) **Amira 软件**　Amira 软件原为澳大利亚 Visage Imaging 公司出品,能够识别生命科学和生物医学数据的来源,包括光镜和电镜、电子计算机断层扫描(computed tomography,CT)、磁共振(magnetic resonance,MR)、正电子发射型断层显像(positron emission tomography,PET)、单光子发射计算机断层成像术(singlephoton emission computed tomography,SPECT)、超声波、工程和表面建模工具、蛋白数据库和分子模拟以及各种物理测量和模拟重构。通过各种数字过滤器及交互式编辑器来处理图像,对图像体内的组织和区域进行重构。拥有快速交互式及高质量的可视化技术,可以轻易地通过裁剪和配色来探索体数据。利用高级的统计工具对数据进行面和网格分析;交互地完成对距离、角度、面和体的几何测量。Amira 同 MATLAB 软件相结合,执行模拟和先进的数字分析功能,并通过创建高质量的基于事件时间轴的交互式立体或非立体演示,生成动画或视频演示文件。

与 Imaris 软件类似,Amira 软件图像兼容性高,但界面显示专业,操作者熟悉该软件需要一段时间(图 5-28)。允许用户自编程序,扩展应用。软件使用费用也比较昂贵,需要用户以年使用费的形式进行购买。

Amira 软件的主要优点如下。

1) 处理和重构:通过各种数字过滤器及交互式编辑器来处理图像;对图像内的组织和区域进行重构。

2) 可视化和探索:拥有快速交互式及高质量的可视化技术,可以轻易地通过裁剪和配

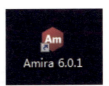
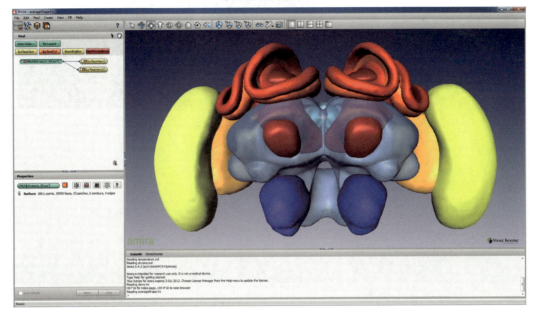

图 5-28 Amira 软件界面

色来探索立体数据。

3) 分析和量化:利用不同的统计工具对三维图像进行面和网格分析;交互地完成对距离、角度、面和体的几何测量;Amira 软件同 MATLAB 软件相结合,执行模拟和先进的数字分析功能。

4) 展示和教学:创建高质量的基于事件时间轴的交互式立体或非立体演示,并生成动画或视频演示文件。

(3) Vaa3D 软件 Vaa3D 软件是一个跨平台(Mac、Linux 和 Windows 处理系统)的生物图像和表面物体三维、四维、五维图像可视化和分析软件,是可以进行细胞分割,神经元追踪,大脑配准,注释,定量测量,统计等和数据管理的容器。它也是跨平台的开源工具,有简单和强大的插件接口,因此可以很容易地扩展和增强。Vaa3D 软件可以在三维体绘制模式下直接渲染五维数据,支持在不同尺度上方便交互的局部和全局三维视图(图 5-29)。

Vaa3D 软件是开源免费的系统,带有可下载的插件,在网站上供用户下载和更新。

Vaa3D 软件的主要优点如下。

1) 三维可视化辅助分析。

2) 开源三维、四维、五维图像可视化。

3) 用于生物图像分析。

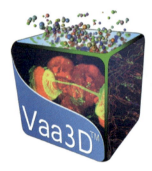 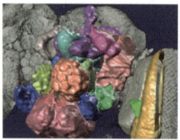 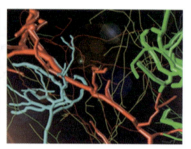

图 5-29　Vaa3D 效果重构图

5.3.3　3 款三维处理软件优、缺点对比

见表 5-2。

表 5-2　3 款三维处理软件优、缺点

优、缺点	Imaris	Amira	Vaa3D
优点	1）可识别图像格式范围广； 2）提供常用三维对象的三维追踪、重构功能，同时提供定量数据分析，易于制作三维影片效果展示； 3）通过优化算法提高数据分析处理的速度，在大数据的处理方面具有较大优势； 4）提供与 MATLAB 和 ImageJ 的互通通道和多种工具包	1）可以提供长度、角度、面积、空间体积等的定量分析数据； 2）同 MATLAB 相结合，满足开发者的特殊需求； 3）提供给予时间轴或者空间轴的立体或非立体动态展示	1）可免费下载和使用； 2）能够实现基础的三维对象追踪、重构； 3）开源化设计，灵活方便
缺点	1）不提供直接的自编程序接入窗口，自主性受到一定的限制； 2）对 TB 级数据处理慢	1）识别图像格式范围较局限； 2）处理速度较慢	识别和输出图像格式的范围局限

（童小雨　胡 薇）

参考文献

1. Amira　https://www.fei.com/software/amira-3d-for-life-sciences/
2. Fiji ImageJ　http://fiji.sc/Downloads
3. Imaris　https://imaris.oxinst.com/
4. Matlab Tutorialspoint　https://www.tutorialspoint.com/matlab/index.htm
5. Vaa3D　http://home.penglab.com/proj/vaa3d/Vaa3D/About_Vaa3D.html

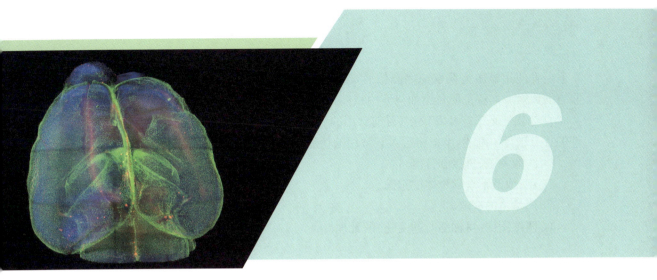

6

三维图像数据分析

> 存在着的世界，其数目有无限多个。它们有的像我们的世界，有的不像我们的世界。
>
> ——伊壁鸠鲁

正确使用显微镜获取原始图像后，需要经过计算机和软件处理才能形成科学的、有说服力的数据。本章主要介绍如何使用软件对获得的原始数据进行处理。Imaris、Amira 和 Vaa3D 等软件是一些开发较早、目前常用的三维图像处理软件。在第 5 章已经对这 3 种软件的特点进行了阐述，本章将会对其常用的功能进行介绍，内容如下。

1) 图像调整、拼接和分割。
2) 点、线及不规则物体的追踪。
3) 测量值的获取。
4) 四维图像（目标随时间变化）的处理。

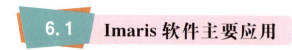

6.1 Imaris 软件主要应用

6.1.1 导入原始数据

1) Imaris 默认在 Arena View 中打开。该界面用于组织可视化分析。
2) 单击"Assay"图标，这是 Arena 中的最高层次结构。所有文件将被组织成一个文件树，可在窗口左侧访问。
3) 要将图像添加到"Assay"，请单击"Image"图标。可使用"Group"对图像进行分组。每个导入的图像将在"Arena"中显示为缩略图视图。单击左键 2 次可在图像上打开它。

6.1.2 图像调整

1) 双击图像缩略图打开。图像将在"Surpass"（即 Imaris 的图像查看器）中打开。三维图像开启后默认为三维渲染视图。
2) 可以通过选择"Slice"图标更改为各种二维视图，单击右侧箭头可下拉更换显示方式。
   A. Slice——显示单个 X、Y 或 Z 平面，使用垂直滚动条可更改层面。
   B. Section——显示 XY 加上正交（XZ、YZ）视图。
   C. Gallery——同时显示每个平面的缩略图。
   D. Easy 3D——最大强度投影。
3) 默认情况下，光标处于"Navigate"模式，单击左键并移动鼠标可旋转图像，使用鼠标滚轮可放大或缩小图像。可以在窗口右侧的"Camera"工具栏中将指针更改为"Select"模式，用于选择图像中的对象或添加注释、绘图、测量线（图 6-1）。
4) "In Motion"功能可在 Y 轴上从一侧到另一侧连续观察图像。

5)"Camera Type"可更改渲染图像的透视图。

6)"Display Adjustment"(显示调整)窗口中可显示或关闭通道并更改图像设置。可通过点击"More>Edit>Display Adjustment"或使用"Ctrl+D"调出该窗口(图 6-2)。

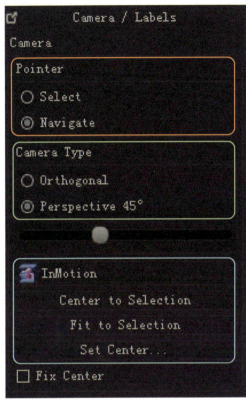
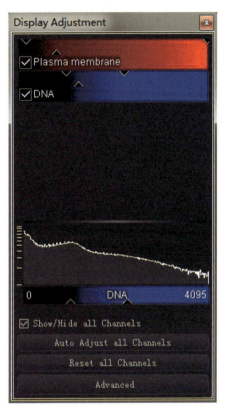

图 6-1　"Camera/Labels"窗口　　　图 6-2　"Display Adjustment"窗口

7)单击通道名称可更改该通道的颜色。要删除通道,请选择"More>Edit>Delete Channels"。

8)可以通过移动彩色条两边的黑色三角形单独更改每个通道的亮度、对比度设置。勾选"选择所有通道"可将相同的设置应用于所有通道。

9)"Gamma"用于改变低强度和高强度像素之间的关系。如果设置为1,则低强度和高强度之间存在线性关系。设定值>1意味着低强度像素变得更亮而高强度像素保持不变,反之同理。

10)单击"Reset"重置所有设置为默认值。

11)"Auto Adjust All Channels"将自动选择所有通道或所选通道的最小值或最大值。

6.1.3　添加比例尺

1)图像文件自带微米/像素校准功能。要检查值是否正确或添加新值,首先在"Surpass View"中打开图像。选择"More>Edit>Image Properties"(图 6-3)。

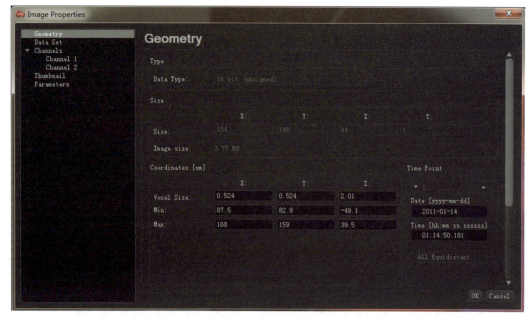

图 6-3　图像属性窗口

2) 在"Geometry"菜单中可调整 X、Y、Z 中的体素(三维像素)大小。

3) 选择"More>Preferences"突出显示"Display"菜单。

4) 在"Coordinate Axis/Scale Bar/TimeColor"中,可以选择显示比例尺和长度标签。通过更改"Measurement Color"选项来更改比例尺颜色。

5) 当图像上显示比例尺后,可以通过单击比例尺的不同部分来调整其位置、长度、厚度和文本大小(图6-4)。

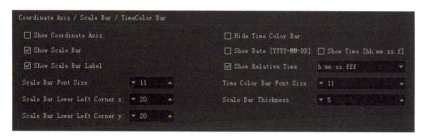

图 6-4　设定比例尺

6.1.4　三维图像裁剪

1) 打开想要裁剪的图像。

2) 选择"More>Edit>Crop 3D"。

3) 黄色边界框内的部分为 ROI,为要裁剪的区域。可通过手动输入数值或拖动黄色边界来调整框的大小。单击图像中的任意位置可以光标位置为中心重新定位 ROI(图 6-5)。

6 三维图像数据分析

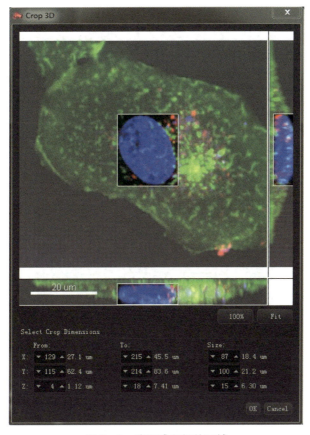

图 6-5 选取感兴趣的区域

4）选择"Store"以覆盖原始的图像，仅保留裁剪的版本。或选择"Store as"创建一个新的图像文件。

6.1.5 Imaris 图像分析

（1）三维测量

1）打开 3DView 模式，选择"Measurement Points"图标，将对象添加到场景中。双击文本更改名称（图 6-6）。

2）"Measurement Points"菜单包含 5 个子菜单。选择"Settings"子菜单，然后选择要使用的点形状。

3）选择绘制成对点或多边形点。点的直径和线宽则会自动选择（图 6-7）。

4）在"Label Properties"中更改添加到图像的信息。

5）在 Edit 子菜单中选择"Intersect with Specific Channel"选项。

6）将鼠标指针选项更改为"Select"模式。

7）图中将出现一个三维框代替图像上的光标。可使用鼠标滚轮更改框的大小。如需测量 2 点之间的距离，请将三维框调到与单个点等大。

8）按住 Alt 键可切换光标到 Navigate 模式，可旋转和缩放以定位测量点。按住 Shift

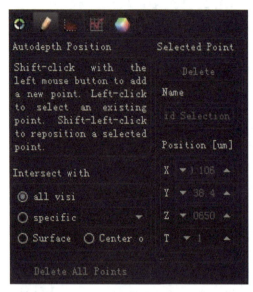

图6-6 "Measurement Points"菜单

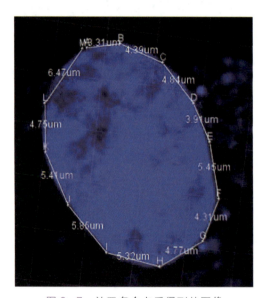

图6-7 放置多个点后得到的图像

键并单击左键放置点,然后重复放置第2个点。点之间的线将自动测量绘制。

9) 如已创建过 Surface,还可以测量2个Surface之间的距离。

10) 要编辑位置或删除点,在"Edit"子菜单及"Select"光标下,单击要移动或删除的点,然后按住 Shift 键并将其拖动到新位置,或单击 Edit 子菜单中的"Delete Selected Point"按钮。

11) 在"Statistics"子菜单中可查看长度测量值。"Overall"标签可查看点数,更多详细的数据可在"Detailed"标签中查看(图6-8)。

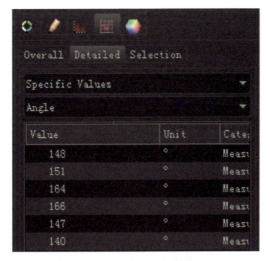

图6-8 查看详细数据

12) 单击"Export Statistics"(导出数据统计)将测量结果导出到Excel。

(2) **Spots 分析**

1) 单击"Spots"图标,将对象添加到"Surpass"。双击文本更改名称。

2) Spots 包含3个子菜单。首先进入"Create"菜单。可单击"Skip automatic creation, edit manually"手动进行分析,或通过向导自动创建图像(图6-9)。

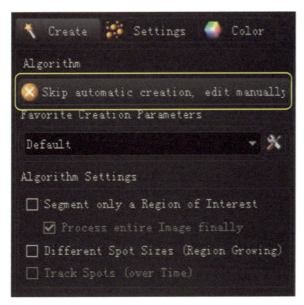

图6-9 创建"Spots"

3) 在"Algorithm Settings"下,可勾选"Segment only a Region of Interest"选择一个感兴趣的区域并在下一步中选择 ROI。不勾选则将对整个图像进行分析。基于 ROI 创建的 Spots 完成后亦可应用于整个图像。

4) 如需估算斑点的大小,应勾选"Different Spot Sizes (Region Growing)"。如不勾选,则仅检测局部最大值识别斑点,所得到的斑点大小一致。

5) 单击"Next"继续。在"Source Channel"中选择颜色通道(图 6-10)。

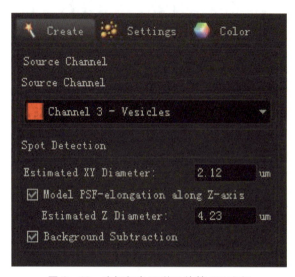

图 6-10　选择颜色通道及估算 XY 直径

6) "Spot Detection"选项将自动估算平均 XY 平面直径,如有需要可手动输入。"Model PSF-elongation"可以用于检测椭圆体。要估计斑点的 XY 平面直径,可在顶部菜单中选择"Slice"视图。"Measure"工具栏将会自动出现在右边,单击对象上的 2 个点以测量其长度,测量值显示在"Measure"工具栏的底部。

7) 更改"Background Subtraction"可以降低背景,使图像更平滑。

8) 单击"Next",可看到斑点已添加。可在"Settings"菜单更改点的样式、渲染及大小。在"Color"菜单中可更改颜色(图 6-11)。

9) 在"Create"菜单中,可添加过滤器使其识别更多或更少的斑点。过滤器类型默认为"Quality",表示斑点中心的强度。可在下拉列表中单击"Add"增加过滤器(图 6-12)。

10) 过滤器阈值将由软件自动提供。如果检测有误,可拖动边界手动调整阈值。

11) 单击绿色的"A"或"M"符号在自动和手动阈值之间切换。

12) 调整完毕后,单击"Finish"完成。如果之前勾选了"Different Spot Sizes (Region Growing)",则单击"Next"。

13) "Spot Region Type"菜单有 2 种选项。"Absolute Intensity"不应用任何形态滤镜。当"Absolute Intensity"不能正确识别所有点时,应选择"Local Contrast",通过局部对比识别点(图 6-13)。

6 三维图像数据分析

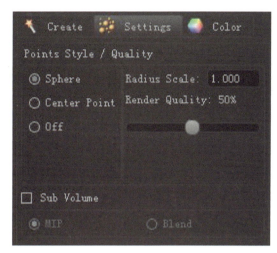

图 6-11　更改点的样式

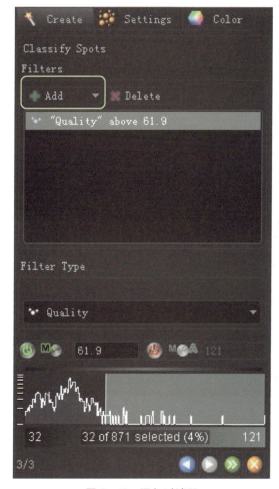

图 6-12　添加过滤器

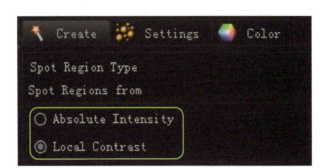

图 6-13 更改识别方式

14）单击"Next"，将出现"Spot Regions"阈值窗口，阈值调整方法同前。

15）单击"Finish"完成图像。

16）在"Diameter From"选项中，"Region Volume"将根据点体积创建点，而"Region Border"将从每个点中心到边界的最小距离计算点半径。"Create Color Coded Region Channel"将在"Display Adjustment"中新增一个颜色通道。在此通道中可查看"Region Growing"的结果，并精确测量每个点的体积（图 6-14）。

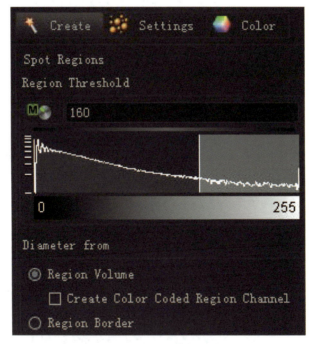

图 6-14 调整阈值

17）向导完成后，在"Surpass"视图中可看到 6 个图标。单击"Wand"子菜单可返回编辑创建点时的参数设置界面，单击"Rebuild"将回到向导的开头。"Store Parameters for Batch"可将本次设置保存到"Arena"或"Favourite Creation Parameter"，用于批量处理图像。

18) 在"Edit"子菜单中可查看和编辑单个点,所选中点显示为黄色。

19) 在"Filter"子菜单中可根据要求对点进行筛选,筛选后可单击"Duplicate Selection to New Spots"在"Surpass"树中创建一个新的"Spots"(图6-15)。

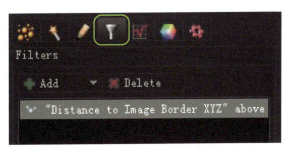

图6-15 对点进行筛选

20) 在"Statistics"子菜单中可查看测量值。"Overall"标签可查看点数,"Detailed"标签可以显示每个点的特定值,"Select"标签仅显示图像中已选择的点的数据。单击保存图标将数据保存为.xls和.csv格式的文件(图6-16)。

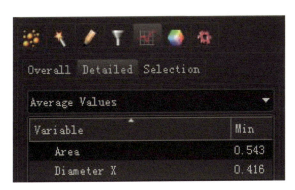

图6-16 查看统计数据

(3) **Filament 分析**

1) 单击"Filament"图标,将对象添加到"Surpass"。双击文本修改名称。

2) "Filament"包含3个子菜单。首先进入"Create"菜单。可单击"Skip Automatic Creation,Edit Manuall:"手动进行分析,或通过向导创建图像(图6-17)。

3) 在"Algorithm Settings"下,可选择"Autopath(no loops)"和"Autopath(loops)"。前者用于分析不成回路的结构,后者用于分析环状结构。

4) 勾选"Calculate Diameter of Filaments",将会在创建"Filament"过程中自动计算管径。若不勾选,则管径一致。

5) 可勾选"Segment A Region of Interest"选择一个ROI,并在下一步中选择ROI。若不勾选,则将对整个图像进行分析。基于ROI创建的"Filament"完成后亦可应用于整个图像。

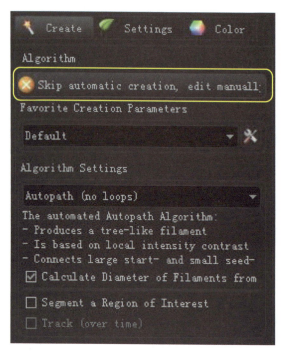

图 6-17 创建"Filament"

6)单击"Next",可以输入数值改变 ROI 的大小。在右侧"Camera"窗口中选择"Select",可以直接拖动箭头调整 ROI 的大小。单击"Add",可以添加多个 ROI。

7)单击"Next"继续,在"Source Channel"中选择颜色通道。起点直径与终点直径将自动生成,亦可手动输入(图 6-18)。

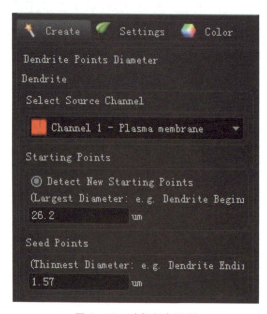

图 6-18 选择颜色通道

8) 单击"Next",可看到起止点已添加。可在"Settings"菜单更改点的样式、渲染等。可在"Color"菜单中更改颜色。

9) 在"Create"菜单中,可添加过滤器使其识别更多或更少的起始点。过滤器阈值将由软件自动提供。如果检测有误,可拖动边界手动调整阈值(图 6-19)。

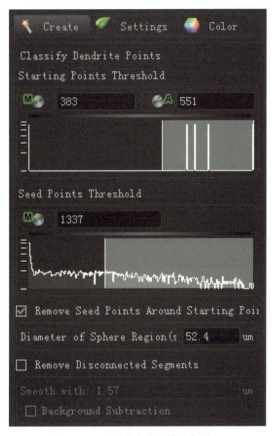

图 6-19 通过过滤器筛选起始点

10) 单击绿色的"A"或"M"符号在自动和手动阈值之间切换。

11) 勾选"Remove Seed Points Around Starting Point(s)"将在连线完毕后删除起始点。

12) 单击"Next"继续,可看到起止点已自动连接。

13) "Filament"功能主要用于分析神经和血管。对于非神经元的结构,不要勾选"Detect Spines"(检测树突棘)(图 6-20)。

14) 调整完毕后,单击"Finish"完成。

15) 向导完成后,在"Surpass"视图中可看到 6 个图标。单击"Wand"子菜单可返回编辑创建点时的参数,单击"Rebuild"将回到向导的开头。单击"Store Parameters for Batch"可将本次设置保存到"Arena"或"Favourite Creation Parameter",用于批量处理图像。

16) 在"Edit"子菜单中可查看和编辑单个线段,所选中线段显示为黄色。

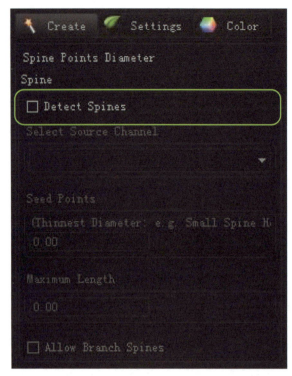

图6-20 除分析神经元时请勿勾选此项

17)在"Statistics"子菜单中可查看测量值。"Overall"标签可查看分支结构的个数(与起点数目相同),"Detailed"标签可以显示分支级数、平均长度、平均直径、总长度、总体积,"Select"标签仅显示图像中已选择部分的数据(图6-21)。单击保存图标将数据保存为.xls和.csv格式的文件。

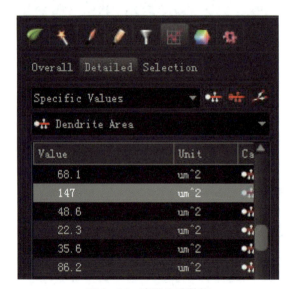

图6-21 查看统计数据

18)(手动)选择"Skip Automatic Creation"进入手动选择起始点模式,单击"Draw"。

19)在"Method"中选择"Autopath"。手动模式下也只需标记起止点,连线将会根据局部对比度自动计算。改变鼠标指针模式为"Select",在起点处同时按下"Shift"和鼠标右键选择起点,鼠标牵拉细丝至终点处,同时按下"Shift"和鼠标左键固定线段,描绘所需结构。

20)在"Surpass"树中勾掉"Volume"可以只显示细丝结构。选择"Line""Cylinder"或"Cone"可切换线段显示方式(图 6 - 22)。

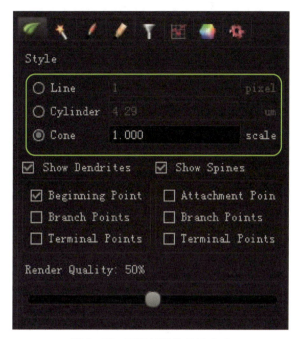

图 6 - 22 更改线段的显示方式

(4) Surfaces 分析

1)自动 Surfaces 分析。

A. 将"Surfaces"对象添加到"Surpass"树,双击默认的"Surfaces1"进行重命名。

B. "Surfaces"包含 3 个子菜单,首先从"Create"菜单开始。可单击"Skip automatic creation, edit manually"手动进行分析,或通过向导创建图像(图 6 - 23)。

C. 在"Algorithm Settings"下,可勾选"Segment only a Region of Interest"选择一个 ROI,并在下一步中选择 ROI。不勾选则将对整个图像进行分析。基于 ROI 创建的"Spots"完成后亦可应用于整个图像。

D. 单击"Next"继续,在"Source Channel"中选择颜色通道。

E. 选中"Smooth"可以将高斯滤波器应用于数据集。包含较多噪点的图像应当勾选"Smooth"。"Surface Detail"决定图像平滑度。此参数将自动确定,亦可手动输入。

F. 阈值有 2 种处理方法,为"Absolute Intensity"(像素值保持不变)及"Background Subtraction"(局部对比度)。勾选"Background Subtraction"可以降低背景带来的影响(图 6 - 24)。

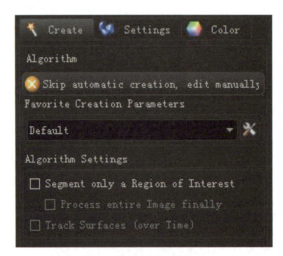

图6-23 创建surfaces

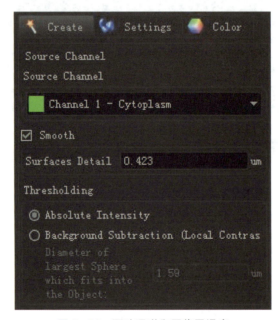

图6-24 更改通道和图像平滑度

G. 单击"Next"继续,使用"Create"子菜单可以调整阈值设置。默认应用自动阈值。可拖动边界手动调整阈值。单击绿色的"A"或"M"符号在自动和手动阈值之间切换。

H. "Split touching Objects（Region Growing）"可以将对象分割,视为多个对象。每个对象的种子点将放置于局部最大强度处（图6-25）。如果启用此选项,需要定义种子点直径,直径应当估计为适合物体的最小球体的直径。估计对象的XY平面直径,可在顶部菜单中选择"Slice"视图。"Measure"工具栏将会自动出现在右边,单击对象上的2个点以测量其长度,测量值显示在"Measure"工具栏的底部。

6　三维图像数据分析

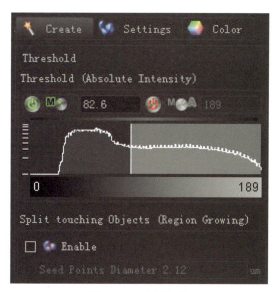

图 6-25　调整阈值

I. 在"Settings"子菜单中可更改"Surfaces"的颜色和显示方式,"Isosurface"或"Volume Rendering"是最常用的选项。在"Seed Points View"可更改种子点的放置方式。

J. 单击"Next"继续,在"Create"菜单中,将对种子点进行分类,可添加过滤器使其识别更多或更少的种子点。过滤器类型默认为"Quality",表示对象中心的强度。

K. 单击"Next"继续,"Classify Surfaces"用于进一步过滤对象,但比分类种子点的过滤选项更为详尽。过滤器包含大小、形状、强度和位置。

L. 单击"Finish"完成图像(图 6-26)。

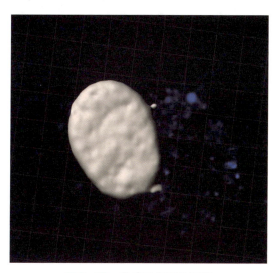

图 6-26　完成后得到的图像

M. 向导完成后,将在"Surpass"视图中可看到6个图标。单击"Wand"子菜单可返回编辑创建点时的参数设置界面,单击"Rebuild"将回到向导的开头。"Store Parameters for Batch"可将本次设置保存到"Arena"或"Favourite Creation Parameter",用于批量处理图像。

N. "Draw"子菜单用于半自动创建更多Surfaces对象。选择"Add"或"Delete"进行修改。"Draw"子菜单的功能在后文中详述。

O. 当光标处于"Select"模式时,光标将变为一个立方体,其大小可以用鼠标滚轮调整。

P. 可通过"Marching Cubes"或"Magic Wand"添加新表面。"Marching Cubes"针对具有粗糙复杂表面的物体进行了优化,图像将在光标框内生成。将光标移动到要分割的对象的中心,调整框的大小以包围对象。按住Shift键并单击鼠标左键将在该区域内开始生成"Surfaces"。"Magic Wand"技术针对体积较大的单个复杂对象。按住Shift键并单击鼠标左键从光标位置获取阈值。

Q. "Contour"选项卡用于手动绘制对三维对象进行分割。如果自动分割方法失败,可使用此方法。

R. "Edit"子菜单中可查看和编辑单个对象,所选中对象显示为黄色。

S. "Filter"子菜单可根据要求对对象进行筛选。使用"Add"增加过滤器。过滤了感兴趣的曲面后,可单击"Duplicate Selection to New Surfaces"在"Surpass"树中创建一个新的"Surfaces"。

T. "Statistics"子菜单中可查看测量值。"Overall"选项卡仅显示已标识的曲面数(图6-27)。"Detailed"选项卡可以显示每个对象的特定值或平均值。"Selected"选项卡仅显示所选中对象的数据。单击"保存"图标将数据保存为.xls和.csv格式的文件。

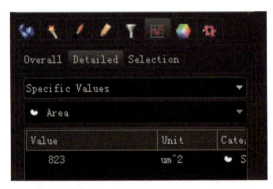

图6-27 查看统计数据

2) 手动Surfaces分析:当Surfaces向导无法识别对象时可使用此功能。它的工作原理是根据在每一层面手动绘制的图形,在不同平面生成Surface(图6-28)。

A. 创建一个新的Surfaces。

B. 选择"Draw"子菜单,然后选择"Contour"。

C. 在"Contour"菜单中选择"Board"。在这里可以更改切片方向为"XY""XZ"和"YZ"。默认选择"XY"。使用"Slice Position"滚动条更改正在查看的切片。"Visibility"选项用于显示或隐藏已有的线条。

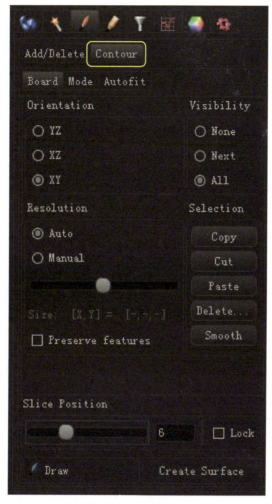

图 6-28 手动绘制

D. "Resolution"决定 Surfaces 的平滑度和复杂度,可自动或手动调节。

E. "Lock"复选框用于在绘制时防止切换平面。

F. 绘制时,光标应处于"Select"和"Active"模式下。

G. 选择"Mode"选项卡并选择"Drawing Mode"(图 6-29)。

a. "Click"——插入顶点。2 点之间用直线连接。

b. "Time"——即每隔特定时间放置 1 个顶点。

c. "Distance"——按指定距离间隔放置顶点。

d. "Circle"——绘制圆形轮廓线。

e. "Isoline"——通过在鼠标光标下跟踪均匀强度的点来创建等值线。此选项将自动创建轮廓线。

f. "Magic wand"——通过选择包含最大强度体素和用户定义的公差范围内的所有体素的最大连通区域来创建轮廓线。

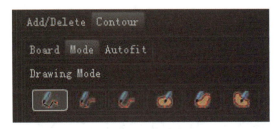

图 6-29　选择绘制方式

H. 选择颜色通道。

I. 选择所要绘制的平面。

J. 将"Draw"设置为"Active"模式。

K. 单击鼠标左键图像绘制轮廓线,双击左键完成(图 6-30)。

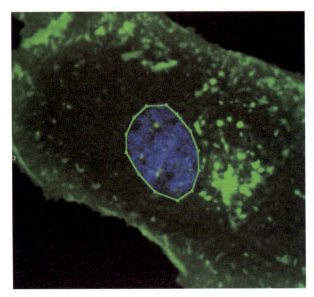

图 6-30　绘制轮廓线

L. 滚动条移动到下一个 Z 平面,然后重复此过程以定义对象。

M. 全部完成后,单击"Create Surface"从轮廓线得到曲面。相关统计信息显示于"Statistics"子菜单。

(5) 目标随时间变化的分析　如果拥有一个随时间发生变化的系列图像,可以使用 Imaris 软件对其进行性状、体积变化及运动路线进行分析。在进行分析之前,需要在"Surpass"中确定分析对象,即创建一个"Surpass-Filament/Spots/Surface"。下面以"Surface"为例进行介绍。

1) 创建"Surface"时,请在"Algorithm Settings"下勾选"Track Surfaces(over Time)"以创建运动轨迹(图 6-31)。

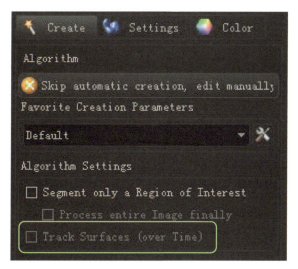

图 6-31 创建运动轨迹

2）创建完成后，可看到彩色线条所标示的运动轨迹。在"Tracks Style"（追踪类型）选项中可以切换运动轨迹的显示模式或隐藏轨迹。更改"Width"可改变显示的轨迹粗细。

3）在 Imaris 软件中，物体随时间的运动是通过一系列连续变化的图片建立起来的。窗口下方将显示时间轴（图 6-32）。拖动滑块或在右侧输入数字可以改变当前时间点，查看对象在该时刻的形态。

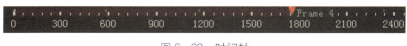

图 6-32 时间轴

4）"Statistics"子菜单中可查看测量值。除基本测量值外，"Detailed"选项卡可以显示运动轨迹的长度、运动速度、运动范围和运动时间等。

（6）**Imaris Coloc 分析**　Imaris Coloc 旨在为研究人员提供最强大的共定位分析工具，用于量化和记录多种染色生物标记的共分布。

其功能如下。
- 多重共定位。
- 实时获取统计数据。
- 在新的三维或四维颜色通道中展示数据。
- 扩大或缩小计算的直方图区域。
- 全时间序列分析的共定位。

Imaris Coloc 用于分离、可视化和量化共定位区域。细胞生理学家和显微镜学家使用共定位来确定关于细胞组分位置的成像数据。传统的共定位显示为 2 种颜色的融合，如红色和绿色通道的重合部分显示为黄色。这种共定位没有统计学意义上的数据支持，即使在

Z 轴上并不重合的区域,在 XY 平面也可显示为颜色融合。而 Imaris Coloc 可以为测量结果提供具有统计学差异的数据。

Imaris Coloc 可以自动选择阈值,排除操作误差。它将提供一系列统计参数,包括共定位体素的数量、数据集的百分比、共定位的 ROI 或通道。更重要的是,Imaris Coloc 提供了一系列完善的共定位系数,包括皮尔森相关系数(Pearson's Grrelation Coefficient)和曼德斯系数(Manders Coefficient),用于检验共定位是否具有统计学意义。Imaris Coloc 将生成一个仅包含共定位结果的体素的新通道,使 Imaris Coloc 模块能够与 Imaris 软件及其他模块的所有功能无缝衔接。

1) 选择共定位体素:可通过手动、半自动或全自动选择方法,处理图像中任意 2 个颜色通道之间的重叠。如果需要对 2 个以上通道的组合进行共定位分析,则首先分析前 2 个通道,然后使用结果再次处理。

A."Automatic Mode"——自动计算阈值。

B."Threshold Mode"——从每个通道的一维直方图或二维散点图中选择阈值。

C."Polygon Mode"——从二维散点图中选择任意形状的区域。

D."Contouring"——创建闭合轮廓线,直接从图像中选择每个通道的阈值。

2) 直方图显示选项:扩展或缩小计算共定位直方图的区域。

A."Single Slice Histograms"——单切片直方图。

B."Single Time Point Histograms"——单时间点直方图。

C."All Time Points"——所有时间点。

D."Masking"——遮罩,可以在整个分析中遮掩单个颜色通道。

E."Coloring"——着色。

F."Scaling"——缩放。

3) 实时展示:包括"Display"与"Statistics"及"Scatterplot"(散点图)。

4) 数字数据输出:Imaris Coloc 基于所选阈值,自动确定统计数据,包括皮尔森相关系数、曼德斯系数、共定位体素和共定位百分比、外部输出(将统计值输出为.xls 和.csv 格式的文件)。

5) 图形输出:Imaris Coloc 将构建一个新的二维、三维或四维通道用于显示共定位结果。

A."Visualization"——可视化,与其他原始数据一起显示共定位结果。

B."Analysis"——分析,可使用任何其他 Imaris 模块进一步分析共定位结果,例如测量和追踪。

C."Output Choice"——输出选项,可以选择输出通道的强度作为常数值或选择基于源通道的计算值。

6) 时间依赖的共定位:"Time Dependent Co-Localization Channel"——构建时间相关的共定位通道,监控对象在时间序列中的共定位变化。每个时间点都会发生自动阈值计算,在强度和相关性之间的关系随时间变化时,也可正确应用自动阈值。

(7) XTension 扩展包　Imaris Open 促进了显微镜专家,生命科学家和计算机科学家之间的合作。Imaris Open 提供 2 个空间:论坛和文件交换。Imaris Open 拥有以下 4 项功能：①下载已有的扩展包；②申请新的扩展包；③上传新的扩展包；④讨论与 Imaris 相关的任何话题。

Imaris Open 及其所有内容均可免费使用。下面介绍几个常用扩展包。

1) 神经科学扩展包——"Morphology and intensity analysis"。扩展包包括：Classify Spines，Duplicate Spots to all time points，Filament Analysis，Surface-Surface Coloc，Surface Contact Area 和 Convex Hull。

其功能如下。

A．通过三维形态统计分类树突棘。

B．沿 Filament 对象和预定义的点测量树突和树突棘节段的强度，即树突分支、树突棘附着点。

C．树突延伸的跨区域测量。

D．2 个三维渲染结构重叠区域的可视化和量化，例如轴突髓鞘化。

E．自动 bouton 探测器。

F．神经元末端的量化。

2) 神经科学扩展包——pre/post synaptic "Relative object distance analysis"。扩展包包括：Spots close to filaments，Spots close to surfaces，Distance transform，Spots to Spots closest distance，Colocalize spots 和 Triple spots colocalization。

其功能如下。

A．量化突触前或突触后受体相对于神经元树突、细胞体或其他结构物的位置关系。

B．量化多个突触前或突触后标记物的共定位，由二维或三维小球体表示。

C．测量单个神经元群或其他受体或突触的最小相邻距离。

3) 生物膜分析扩展包——Biofilm analysis。

其功能如下。

A．生物膜体积的三维重建，亦可用于任意其他 Surface 或细胞。

B．平均厚度（Z 轴垂直）。

C．局部厚度（二维或三维厚度热图）。

D．最大厚度（每个对象）。

E．粗糙度（方差）。

F．随时间推移的测量。

4) 细胞生物学扩展包——"Intra/extracellular relationships"：Spots Close to Surfaces，Distance transform，Spots to Spots closest distance，Colocalize Spots，Triple Spots Colocalization，Surface-Surface Coloc，Surface Contact Area，XT Counting Foci 和 Vesicle Outside Cell。

其功能如下。

A．量化内涵体、囊泡、膜受体相对于线粒体、细胞体、细胞核或其他结构物体的位置关系。

B．量化多个囊泡标记的基于对象的共定位。

C．2 个三维结构之间的重叠区域和相关区域的可视化和量化。

E．测量单个细胞群或其他细胞结构或囊泡的最小相邻距离。

F．细胞成分或蛋白质的分布(对核蛋白相对于膜的分布变化进行定量)。

G．焦点 Surface 和细胞(或细胞核)Surface 之间的二维关联。

5) 多学科对象共定位扩展包——Colocalize Spots，Triple Spots Colocalization，Surface-Surface Coloc 和 Surface Contact Area。

其功能如下。

A．在二维或三维空间(时间)中共定位 2 或 3 种不同类型的点状物体。如果对象之间的距离小于用户定义的阈值，则标记为共定位。

B．可视化和量化 2 个三维体积之间的重叠区域。

C．2 个三维体积之间的相关区域的可视化和量化。

6) 高级物体运动分析扩展包——Mean Square Displacement，Translate tracks，Plot all tracks with a common origin，Track Angles，Plot Angles of Selected Tracks，Auto Segment Channel。

其功能如下。

A．通过均方位移(mean square displacement，MSD)分析以确定颗粒随时间的运动模式。评估粒子运动方式是自由扩散还是主动运输，是否做一定范围内的运动，运动是否受限。

B．同时估算扩散系数等运动参数。

C．绘制二维或三维的运动轨迹。

D．测量两轨道之间的角度。

E．测量物体相对于参考物的运动。

7) 图像处理扩展包——YacuDecu，Histogram Equalize Layers 和 Normalize Time Points。

其功能如下。

A．在 NVIDIA 显卡上加速共聚焦显微镜图像的三维去卷积。

B．提高所有图层的图像对比度。

C．将数据集中所有时间点的图像亮度调整一致。

6.1.6 Imaris 图像导出

(1) 屏幕快照

1) 单击"Snapshot"图标，得到预览图。

2) 从下拉列表中选择快照应所需的像素大小。"Dataset"选项将生成与原始图像大小相同的快照。

3) 调整分辨率。设置为 100 dpi 的 512×512 图像在打印页面上的尺寸为 5.12×5.12 英寸[1 英寸(in)=25.4 mm]。

4) 选择保存位置，单击"Do Snapshot"获取图像。

（2）制作视频

1）选择"Animation"图标，在图像下方打开"Key Frame"窗口。Animation下，图像始终显示为三维模式。

2）关键帧相当于一卷胶卷上的单帧，通过组合多个关键帧来创建电影。从这里显示的下拉列表中可以选择一些默认动画选项，例如"360°Horizonal"（360°水平）（图6-33）。

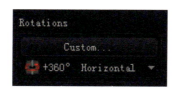

图6-33 选择默认的动画模式

3）关键帧显示为较粗的青色垂直线。要加快帧之间的速度，单击并拖动将关键帧拖近。要延长或缩短整个影片序列，可调整"Number of Frames"选项（图6-34）。

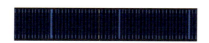

图6-34 关键帧

4）要创建自定义动画序列，首先将图像定位在第1帧画面所需的位置，然后按"Add"按钮摄取第1个视图。将图像移动到下一个位置或放大、缩小，单击"Add"添加下一个场景。关键帧之间所需的时间默认是相同的，但可以拖动关键帧位置改变（图6-35）。

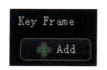

图6-35 添加场景

5）选择"Play"按钮可查看视频预览。按"Record"按钮创建电影文件。标准电影格式为AVI或QuickTime(Mac)。增加压缩水平会缩小文件大小，但图像质量也会相应降低。

6.2 Amira软件的主要应用

Amira软件是一个三维数据可视化、分析和建模系统，是一个功能强大、用途广泛的软件平台，用于可视化、操纵和理解各种来源和模式的生命科学和生物医学数据，并在生命科学的所有可视化和模拟领域提供强大的可视化和分析功能。它可以完成三维数据的快速探索、分析、比较和量化。具有多用途（可视化、分析和展示）、灵活、高效、易于使用、可处理大量数据、可扩展、提供直接的客户支持和创新等优点,为三维图像的灵活处理提供了一个强大的平台。

6.2.1 软件的启动和运行

（1）**点击软件图标** 如果是首次启动,需要选择有效许可证。单击"Activate Product",再单击"Use online local activation"（图 6-36）。

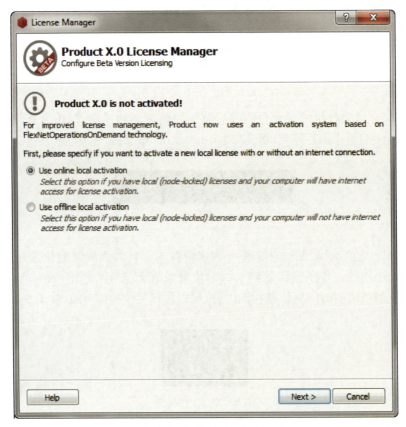

图 6-36 Amira 软件启动界面

（2）**软件页面** Amira 运行窗口（图 6-37）,当切换到"Project Workroom"时,会出现一个如图 6-38 所示窗口,用户界面被划分为 3 个主要区域。"Project View"包含表示数据对象和模块的小图标;"Properties"区域显示界面元素与 Amira 对象关联;"3D Viewer"窗口显示可视化结果。

（3）**打开数据**

1）加载数据如下。

A. 从菜单选择"Open Data"。默认情况下,对话框显示环境变量 Amira Datadir 中定义的目录的内容。如果没有此类变量,则显示 Amira 的示范数据目录的内容。Amira 能够

6 三维图像数据分析

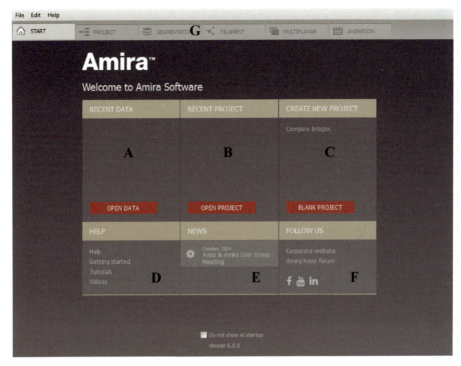

图 6-37　Amira 软件用户界面 1
A. 最近的数据；B. 最近的项目；C. 创建新项目；D. 帮助；E. 相关新闻；F. 跟随"我们"（含社区链接）；G. 工具栏

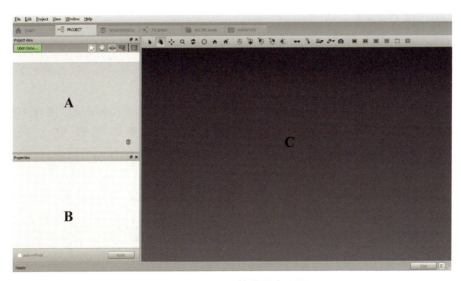

图 6-38　Amira 软件用户界面 2
　　A. 项目视图，包含代表数据对主界面和模块的小图标；B. 属性区域，显示与 Amira 对主界面关联的界面元素；C. 三维查看器窗口，显示可视化结果

通过分析文件头或文件名后缀自动确定多种文件格式。

B. 切换到目录数据"Data/Tutorials",选择"Chocolate-bar. am"格式并点击确认。这样,二维图像的数据集就被加载,在项目视图中显示为绿色图标。

C. 用鼠标左键单击绿色数据图标。这样,数据信息就会显示在"Properties"区域中。

三维数据通常使用二维图像格式逐片存储,打开数据时同时选择多个图像,将自动合并成一个三维数据集。

从多个二维切片中读取三维图像数据步骤如下:①打开文件"File/Open Data";②浏览到"$AMIRA ROOT/data/teddybear/"目录;③选择第 1 个选项"teddybear000.jpg";④按住 Shift 键并同时点击最后一张图片,将其打开。

2) 大数据的处理:有时图像数据太大,不适合计算机主内存。Amira 软件提供了一个特殊的模块,将大部分数据留在磁盘上,只检索用户指定的子卷用于可视化。

(4) **编辑**　单击编辑器图标可以调用编辑器,再次单击可以关闭。

(5) **可视化数据**

1) 右键单击绿色图标,选择"Bounding Box"。释放鼠标后可创建一个新的边界框模块,并自动连接到数据对象,同时边界框模块生成的图形在三维查看器中显示。

2) 从"Chocolate-Bar"数据集中选择"Ortho Slice"。通过二维图像在查看器中显示。切片数和取向是正交模的参数。选择模块可以更改这些参数。正交切片图片为橙色,表明该模块可以用于裁剪。

3) 选择"Ortho Slice"模块。可以在属性区域中看到按行排序的各种按钮和滑块,每一行为一个端口,允许用户调整特定的控制参数。

4) 使用"Slice Number"端口可以选择不同切片得到可视化数据(图 6-39)。

6.2.2　图像处理

(1) **图片对齐**　"Align slices"可以帮助完成图片的对齐。

(2) **图像滤波器**　通过图像滤波器可以控制图片的对比度、平滑度并进行降噪及特征增强等处理。

(3) **图像分割**　分割意味着为图像体素分配标签,以识别和分离 3D 图像中的物体。Amira 软件提供了大量的分割工具,从纯手工到全自动不等:画笔、套索、魔杖、阈值化、智能剪刀、轮廓拟合、轮廓内插和外推、包装、平滑和去噪滤波器,还有用于腐蚀、扩张、开闭操作的形态滤波器等。

(4) **图像的量化和分析**　Amira 软件提供了探测图像数据、提取轮廓、提取值或相关直方图的工具。可以从分割后的图像中提取区域、体积、强度统计等信息。Amira XImagePAQ Extension 提供了一套广泛的图像量化和分析工具。

1) 体积和统计计量如下。

A. 在主菜单选择"Segmentation/Material Statistics……"出现一个对话框。

6 三维图像数据分析

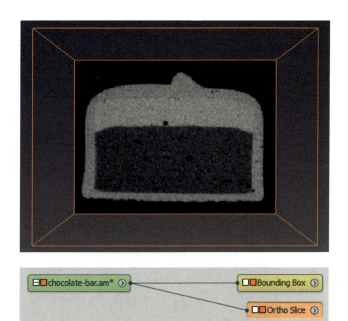

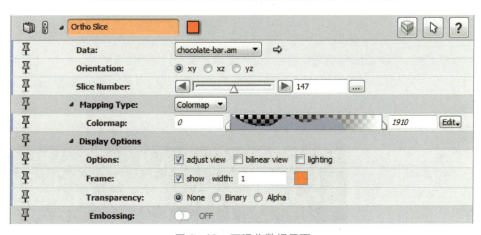

图 6-39 可视化数据界面

可视化结果显示在三维查看器窗口中，模块中的参数或端口显示在选择模块后的属性区域

  B．激活项目视图。单击工作间上的"Project"。
  C．右击标签图像图标并选择"Measure and Analyze/Material Statistics……"
  D．单击应用，在项目视图创建一个新的对象"lobus. MaterialStatistics"。
  E．选择这个对象并且单击"Show"。
  除了基本的数据测量之外，在菜单中"Amira XImagePAQ Extension"包含更加全面的分段测量模式，可以进行更加精确高级的图像测量、定量分析以及进行细胞分析。
  2）树突状树的自动提取方法如下。
  A．将窗口等级设置为 137　137。
  B．单击窗口等级滑块旁"3D Volume Rendering"，三维视图显示了神经元主要分支的阴影体绘制。

C. 在工具箱中选择"Trace",然后单击"Auto Skeleton Frame",几秒后,二维查看器中将有绿线和蓝点;三维查看器中,显示灰度球及追踪预览。

D. 调节 α 滑块,即可看到生成的图像(图 6-40)。

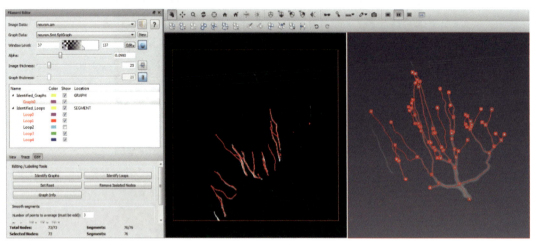

图 6-40　用自动骨架工具获得的空间图形对象

3) 线状追踪:可以使用创新跟踪算法,在灰度值基础上直接跟踪长线。用户设置起始点和终止点,该工具以用户定义的数据窗口找到连接两者的最短线(以神经追踪为例)(图 6-41)。

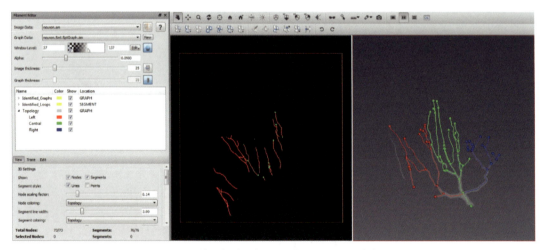

图 6-41　利用自动骨架和跟踪工具得到的空间图形

A. 单击图形数据窗口的"New",创建一个新的空间数据对象"Spatial Graph"。

B. 单击二维查看器。使用"e Browse Slices"工具或鼠标轮,切分体积直到神经元根部。

C．将图片厚度滑块设置为 10 以获得更好的可视化效果。

D．单击工具栏中的"Trace Filament"来激活交互式跟踪器，并确保选中了"Thick Structures"选项。

E．单击树根的灰色值开始跟踪。

F．向前切分并设置点，直到到达第 1 个分岔点，单击。

G．关闭"Interactive Tracer"。

4）神经网络追踪

A．右击"Label Editor"（标签编辑器）并选择"Add Graph Label Group"或"Empty Label Group"。

B．右击创建标签并命名为"Topology"。

C．右击"Topology"并选择添加标签，重复添加 3 个标签。

D．选择并右击每个标签，重命名为"Central，Right，Left"。

E．选择"Draw A Line to Select Nodes，Edges and Points"，并选择—拉索右边的分支。可以使用"Draw A Line to Select Nodes，Edges and Points"工具结合 Alt 键同时右击取消选择—拉索，或者使用 Ctrl 键添加元素。

F．右击标签，然后选择"Assign Selection"。

G．重复上述 2 步标记中央和左侧分支。

H．使用"Node Scaling Factor"滑块来缩放节点。

I．在"Node Coloring"中选择"Topology"来根据标签对节点进行着色。

J．重复步骤 I。

K．单击右标签的颜色按钮并选择新颜色。

这样将得到一个神经网络视图。此外，还可以用分段编辑器提取网络结构。

5）骨架化：Amira 软件包含一个"Auto Skeleton"模块可以从图像数据中提取丝状结构的中心线。它首先计算分割图像的距离图（骨架距离图），然后执行标签图像的细化，从而最终形成一串连接的体素（图 6-41）。

A．使用自动骨架化模块：①使用"Crtl＋N"开始一个新的空项目。②打开和加载文件数据。③删除所有附加在数据上的默认显示模块，然后附加一个边界盒模块。④在模块查找器中选择"Image Processing→Skeletonization→Auto Skeleton"来附加"Auto Skeleton"模块。⑤将"Preview of Auto Skeleton"设置为"On"，在主查看器中获得三维体绘制。⑥调整端口的阈值，使得血管描绘清晰可见。比较合适的临界值是 75，保留其他端口的默认设置。⑦单击应用开始。

此模块可以自动将体素骨架转换为空间图像，由节点和段组成，其中节点是分支点和端点，段是连接节点的曲线。

B．显示和导出骨架化的结果：①选择"Spatial Graph View"模块。②将节点端口设置为"Off"。③不勾选"Segment Style"端口中的"Lines"选项，而勾选"Tubes"。④把"Tube Scale"端口从"Constant"变为"Thickness"。⑤将"Tube Scale Factor"端口变为 1.4。⑥把"Segment Coloring"端口从"Constant"变为"Thickness"。⑦在端口"Segment Colormap"中，使用编辑选择调整范围（图 6-42）。

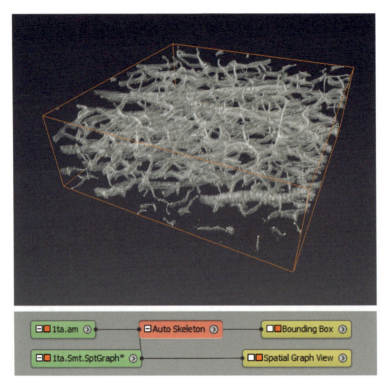

图6-42 自动骨架化结果和相关项目视图

C. 空间图形的编辑和导出:除了将空间图保存为"AmiraMesh File(*.am)"和"AmiraMesh ASCII(*.am)"之外,还可以将包括连接性和厚度信息在内的数据导出为各种第三方格式。之后可以进行数据的统计和分析(图6-43)。

除此之外,还可以一步一步进行骨架化,允许不同距离图的设置,或控制较薄模块对生成分支点的敏感性,详细操作可参见 Amira 用户指导手册。

6.2.3 图像配准与融合

(1) 图像配准 图像处理时往往需要将不同成像方式的图像进行配准。比如,CT 中的明亮区域与 MRI 中的所指并不相同。在配准时,通常将一个数据集作为引用而对另一个数据集进行转化,直至两者匹配。在 Amira 软件中,"Register Images"模块提供了精确的配准功能,确定了与平移、旋转、各向异性缩放和剪切有关的最佳转换。而图像融合功能又可以同时可视化2个配准的图像数据集。

1) 用转换编辑器进行基本手动配准:如图 6-44 所示,以配准患者骨盆区域的 CT 和 MRT 数据集为例。①将2个数据集导入软件。②将"Ortho Slice"模块连接到每个数据集。③在连接到 MRT 数据的正交切片模块的方向端口选择"Coronal"或"XZ"。④为三维查看器选择一个相机位置,在该位置可以看到 CT 数据的轴向切片和 MRT 数据的冠状切片。⑤在连接到 CT 数据的正交切片模块的切片号端口选择"切片31"。⑥选择 MRT 数据集的绿色图标,通过按属性区域中的"Transform Editor"按钮来调用转换编辑器,对图像进行平

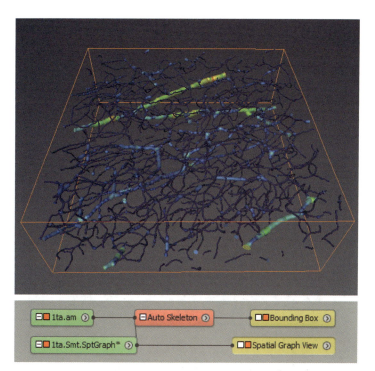

图 6-43 空间图形视图结果和相关项目视图的可视化

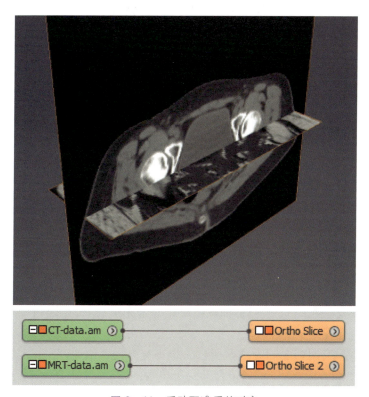

图 6-44 手动配准后的对齐

移、旋转和缩放。⑦单击对话框按钮,将弹出一个对话框窗口。⑧在对话框窗口"Translation"端口的第3个文本字段中输入"-2",这意味着在 Z 方向的-2 cm 平移。⑨在对话框"Rotation"端口第1个文本字段中输入"5",意味着旋转5°,旋转轴在下一个端口进行定义。⑩单击对话框窗口的关闭按钮,通过再次单击"Transform Editor"按钮,离开转换编辑器。

2) 自动配准:①通过在"MRT-data. am"图标上方的菜单中选择"Geometric Transform/Register Images"将"Registration"模块连接到 MRT 数据集。②用鼠标右键单击模块图标左侧的白色方块,将模块"Registration"的第2个输入端口"Reference"连接到 CT 数据集。③选择切换"Extended Options",配准模块的更多端口将变得可见。④在"Histogram Range Reference"范围端口的2个文本字段处设置"-200"和"200"。⑤单击"Apply"按钮启动自动配准(图 6-45)。

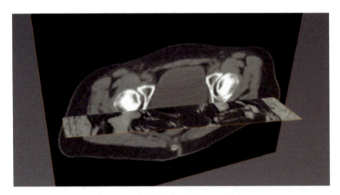

图 6-45 自动配准后的对齐

启动配准前,若选择忽略最低分辨率则会降低精度而省下大量计算时间,可以根据数据具体情况进行选择。在此过程中,也可以随时单击停止按钮中断自动配准。

(2) **图像融合** 图像融合的任务是同时可视化2个数据集。为此,Amira 为所有类型的切片模块(正交切片和斜切片)提供了洗色模块。使用洗色模块,可以将一个数据集的图像覆盖在另一个数据集的图像上,同时考虑到它们在空间中的方向。①将"Ortho Slice"模块移动连接到 MRT 数据集。②选择 MRT 数据集的绿色图标。③从连接到 CT 数据集的"Ortho Slice"模块图标上方的弹出菜单中选择"Colorwash"模块。④选择"Colorwash"模块的黄色按钮。⑤在"Colormap"端口选择"Physics. icol"。⑥将颜色映射范围的上限设置为"70"。⑦选择"Ortho Slice"模块的按钮,检查轴向切片(切片号介于 15~45 之间)。

此时,将看到骨性组织完整对齐,而软组织轮廓未完全对齐,是因为2次扫描之间一些软组织变形。

在图像融合中,有时需要同时观察所有3个正交方向。因此,"Standard View"模块可用于图像融合。"Standard View"模块打开一个单独的窗口,其中有4个查看器,其中3个为显示图像数据的3个正交切片,第4个是三维查看器。①将"Standard View"模块连接到

CT 数据集。②用鼠标右键单击模块图标左侧的白色方块,将"Standard View"模块的第 2 个输入端口"Overlay Data"连接到 MRT 数据集。③分别在端口"Slice x""Slice y"和"Slice z"选择编号"179""149"和"31"的切片。3 个正交切片将显示髋关节。④单击缩放端口上的按钮 2 次,增加缩放系数。⑤在"Overlay Mode"端口选择"Checkerboard"(图 6 - 46)。⑥通过在"Pattern Size"端口移动滑块来更改棋盘格的大小,可以再次检查 CT 和 MRT 数据集的对齐情况。

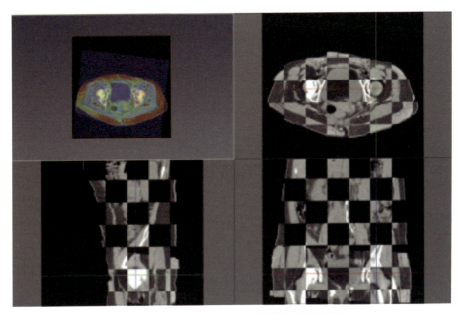

图 6 - 46　"Checkerboard"模块的标准视图

6.2.4　视频制作

(1) **创建摄像机路径制作视频**　已经创建好数据可视化后,可以创建一个适当的摄像机路径,沿着这条路径记录一个三维视频。

1) 将视频子目录"Tutorial"中的"Chocolate-bar. am"数据加载到该子目录中。选择"410"的等表面阈值,然后单击应用按钮。

2) 使用相机轨道模块。从菜单"Project/Create Object……"中选择"Animations and Scripts/Camera Orbit"并单击播放按钮,然后创建模块。当时间模块播放时,可以看到场景在旋转。

3) 将视频制作模块附加到具有时间滑块端口的模块上,就可以将动画场景记录到视频文件中。

(2) **根据动画演示制作视频**　只需要单击动画导演面板"Animation Director"的"Movie Creation"按钮即可。

文中仅简要列举了部分重要功能的使用方法,更多使用方法可参考 Amira 软件的用户使用手册。将 2 种三维数据处理软件相比,如果把 Imaris 软件看做是一个完成的剪刀,那么 Amira 软件更像是螺母和铁片。Imaris 的使用方便快捷,其简单友好的操作界面可以供快速学习处理标本数据;而 Amira 强大又灵活,除了很多基础应用外,还有很多扩展程序可以用来处理数据,甚至可以用开发包来编程,以创建新的自定义模块。在处理三维数据时,可以根据个人喜好和需要来选择这 2 款不同的软件。

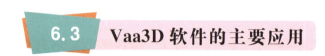

6.3 Vaa3D 软件的主要应用

6.3.1 用户界面

Vaa3D 软件的用户界面设计非常简单和直观,启动 Vaa3D 时只显示以下 2 个按钮(但仍有主窗口菜单)(图 6-47)。

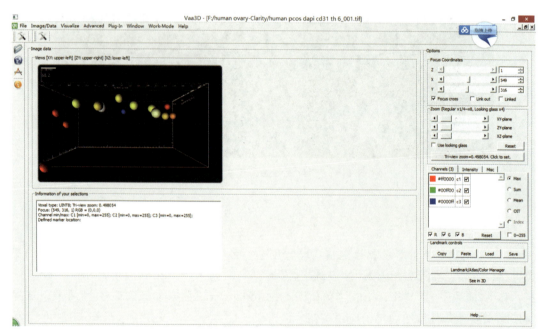

图 6-47 Vaa3D 软件的用户界面

(1) **文件打开** 可以使用此按钮打开文件。但在大多数情况下也可以通过拖放到主窗口或三维查看器,或单击相应的菜单按钮来打开它们。

(2) **帮助** 单击主窗口左侧的黄色按钮"i"(指信息)以获取短键、鼠标使用方法等的文档列表。

6.3.2 Vaa3D 软件的主要功能

与前 2 款软件类似,Vaa3D 具备基本的三维实时交互可视化功能,主要如下(图 6-48)。

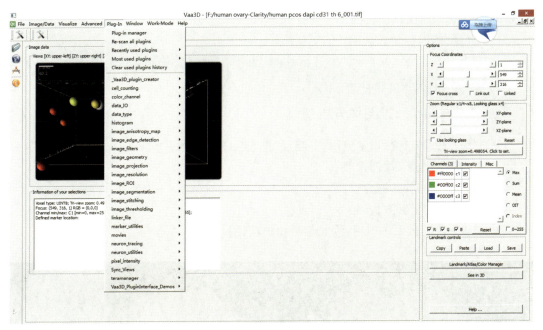

图 6-48　Vaa3D 用户界面的主要功能

1）强度投影，包括最大强度投影（maximal intensity projection，MIP）和最小强度投影（minimal intensity projection，mIP）。

2）阿尔法混合。

3）横截面图。

4）表面渲染。

5）三维立体裁剪。

6）表面三维切割。

7）正面切割（任意切割面）。

8）物体的颜色映射和表面物体的重新着色。

9）任何图像的全局和局部 3D 查看器（分层渲染）。

10）动态局部三维查看器生成。

11）三维定位。单击鼠标，根据自动确定的三维位置（包括深度等）和颜色通道定义三维图像中的任何三维位置。

12）三维曲线。

13）动画和电影制作。

14）实时四维（多色通道）混合。

15）在三视图中轻松地对多个图像进行共同定位和比较。

16）三维神经元追踪。

17）切换体积数据和曲面对象的相对三维深度（层）关系。

18）表面物体的透明度。

19）曲面对象网格定位。

20) 直接在三维空间中标注图像内容或表面对象。

21) 三维图像内容和表面物体的定量测量。

22) 内置"Landmarker Manager""Surface Object Manager"和"Atlas Viewer",用于管理大型异构数据数据库。

6.3.3 Vaa3D 三维图像分析功能

1) 直接在三维中进行定量测量[三维点(位置)、三维线或三维曲线]。

2) 三维标注、地标、数据管理。

3) 多图像三维同调、混合。

4) 插件接口和示例源代码。

5) Vaa3D 神经元 2.0:3D 神经元绘制和跟踪(图 6-49)。

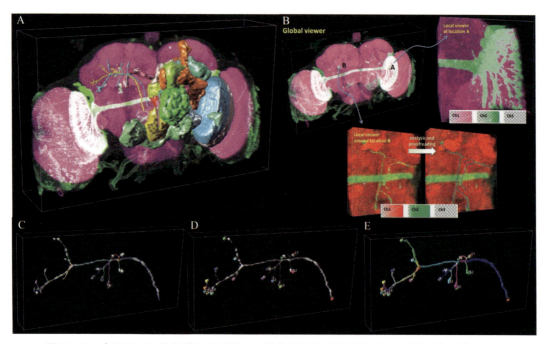

图 6-49 应用 Vaa3D 软件进行的神经元三维终端定位、最短路径和图形增强变形模型示例

6) Vaa3D 神经元 1.0:3D 神经元追踪、编辑、转换和比较。

7) 3D 单元分割。

8) 3D 变形和仿射配准。

9) 3D 神经元结构比较。

10) 100 多个 Vaa3D 图像分析插件的扩展应用。

(徐筱青　史洁梅)

参考文献

1. https://assets.thermofisher.com/TFS-Assets/MSD/Product-Guides/user-guide-amira-software.pdf
2. http://home.penglab.com/proj/vaa3d/home/index.html
3. https://imaris.oxinst.com/downloads

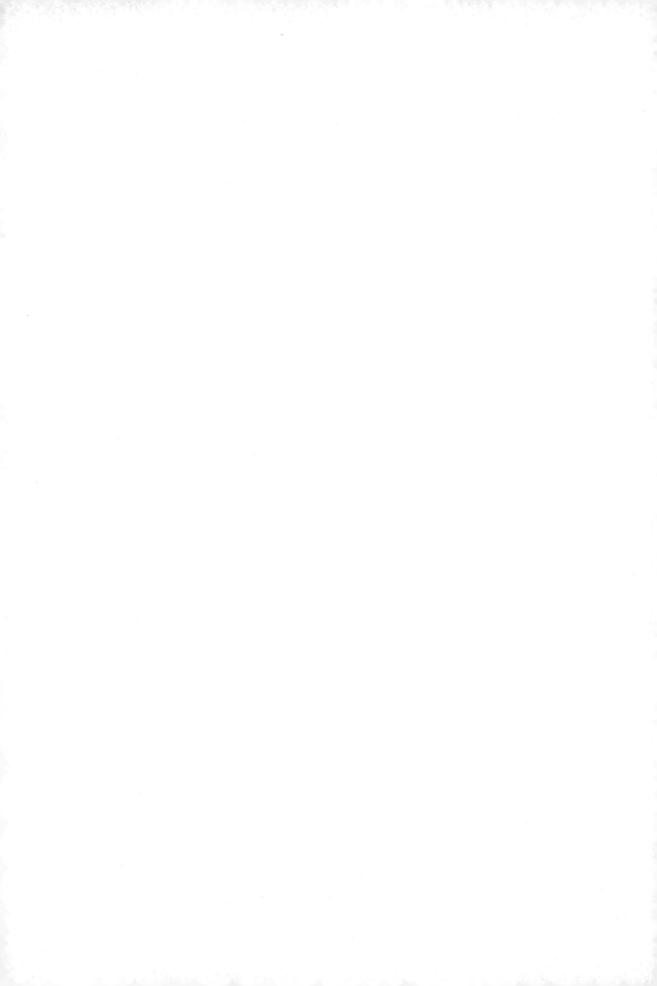

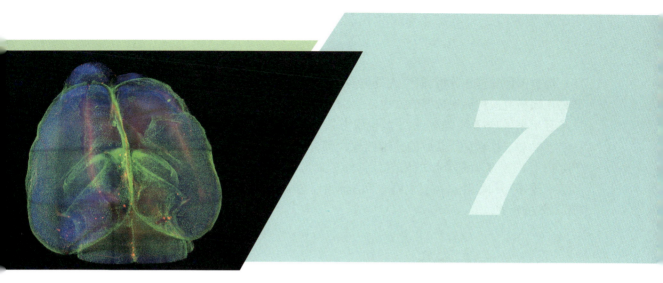

三维图片和影片的可视化制作及加工

没有想象力的灵魂，就像没有望远镜的天文台。

——爱因斯坦

医学组织透明化三维成像

经过图像处理和分析，研究人员仍多用二维科技图表来呈现或展示科学数据。相比传统的用表格或文档展现数据的方式，三维图像通过可视化能将数据以更加直观和易懂的方式展现出来，使数据更加客观、更具说服力。

实验和三维软件所获取的三维图像大部分仍是以二维图片形式发表在纸质或电子期刊杂志上，三维影片通常以"补充材料"的形式出现。最近，有一些杂志可以以短片的形式发表三维图片和影片。在会议报告和交流中，三维图片和影片也是传递科学结果的最直观、高效的形式。

7.1 三维图片和影片的可视化制作

7.1.1 三维图片的制作

在前述多种三维图像处理软件中，都有在任意位置、任何角度、任何体积情况下的截图功能，要善于利用视觉艺术，将组织的三维立体感表现出来；或根据研究需要，把目的蛋白或DNA、RNA的空间感展示出来。

（1）**在三维截图上添加坐标轴** 三维坐标可提供读者较准确的位置信息，帮助增强立体感（图7-1）。因此，在一些图片的合适位置上，可添加三维坐标，显示为三维图像（图7-2）。

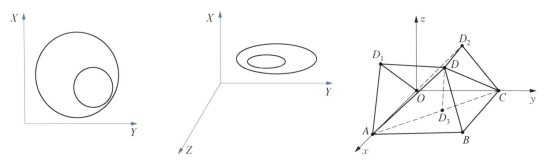

图7-1 二维和三维图片视觉效果上的差异　　图7-2 利用坐标轴呈现三维效果

（2）**利用软件自带的框架背景** 打开和调整三维软件中自带的框架和背景功能，能帮助呈现三维效果（图7-3）。

（3）**借助重构图** 可借助三维重构图显示原二维图像的三维空间位置（图7-4）。

（4）**应用三维动图** 图形交换格式GIF是由美国计算机科学家Steve Wilhite于1987年领导的在线服务提供商CompuServe的一个团队开发的位图图像格式，在许多应用

7 三维图片和影片的可视化制作及加工

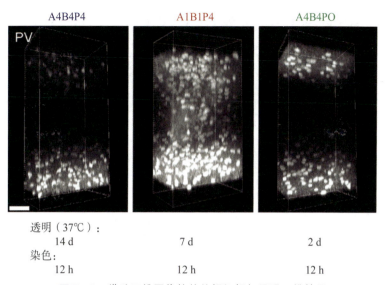

图 7-3　借助三维图像软件的组织框架呈现三维效果

不同成分配比组织水凝胶染色效果比较，A1B1P4 可显著提高抗体的穿透率。将完整 1 mm 脑片在 Parvalbumin 抗体溶液中染色孵育 12 h，并对抗体标记效果进行三维可视化。图像比例尺为 100 μm。引自 Hsueh B，Burns V M，Pauerstein P，et al. Pathways to clinical CLARITY：Volumetric analysis of irregular, soft, and heterogeneous tissues in development and disease[J]. Sci Rep, 2017, 7(5899)：1-16.

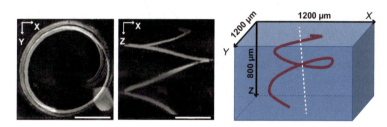

图 7-4　借助右边的三维重构图，显示原组织的空间位置

颞骨内螺旋器的三维结构成像。俯视（左，Y-Z 轴面）、侧视（中，X-Z 轴面）和位于耳蜗膜蜗管基底膜上的螺旋器（右，其轴平行于耳蜗轴）示意图。螺旋器大小用 X、Y 和 Z 坐标表示，图像比例尺为 500 mm。引自 Urata S，Iida T，Yamamoto M，et al. Cellular cartography of the organ of Corti based on optical tissue clearing and machine learning[J]. Elife, 2019, 8：e40946.

程序和操作系统之间具有广泛的支持和可移植性。虽然 GIF 并没有被设计成动画媒介，但它在一个文件中存储多个彩色图像的能力，可以作为存储动画序列的帧。为了便于显示动画，它允许文件中的图像（帧）以延时方式绘制，从而形成视频剪辑。目前，有 ScreenToGif、GifCam、GIF Brewery、Microsoft GIF Animator、GIPHY Capture 和 Image GIF 等可以制作三维动图，生动地显示实验结果。

7.1.2 三维影片的制作

三维图像分析软件都自带影片制作功能，可以完成三维图像的旋转、平移、放大和缩小。还可以按图 7-5 所示步骤，按照选定路径，完成对组织内部的深入拍摄或沿某一血管或神经等走行跟踪拍摄。

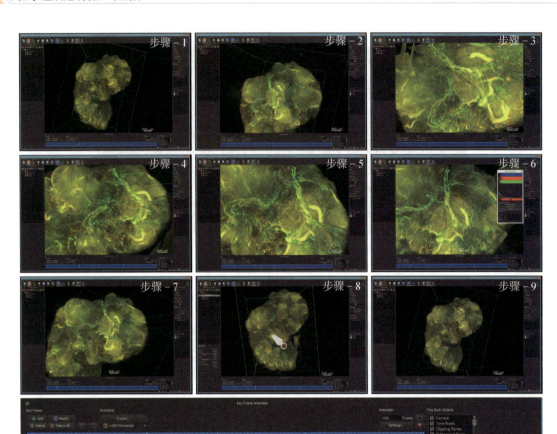

图 7-5 应用 Imaris 软件进行组织内部的深入拍摄

添加关键帧,步骤1~9依次代表整体视角、局部放大、切换视角(正面)、切换视角(侧面)、切换视角(水平面)、切换视角(目标区域)、返回主视角、添加层切工具和生成影片

影片制作后,可更改动画序列,使三维影片更有连续性和故事性。影片预览和完成前,勾选"Smooth Line"选项,使图像旋转、移动更加平稳。影片也可选择不同清晰度,保存为多种格式(图7-6)。

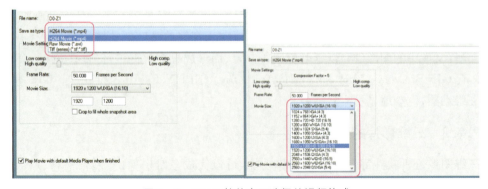

图 7-6 Imaris 软件中可选择的视频格式

7.2 三维图片和影片的可视化加工

图片和影片在发表前,还需要进一步加工优化,符合杂志的发表要求。通常,所有原始图片需用 Tiff 格式保存、制作,分辨率不低于 300 dpi。不同时间截取的三维图像,注意按要求添加标尺或统一标尺。影片不论作为论文的补充材料,还是杂志视频,都对影片的格式、大小、清晰度有一定要求,通常 AVI、MP4、WAV 格式兼容性强,影片大小在 100 MB 以内,多为 720 p 或 1 080 p 高清模式。

影片具有科学性,也极具艺术性,因此,也可在拍摄和剪辑手法上进一步加工,主要体现在以下几个方面。

7.2.1 多个视频场景融合

将三维图像制作的动画按一定顺序凸显景深、立体结构和组织细节。在场景的变化中,突出要显示的位置或关系,让观众或读者能直观地理解。

7.2.2 组织原貌和三维重构影片交替出现

三维图像软件既可以显示原始立体组织,也可以显示重构后的组织内部的关系。在图片或影片的展示过程中,可以将组织原貌和三维重构的图像交替出现,既说明重构图像的真实性,也能进一步重点和清晰地突出要传递的信息。

7.2.3 优化三维背景

三维图像的背景可以在图片和影片中设置变化,增加对比度和饱和度,突出前景组织。

7.2.4 辅加音效或音乐

三维影片还可以添加音效和音乐片段,以集中观众的注意力,增强影片的艺术性。注意,音效和音乐有版权保护,应合理应用。

7.2.5 辅加字幕

三维影片还可以在适当的时间和位置添加标示和字幕,以突出重点。

7.3 常用影片剪辑软件

7.3.1 Mac 系统常用剪辑软件

(1) **Final Cut Pro 软件**　Final Cut Pro 是苹果公司开发的一款专业视频非线性编辑软件,具有精确的编辑工具,可实时编辑所有影音格式,包括创新型的 ProRes 格式。借助 Apple ProRes 系列的新增功能,可以更快速、更高品质地编辑各种影片。

Final Cut Pro 中有许多项目都可以通过具体的参数来设定,可达到非常精细的调整,支持 DV 标准和所有的 QuickTime 格式,可充分利用之前制作的各种格式的视频文件及 Flash 动画文件。新增的 10 多种强化功能,包括原生支持 AVC-Intra 格式、改进了 Alpha 过渡效果创建过程、增强的标记、较大的时间码窗口等,不需加装 PCI 卡即可实时预览过渡与视频特技编辑、合成。

Final Cut Pro 拥有标准的项目窗口、大小及可变的双监视器窗口,时间线简洁,容易浏览,剪辑首尾相连放置,切换(如淡入、淡出、划变)通过在编辑点上双击指定,并使用控制句柄来控制效果的长度及入出形式。新版的速度工具可以轻松地改变剪辑速度。此外,特技调色板具有很多切换选择,可以自定义,优于只提供少许普通运行特技的其他套装软件。但是,目前该软件购买价格相对较高。

(2) **iMovie 软件**　iMovie 是一款由苹果公司开发的视频剪辑软件。Mac 版的 iMovie 功能十分强大,可以编辑 4K 视频,可自定义视频主题。剪辑过程操作十分简单,只需拖拽动作就能完成。iOS 版 iMovie 软件可以在 iPhone、iPad 上使用,同样支持拖拽,新版本的苹果设备上通常自带 iMovie 软件。iMovie 具有简单易学且免费使用的优点。

(3) **Adobe Premiere Pro 软件**　Adobe Premiere Pro 是一款常用的视频编辑软件,提供采集、剪辑、调色、音频美化、字幕添加、输出、DVD 刻录等一整套流程,并和其他 Adobe 软件高效集成,具有强大的数码视频编辑功能。

Adobe Premiere Pro 新的合理化界面和通用高端工具,兼顾了广大视频用户的不同需求,提供了强大的生产能力、控制能力和灵活性,并能够提升创作能力和创作自由度,是易学、高效、精确的视频剪辑软件。

Adobe Premiere Pro 可以直接将收集起来的素材引进项目窗口,进行统一管理,把项目窗口中的素材拖到相应的轨道上,即可进行剪辑处理;可以帮助用户完成视频剪辑过程中的视频片段间的自然过渡,而非生硬地进行直接拼接。此外,内置近 80 种滤镜效果,可对图像进行平滑、纹理化、变形、模糊、曝光等处理,兼具叠加叠印的特色功能,即将一个素材置于另一个素材之上来播放。

使用 Adobe Premiere Pro 中文版完成视频的剪辑处理之后,可以直接通过 Premiere 强大的输出功能,在输出选项中进行个性化设置,直接将作品渲染导出,无须二次转换。

但 Adobe Premiere Pro 的主要缺点是导出文件大,且时间超长,占用内存较大,需配套使用视频压缩软件,并且对系统配置的要求非常高,特别是 MOV、MPG 文件。

7.3.2　Windows 系统常用剪辑软件

(1) Edius 软件　Edius 是一款主流的非线性视频编辑软件,可以进行三维立体制作,4K、2K、高清及标清多格式实时混合编辑,添加特效效果和输出 64 位视、音频的编辑软件。Edius 非线性编辑软件专为广播和后期制作环境而设计,拥有完善的基于文件的工作流程,提供了实时、多轨道、多格式混编、合成、色键、字幕和时间线输出功能。此外,Edius 还可以外挂插件。

除了标准的 Edius 系列格式,Edius 还支持 Infinity JPEG 2000、DVCPRO、P2、Vari Cam、Ikegami Giga Flash、MXF、XDCAM 和 XDCAMEX 视频素材。同时,支持所有 DV、HDV 摄像机和录像机,源码编辑多种视频格式,如 SONY XD CAM、Panasonic P2、Ikegami GF、RED、Canon XF 和 EOS 电影格式。

Edius 支持混编多种分辨率素材,从 24×24 到 4K×2K,在同一时间线实时转换不同帧速率,为编辑人员提高了工作效率。以当前最快的 AVCHD 编辑速度,可做到 3 层以上实时编辑,具有多达 16 机位的多机位编辑能力,并可实时进行视频输出,具有增强的动态图像专家组(moving picture experts group,MPEG)和 H.264/高级视频编码(advanced video coding,AVC)的编、解码能力,支持更快的 4K-H.264 回放。

Edius 基于第 4 代 Intel 酷睿架构的优化,支持 Intel Quick Sync Video 极速 264 输出,能够快速处理海量 JPG、TGA、DPX 等格式的静态图像文件,提供更流畅的实时编辑。Edius 灵活的用户界面,包括无限的视频、音频、字幕和图文轨道,支持三维立体编辑、内置图像稳定器,并可从时间线上直接刻录蓝光、DVD。

(2) Vegas 软件　Vegas 是一套由索尼(Sony)公司出品的相当专业的影像编辑软件,具有剪辑、特效、合成等多项功能,高效率的操作接口,让编辑人员更容易使用与操作此专业软件,在视频编码上可以储存为 RM、WMV、AVI、MOV 等多种格式,在音频档案格式上则支持 AIF、MP3、WAV、RM、WMA 等格式。

Vegas 兼具强大的视频剪辑、精确的音频控制和 DVD 创作的工具,可以说是一个完整的专业高分辨率视频剪辑、音频编辑和 DVD 制作的产品。

Vegas 可多轨实时浏览,特技众多,界面美观,其无限制的视轨与音轨是其他影音软件所没有的特性,在效果上更提供了视讯合成、进阶编码、转场特效、修剪及动画控制等。非专业人士也可因其简易的操作界面而轻松上手,可以说是数位影像、串流视讯、多媒体简报、广播等用户解决数位编辑的方案。

(3) Animoto 软件　Animoto 是一个基于云视频创建服务的软件,它可以将照片、音频和视频制作成视频幻灯片和自定义的基于万维网的演示文稿,被认为是开发公司从云计算早期开发的可扩展万维网的应用程序之一。

7.3.3　简单易学的剪辑软件

(1) 爱剪辑软件　爱剪辑是一款强大、易用的免费视频剪辑软件,由爱剪辑团队凭借 10 余年的多媒体研发实力,历经 6 年以上制作而成。爱剪辑是一款优秀的剪辑产品,具有操作简单轻松、特效丰富、滤镜效果风格专业等特色,是全新一代的高效视频剪辑软件。根据国人的使用习惯、功能需求与审美特点进行全新设计,许多功能都颇具首创性。

使用爱剪辑软件最大的便捷之处是不需要视频剪辑基础,不需要理解"时间线""非编"等各种专业词汇,用最直观易懂的剪辑方式,更少纠结的复杂交互,更多人性化的创新亮点,就能获得稳定的高效运行设计、出众的画质和艺术效果。

爱剪辑具有广泛的视频、音频格式支持,高兼容性使得几乎所有视频或音频格式都可以随意导入并自由剪辑,而且针对不同格式进行的解码极致优化也令解码速度、软件稳定性和画质都很出色。

(2) **会声会影软件** 会声会影是友立公司出品的一套专为个人及家庭所设计的影片剪辑软件,具有图像抓取和编修功能,可以抓取、转换 MV、DV、V8、TV 和实时记录画面文件,并提供超过 100 多种的编制功能与效果,可制作 DVD、VCD、VCD 光盘,支持各类编码。会声会影是一款功能强大的中文视频编辑软件,相较于同类产品,会声会影一直以其界面美观、素材丰富、操作简洁而受到用户的喜爱。

会声会影具有操作简单、制作向导、可成批转换和捕获格式完整等多个优点。它最大的特点就是简单、容易上手。它的界面简洁清晰,一目了然,即使是新手操作也不会有太大负担。

虽然会声会影使用简单,但在视频编辑模式、转场、滤镜、标题、音频效果方面都属于同类产品中的佼佼者。另外,会声会影在同类产品中更新速度快,每次的升级都会有领先的技术推出,紧跟用户需求。

此外,会声会影是一款非常平价的软件,不管是工作人员还是学生都可以轻松接受。

(3) **Windows Movie maker 软件** 任何一款 Windows 操作系统都有的 Movie maker 软件是入门级的剪辑软件,基本上按照"任务"按钮的提示就能完成所有的基本操作。Movie maker 具有操作简单、导出的视频文件较小、占用内存较少、不容易引起死机的优点,但同时也存在特技过于简单和中间不可加入字幕的缺点。

Movie maker 的操作分为 3 类:捕获视频(即从 DV 带导入电脑)、编辑视频(可制作片头片尾、镜头间的过场特效)和完成视频(导出为文件)。功能比较简单,可以组合镜头、声音,加入镜头切换的特效,只要将镜头片段拖入即可,操作简便,适合家用摄像后的一些小规模的处理。通过 Windows Movie maker live(影音制作),可以简单明了地将大量视频和照片转变为电影、音频剪辑或商业广告。剪裁视频,添加配乐和照片,然后只需单击一下就可以添加主题,从而为影片添加匹配的过渡和片头。

7.4 视频科学期刊简介

7.4.1 JoVE

视频科学期刊 *Journal of Visualized Experiments*(*JoVE*)是一份展示可视化实验的期刊,于 2006 年 10 月由 Moshe Pritsker 博士在美国马萨诸塞州剑桥市创立,于 2006 年 12

月正式出版第 1 期。JoVE 作为世界上第 1 个同行评议的科技视频期刊,对出版界和学术界意义重大。JoVE 的宗旨是以视频形式出版科学研究,以帮助研究者应对当前科学研究中两方面的巨大挑战,即实验结果重现性差和学习新实验技术的时间成本高。JoVE 的服务对象是研究团体,主要出版生物、医学、化学和物理等研究领域的实验方法,使其能够有效传播、再现及讨论。目前,JoVE 已被 PubMed/Medline、SCIFinder 和 Scopus 收录,2019 年的影响因子为 1.108。

JoVE 借助网络视频这一新的、有效的出版形式实现了比传统文本文章更高效的信息传播。JoVE 侧重于出版新方法、现有技术的创新应用以及标准操作的科研报告,其出版的每个实验技术相关视频都附有详细的文字和代表性成果的描述。JoVE 最大的特色在于综合多种媒体的优势,利用视频技术使知识的传递更加生动直观。与传统的承载文本和静态图片的纸质期刊相比,JoVE 利用视频技术清晰而直观地展现生命科学实验的更多方面和复杂细节。

JoVE 视频实验期刊目前已发表来自生物、医学、化学和物理学领域超过 8 300 名作者的 4 500 多个实验视频,实验视频来源于哈佛大学、麻省理工学院、斯坦福大学、耶鲁大学、加利福尼亚大学伯克利分校、哥伦比亚大学等世界著名高校以及学术研究机构的实验室等。JoVE 每月出版 1 期,每期约 80 个视频(每个视频配有 1 篇文章),视频每日更新,保证用户能够获取最新的实验成果,了解最新的学科发展动态。

7.4.2　JoVE 素材准备和发表

作为一份科学实验报告期刊,JoVE 接收对于科学界而言具有有效性和实用性的文章,并强调对如何完成一个特定的研究过程能够提供详细信息。JoVE 给作者提供了非常详尽的投稿说明,包括模板和作者须知等。除了详细的稿件要求之外,与其他期刊有所不同的是,JoVE 要求作者阐述为什么该项工作要在 JoVE 这个具有视频形式的期刊上发表。

JoVE 的出版流程通常分为 4 个部分:投稿、评审、视频制作和出版。

(1) **投稿**　作者需要按照 JoVE 官方网站(www.jove.com/author/editorial-policies)所提供的文档模板格式对论文稿件进行编辑,从网站下载其他附件并按要求填写,一并提交至网站的投稿平台(www.jove.com.com/author/submit),随后耐心等待评审意见。

(2) **评审**　稿件的审查主要分为 JoVE 编辑的审查和同行评审 2 个部分。所有投稿都会经编辑审查,编辑审查确保所有稿件符合 JoVE 的标准,内容符合其范围,而且同意视频格式出版协议。基于 JoVE 注重方法的特点,JoVE 对审稿人的评审要求中也对文章使用方法给出比文本类期刊更多、更细致的问题,在给审稿人评审文章的 12 个问题中,有 6 个与实验步骤密切相关。通常由 JoVE 制作的视频文件不需要同行评审,但当作者自行提供视频文件时,则需要审稿人对其评审,JoVE 也针对视频审阅的内容给审稿人列出了详细要求。

(3) **视频制作**　由于 JoVE 是视频期刊,视频制作便显得尤为重要,在这方面 JoVE 为作者提供了 2 种选择,即由 JoVE 的摄影师网络(Videographer Network)制作或者作者自行制作视频。

选择前者,摄影师网络将会负责处理所有涉及视频制作的细节,包括拍摄和编辑。*JoVE* 的摄影师网络在不同国家和地区设立了联络处,主要在北美地区和欧洲。亚洲的中国台北、日本东京、韩国首尔等少数城市及大洋洲的澳大利亚也设有该机构。

在这些地区之外的作者可以选择自行制作视频,*JoVE* 为此类作者提供了详尽的质量标准以供参考,同时对视频所有内容的相关要求给出了具体描述。

(4) **出版** 正式出版前,还需要作者提供最终版的出版许可。正式出版后,视频和文章将被上传至索引网站,可供他人引用。

JoVE 对作者采取一次性收费的方式,并给作者提供2种读者获取方式,即标准获取和开放获取,前者是指读者或机构必须订购 *JoVE* 或者从已订阅机构中访问以获得全文;后者则意味着任何读者都可以免费阅读文章和观看视频。对于在 *JoVE* 进行视频制作的作者而言,前者费用为 2 400 美元,后者为 4 200 美元。由于视频制作需要一定的费用,因此,作者在稿件剧本制作前撤稿无须支付费用,而一旦剧本制作完成,作者撤稿则仍须支付 1 200 美元的制作成本费。而对于由作者自行制作的视频文章,尽管没有前期在 *JoVE* 拍摄视频的成本,但是考虑到后期网络访问和出版所需的费用,*JoVE* 对这些文章收取一次性手续费,这个金额也因作者选取读者获取方式不同而有所区别,标准获取费用为 1 200 美元,开放获取费用为 3 000 美元。

(姜 姗 夏春梅)

参考文献

1. Hsueh B, Burns V M, Pauerstein P, et al. Pathways to clinical CLARITY: volumetric analysis of irregular, soft, and heterogeneous tissues in development and disease [J]. Sci Rep, 2017, 7(5899):1-16.
2. Urata S, Iida T, Yamamoto M, et al. Cellular cartography of the organ of Corti based on optical tissue clearing and machine learning [J]. Elife, 2019, 8:e40946.

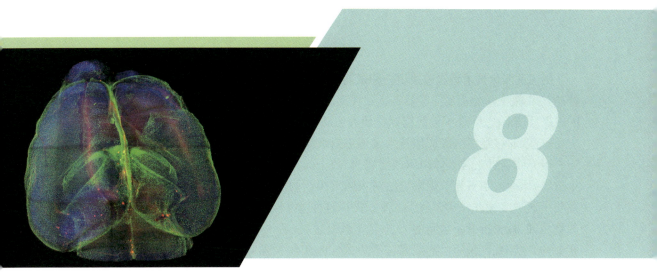

8 透明化技术的扩展应用

科学家不是依赖于个人的思想,而是综合了几千人的智慧,所有的人想一个问题,并且每人做他的那部分工作,添加到正建立起来的伟大知识大厦之中。

——卢瑟福

组织透明化技术是通过使用一种试剂或几种试剂组成的混合液，经过浸泡、电泳或灌注等处理方式，使大块组织或完整器官达到视觉下透明或光学仪器下可见的效果。作为一种新兴的组织学技术，它弥补了传统组织学研究方法中的一些缺陷，其优势在于可不破坏组织及器官完整性，通过组织三维成像技术实现对组织或器官内部等结构进行观察与研究。

当光线通过正常人体组织或器官时，由于其内部含有多种不同折射率的物质使光线发生散射，从而限制了光学观察方法对人体组织结构的研究。现有的组织透明化技术的原理主要是通过2种方式实现的：一种方式是通过选择性地去除组织中某些折射系数差异较大的物质，以减少折射系数间的差异实现组织透明；另一种方式是通过使用与组织折射系数相似的介质溶液，采用浸泡或灌注等方式实现组织及器官透明化（图8-1）。目前，几乎没有一种组织透明化方法单纯地使用一种透明原理，而是综合多种原理来实现组织透明化。

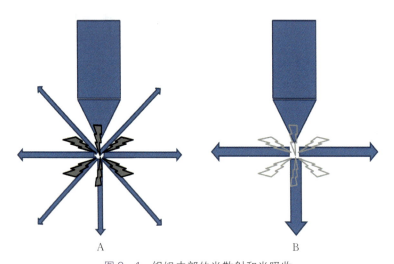

图8-1 组织内部的光散射和光吸收

A. 正常组织内部的光散射和光吸收；B. 透明化组织内部的光散射和光吸收

组织透明化技术的发展总体上仍处在方法学的建立和优化阶段。本章着重介绍在经典组织透明化技术的基础上，扩展研发的各种新型透明化技术及其在医学研究领域中的应用。

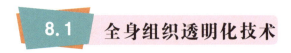

8.1 全身组织透明化技术

传统上，研究动物内部器官和深部组织仍主要应用组织切片成像，但是如果要更为系统地研究异质性组织复杂而多维的内部结构和关系，应用完整的生物组织进行三维组织成像将是强有力的研究手段。

8 透明化技术的扩展应用

近几年,显微镜研发的进步极大地加强了对组织的观察范围,但在大尺寸组织样本的成像方面仍然存在较大困难。深度扫描显微镜结合组织透明化技术使对大尺寸组织器官(甚至全身透明)进行结构可视化观察成为可能。组织透明技术通过向生物组织中引入折射率高、渗透性好的光透明化试剂,提高不同生物组织成分之间的折射率匹配程度,从而显著降低光在组织中的散射,提高光在组织中的穿透程度。由于该技术可在不影响生物组织内部结构基础上,使生物组织、器官甚至整个生物体变得透明,因此吸引了生命科学研究者的广泛关注。将生物体全身组织透明化后,将会使生物级别的全身系统生物学以单细胞分辨率水平呈现出来的梦想成为现实。全身透明化技术可以在体内对动物完整的神经系统或整个器官进行成像,使我们从生物体中获得较多更为详尽的细节,帮助人们理解生物体内多器官间的相互作用,更好地在细胞水平上研究生物体疾病的发生发展情况,从而有助于人们更准确地进行临床诊断、机制研究和评价治疗效果等,为开发疾病新疗法奠定基础。目前,在生命科学研究中常用的生物体全身组织透明化的技术主要有以下几种,在本节中将对其进行逐一介绍。

8.1.1 有机溶剂型全身透明化技术

目前,广泛应用于生命科学与医学研究中的有机溶剂型全身组织透明化技术主要有 uDISCO、vDISCO 和 PEGASOS 等。

(1) uDISCO 技术 该方法对 3DISCO 加以改进,是由德国慕尼黑大学 Ali Ertürk 等开发出的一种基于新型有机溶剂型三维透明成像技术。该技术可将动物全身组织、器官实现透明化,荧光蛋白可保存数月之久,并可让透明生物体缩小 65% 之多(图 8-2)。Ali Ertürk 等应用该技术为成年啮齿类动物进行全身完整成像,并绘制了长距离(>7 cm)神经连接和血管系统图谱,发现该方法不仅在宏观(如大脑皮质层和海马体结构)和微观(如单个细胞)尺度上均不改变大脑的结构完整性,而且有助于研究人员更好地理解大脑与躯体之间的相互作用。同时,以该实验技术为基础的小鼠全身图谱和数据库还有助于大幅度减少科研所需的实验动物的数量。

与 3DISCO 技术相比较,uDISCO 技术在组织透明化处理中所应用的化学试剂主要有以下不同:在 3DISCO 中,采用四氢呋喃溶液对组织进行脱水处理,使用二苄醚或 BABB 混合溶液对透明化组织进行折射率的校正。由于这些溶液具有易发生自由基及其他氧化反应、稳定性差等特点,会形成过氧化物酶而淬灭组织中的荧光信号。为避免化学试剂间相互反应而消减生物组织内源性信号,在 uDISCO 技术中,应用叔丁醇溶液对生物组织进行脱水处理,应用 BABB、二苯醚(diphenyl ether, DPE)和抗氧化剂维生素 E 混合溶液对透明化组织进行折射率的校正,以进一步清除可以破坏组织内源性荧光蛋白的过氧化物,更好地保存透明化组织中的内源性荧光信号。该方法保存组织中荧光信号的能力较强,但维持组织形态的能力较弱。

(2) vDISCO 技术 2018 年,美国神经科学学会年会上,德国慕尼黑大学 AliErtürk 等研究人员展示了一项名为 vDISCO 的组织透明化技术。该技术是基于 2016 年开发的 uDISCO 技术的基础上,进一步完善的透明化技术。该方法首先将小鼠身体浸入有机溶剂中处理,去除其脂肪和色素。随后,将一种来源于骆驼或羊驼的纳米抗体泵入死亡小鼠的循环系统。由于该抗体的分子大小只有常规抗体的 1/10 左右,因此该纳米抗体可经循环系

医学组织透明化三维成像

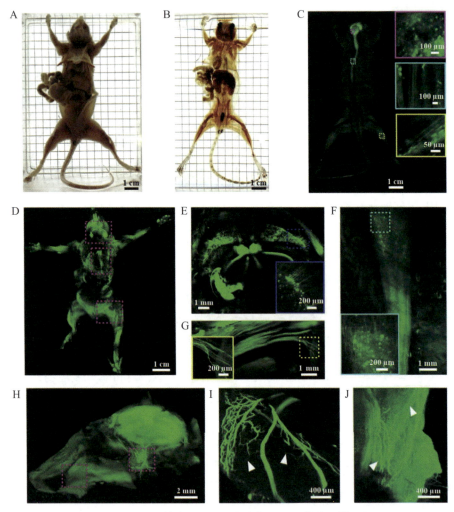

图 8-2 uDISCO 技术用于小鼠全身组织透明化处理效果展示

用 uDISCO 技术对成年 *Thy1*-GFP 小鼠(A)全身组织透明化处理(B),并通过荧光光片显微镜对小鼠全身(C 和 D)、大脑(E 和 H)、脊髓(F)和坐骨神经(G)在细胞分辨率下成像。成像结果也显示出小鼠的视神经(I)和晶须底部神经(J)的微细结构,箭头指示部位为一些轴突结构。引自 Pan C, Cai R, Quacquarelli F P, et al. Shrinkage-mediated imaging of entire organs and organisms using uDISCO [J]. Nat Methods, 2016, 13(10): 859-867.

统流经小鼠全身,特定的细胞类型便会被抗体标记后发出荧光,即在不破坏组织结构的情况下,实现了骨骼和肌肉的穿透,进而透视观察小鼠细胞、组织及器官的状态及其之间的联系(图 8-3)。

Ali Ertürk 研究团队利用该项技术,构建了首个小鼠神经元连接综合图。随后,该研究团队将该技术应用于创伤性脑损伤小鼠模型中,通过对其脑部成像发现小鼠的脑部或脊髓损伤的影响可以延伸到躯干中神经与肌肉的交界处。此外,与对照组相比,受损伤的小鼠神经末梢较小且分支较少(图 8-4)。该透明化技术不仅可以清晰呈现小鼠体内不同类型细胞的相互关系,还可精准定位动物体内特定组织位置,更能揭示体内器官之间的结构联系。

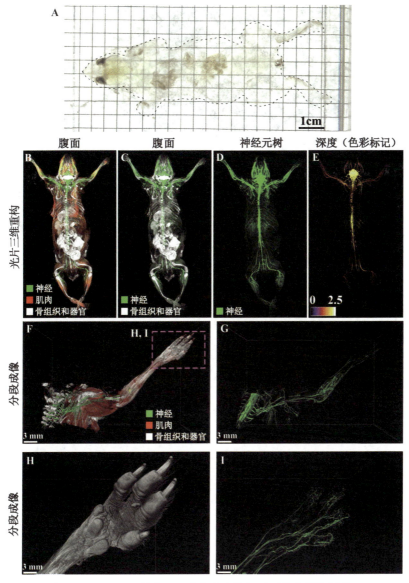

图 8-3 vDISCO 技术用于小鼠全身组织透明化处理效果展示

A. 采用 vDISCO 技术对 6 周龄小鼠全身组织透明化处理效果图；B~E. 通过光片显微镜成像获得的 6 周龄雄性 *Thy1*-eGFP 转基因小鼠完整神经元投射的三维重建效果图(厚 2.5 cm)，其中 GFP$^+$ 神经元结构为绿色，骨骼和内脏器官为白色，肌肉自发荧光背景为红色；F. 小鼠前肢分段成像；G. 小鼠前肢神经纤维成像；H. 小鼠前爪分段成像；G. 小鼠前爪神经纤维成像。vDISCO 技术用于小鼠全身组织透明化处理，荧光光片显微镜成像效果及高分辨率三维重建示意图。其中，绿色表示神经元，白色表示骨骼和内部器官，红色表示肌肉。引自 2018 美国神经科学学会年会海报

（3）PEGASOS 技术　生物组织透明化技术的评价主要依据以下 3 项指标，即组织透明程度、荧光信号保存以及在多种生物组织中的适用性。在前期研究中，应用多种透明化技术对透明后的生物体进行全身成像后证实目前尚存在的组织透明化方法均具有组织类型的限制性。亲水溶剂型透明化方法，如 CLARITY、PACT 和 CUBIC-R 可有效透明软组

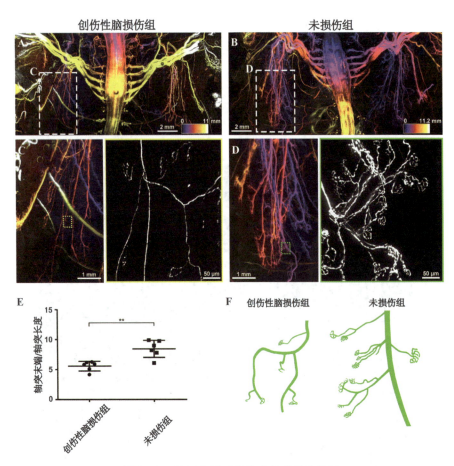

图 8-4　vDISCO 透明化技术的成像效果图

vDISCO 技术用于小鼠创伤性脑损伤致其周围神经变性研究。用荧光光片显微镜对创伤性脑损伤(TBI)模型小鼠与空白对照小鼠进行成像研究(A～D),并定量统计轴突分支长度范围内的神经末梢数量(E)与代表性拟合分析插图(F)均显示出 TBI 小鼠的完整末梢神经末梢更少。引自 2018 美国神经科学学会年会海报

织,而不适用于硬组织。uDISCO 技术适用于透明生物体中的部分硬组织,但不能有效透明高度着色的生物组织器官(如肝脏和脾脏等)。最近开发出适用于骨组织的透明化技术,但目前尚未证实该技术是否适用于透明生物体的软组织及器官。正因为上述透明化技术的限制性,以至于应用上述方法对透明后的生物体进行全身成像会不可避免地存在成像盲区。有机溶剂型透明化方法通常比亲水溶剂型透明化方法获得更好的组织透明度,但是由于使用的有机溶剂稳定性差,易造成组织内源性荧光淬灭。

PEGASOS 透明化技术可使生物组织具有更高透明度,同时可长时间保持组织的内源性荧光信号。将其应用于多种生物组织发现,除色素含量较高的上皮组织外,PEGASOS 透明化方法可适用于几乎所有类型的组织,包括骨骼和牙齿(图 8-5)。Dian Jing 等应用 PEGASOS 方法,对透明后的小鼠头部进行完整的成像,包括头部的骨骼、牙齿、大脑、肌肉等其他组织类型,并追踪了小鼠完整脑组织中的远距离神经元和单个轴突的走向。同时,通过对透明化处理的椎骨进行成像,不仅揭示了长骨髓腔内的神经分布模式,还将有助于

阐明周围神经系统和中枢神经系统之间的关系。

应用试剂及详细操作流程见附录C和附录D。

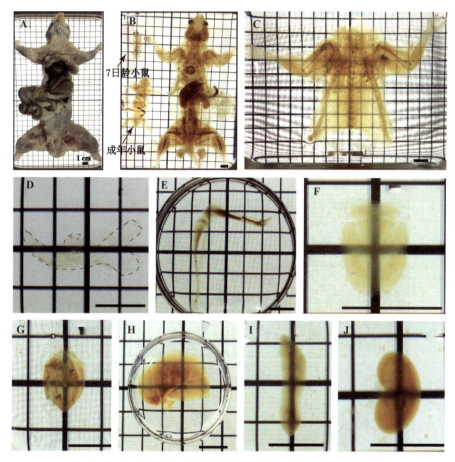

图8-5 PEGASOS用于小鼠全身组织透明化处理效果展示图

PEGASOS技术可用于成年大鼠、小鼠和幼龄小鼠的全身透明化处理。同时，也可用于下颌骨(D)、小腿骨(E)、脑(F)、心(G)、肝(H)、脾(I)和肾(J)的透明化处理。图像比例尺为1 cm。引自Jing D, Zhang S, Luo W, et al. Tissue clearing of both hard and soft tissue organs with the PEGASOS method [J]. Cell Res, 2018, 28(8): 803-818.

8.1.2 主动型全身透明化技术

(1) PARS技术 2014年8月，Gradinaru实验室发表的Whole-Body Clearing方法将原位灌流技术和CLARITY相结合，即PARS(perfusion-assisted agent release *in situ*)技术。将水凝胶单体、十二烷基硫酸钠(SDS)溶液、折射率匹配试剂通过血液循环系统灌流到组织全身，从而实现全身器官的透明。该透明技术首次提出来基于心脏灌注进行脑乃至全身器官的透明，不但解决了原本CLARITY透明化过程中可能出现的组织膨胀问题，更将组织透明化从器官水平提升至整体水平，并完成了对小鼠胃、小肠、心、肺、肾，甚至肿瘤样品的成像工作(图8-6)。但该方法透明操作比较复杂，且耗时也较长。

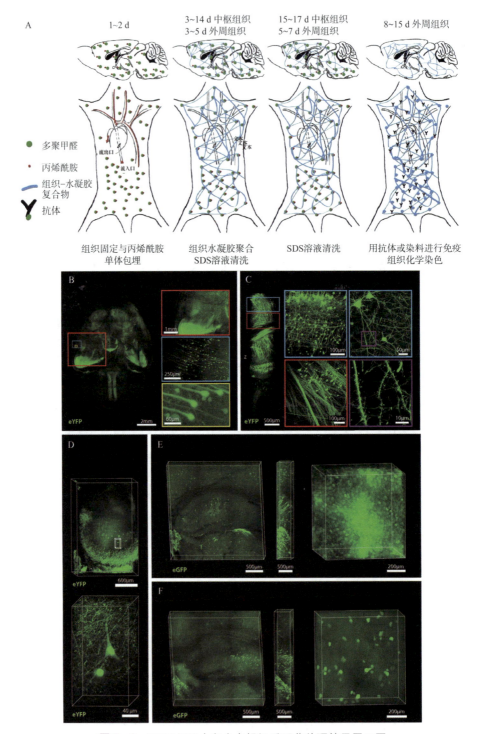

图8-6 PARS用于小鼠全身组织透明化处理效果展示图

A. PARS技术透明化处理前后小鼠脑和外周器官的光学透明度比较；B、C. PARS技术透明化处理成年 Thy1-eYFP 转基因小鼠全脑及深部脑成像效果图，右侧方框内为特定区域的高倍放大图；D. PARS技术透明化处理成年 Thy1-eYFP 小鼠的脊髓成像效果图，下图为特定区域的高倍放大图；E. 小鼠经静脉注射 AAV9：CAG-eGFP 后，采用PARS技术透明化处理后观察厚度为1 mm 冠状脑片（左）和肝脏（右）中的 eGFP 的表达及分布情况；F. 小鼠经静脉注射 AAV9BD1：CAG-eGFP 后，采用PARS技术透明化处理后观察厚度为1 mm 冠状脑片（左）和肝脏（右）中的 eGFP 的表达及分布情况。引自 Yang B, Treweek J B, Kulkarni R P, et al. Single-cell phenotyping within transparent intact tissue through whole-body clearing [J]. Cell, 2014, 158(4): 945-958.

（2）CUBIC 技术　CUBIC 应用简单的多种试剂浸泡，在 1～14 d 内可以完成心、肺、肝、肾等小鼠器官或全身的透明（图 8-7）。同时，将该试剂灌注小鼠体内可完整地透明成年小鼠。主要特点是简单、快速和重复性好。此方法中引入高浓度的去污剂（15%Triton X-100）会一定程度地破坏细胞膜结构，使组织中的蛋白有一定程度的损失，因而不能与 DiI 染色相兼容。目前，CUBIC 只适用于含有转基因荧光蛋白的组织样品的透明化处理及组织成像，对部分抗体可以进行一轮免疫染色。CUBIC 为整个器官和身体提供了全面的细胞检测和分析平台，可针对来自多个条件或时间点的全器官样品，检测异常病变组织中的三维形态学变化或组织——亚细胞结构的可扩展观察。

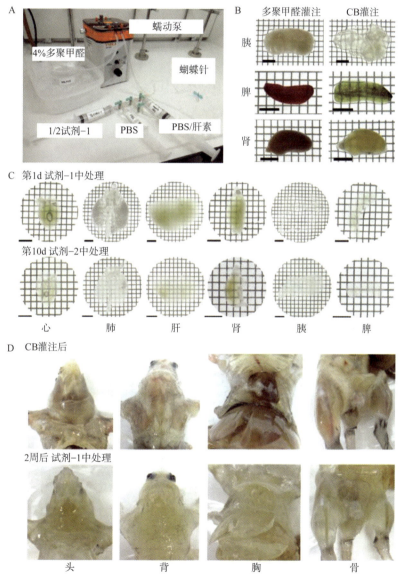

图 8-7　CUBIC 用于小鼠各器官和全身组织快速透明

A. 小鼠取材灌流装置；B. CB 灌注后立即取材，此时肉眼可见胰腺、脾或肾等器官显著脱色；C. 小鼠各器官透明效果示意图；D. 8 周龄 C57BL/6 雄性小鼠被渐进性全身透明化效果示意图。B，C 图比例尺均为 5 mm。引自 Susaki E A, Tainaka K, Perrin D, et al. Advanced CUBIC protocols for whole-brain and whole-body clearing and imaging[J]. Nat Protoc, 2015, 10(11): 1709-1727.

8.2 亚细胞结构透明化技术

由多细胞构成的生物体的大小跨越了多个尺度,大至由细胞构成的组织,小至纳米级亚细胞结构。CLARITY 透明化技术在保存组织中的分子和细胞的同时,可使组织呈透明状态以便对细胞内的分子进行多轮细胞级别的三维成像,但是,对于获取更精细的生物组织结构,如大脑神经纤维的连接或亚细胞单位以及分子层次的所有信息目前还难以实现。

8.2.1 MAP 技术

为了解决上述难题,2016 年,美国麻省理工学院 Kwanghun Chung 等研究人员发明了一种可对完整组织进行多尺度超分辨成像的新技术,称为蛋白质组的放大分析技术(magnified analysis of the proteome,MAP)。MAP 技术基于 CLARITY 技术,可在保留组织中蛋白质完整结构及细节的条件下,将高致密度的丙烯酰胺凝胶聚合物嵌入固定处理后的组织,经过组织变性、水中扩散等步骤,将组织样本可逆性地扩展到其原始体积的 4~5 倍大小,成像结束后,又可线性缩小到原始体积,以实现对组织的多尺度成像(图 8-8)。

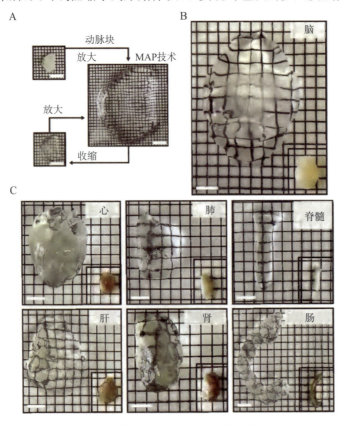

图 8-8 MAP 技术可用于小鼠多种组织透明化处理

MAP 技术适用于小鼠的冠状动脉块(A)、脑(B)及心、肺、脊髓、肝、肾、肠(C)的透明化处理。图像比例尺为 10 mm。引自 Ku T, Swaney J, Park J Y, et al. Multiplexed and scalable super-resolution imaging of three-dimensional protein localization in size-adjustable tissues [J]. Nat Biotechnol, 2016, 34(9): 973-981.

MAP 是一种以超解析影像拍摄为目的而开发出来的技术,该技术可用于主动放大样品,线性放大整个器官,在放大扩展至 4 倍(最小 500 nm)的同时仍可维持组织内部框架细节和蛋白组成。将亚细胞结构(如树突、突触)放大到普通荧光显微镜(共聚焦)可观察的分辨率,MAP 技术在高密度水凝胶聚合过程中可避免内源性蛋白的交联,使蛋白质在变性过程中自然扩张,扩张后的组织可保存蛋白信息、亚细胞结构和细胞间组织连接(图 8-9)。同时,还保留了 CLARITY 透明化技术的优点,可使用目前商品化抗体对透明化处理的组织进行多轮染色及扫描成像。

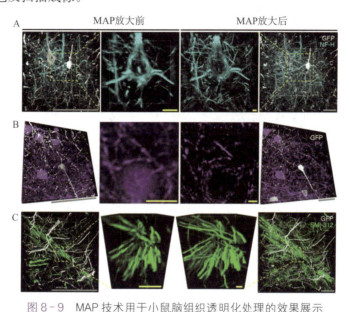

图 8-9 MAP 技术用于小鼠脑组织透明化处理的效果展示

A～C. 厚度为 100 μm 的小鼠脑片经 MAP 线性放大处理后,组织内单个神经元超微结构的对比图。图像比例尺为 10 μm。引自 Ku T, Swaney J, Park J Y, et al. Multiplexed and scalable super-resolution imaging of three-dimensional protein localization in size-adjustable tissues [J]. Nat Biotechnol, 2016, 34(9): 973-981.

8.2.2 SWITCH 技术

近年来,迅速发展的组织透明化技术,可实现对完整的生物组织样品进行多重标记并借助显微镜技术对其进行成像观察。然而,研究发现,应用 CLARITY 技术对小鼠脑组织进行多轮免疫染色时,基于丙烯酰胺聚合形成的水凝胶框架会在重复洗脱过程中失去其结构完整性,2～3 轮染色后,组织中固有抗原成分保存效果变差。此外,在热引发剂辅助作用下促使生物组织与水凝胶交联的同时,也限制了抗体分子在水凝胶内的有效扩散和稳定性。

2015 年,Murray 研究团队在 CLARITY 技术的基础上创建了一种通过抑制扩散过程中的抗体结合来改善组织中抗体分布的方法,即化学物质相互作用时间和动力学系统级控制技术(system wide control of interaction time and kinetics of chemicals,SWITCH)。SWITCH 技术,犹如其名称的直译意思"开关",通过利用一组缓冲液(SWITCH - On 和 SWITCH - Off),严格控制其在生物组织中的化学反应特性。实现先抑制甲醛或抗体的作用,待其完整均匀渗入组织后,打开"开关"使其开始发挥作用,以提高组织样品固定效果及荧光染色效果(图 8-10)。

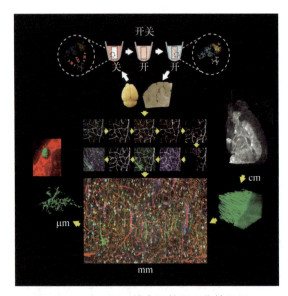

图 8-10　SWITCH 技术及其透明化效果展示

引自 Murray E, Cho J H, Goodwin D, et al. Simple, scalable proteomic imaging for high-dimensional profiling of intact systems [J]. Cell, 2015, 163(6): 1500-1514.

SWITCH 技术处理后的生物组织可使其转化为具有耐热、耐化学物质等特性,同时可完整地保存生物组织中结构、分子及其抗原性,适合于多重荧光免疫染色标记和成像。该方法简单易行,不需要灌注处理和特殊化学试剂及仪器设备即可快速透明生物组织,适用于大型的动物和珍贵的人体样品,改善组织固定不均匀及染色不均匀的问题。

8.2.3　透明化组织电镜分析

电镜技术是应用电子显微镜研究组织细胞超微结构及其功能的技术。电镜用电子束代替光源,用电磁透镜代替光学透镜,分辨率可达 0.14nm,比光镜的分辨率高约 1 000 倍,放大倍率可达 100 万倍(图 8-11)。目前,电镜技术已广泛应用于医学形态学研究和临床病理诊断。自 1932 年德国科学家 Ruska 和 Knoll 研制出第 1 台透射电镜以来,电镜制造技术得到了快速发展。目前,已根据科学研究需要制造了多种电镜,如透射电镜、扫描电镜、高压电镜和冷冻电镜等,为生命科学的深入研究提供了重要的研究利器。

透明化组织电镜分析技术(electron microscopy of cleared tissues)简称电镜透明化技术,是将组织透明化技术与电镜技术相结合,即通过特定的物理或化学方法将生物组织进行透明化处理后,在超微结构上对组织内的蛋白、核酸等生物大分子进行原位分析的形态学技术。而根据抗原抗体特异性结合的原理,在透明化组织超微结构水平上对抗原进行定性、定位的电镜分析技术称为免疫电镜透明化技术。

对透明化处理的组织进行电镜分析,其样品制备方法与普通电镜分析的组织样品制备

8　透明化技术的扩展应用

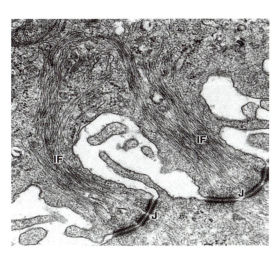

图 8-11　生物组织超微结构

IF：中间丝；J 所示位置为细胞中间丝的超微结构和细胞间连接结构。引自 Mescher A L. Junqueira's basic histology：text and atlas［M］. 15th ed. New York：McGraw-Hill Education，2018.

程序相似，也需要经过固定、脱水、浸透、包埋、切片及染色等步骤。样品制备的方法根据生物组织材料的类型及研究目的而各有不同。对于生物组织材料，一般多采用超薄切片技术，并利用电子染色、细胞化学、免疫标记及放射自显影等方法显示组织的各种微观结构、化学物质的所在部位及其变化。对于生物大分子、病毒、细菌和分离的细胞器等材料，常用投影、负染色等技术以增大反差，显示颗粒的形态和微细结构。

(1) 透明化组织制备　按照常规制备透明化组织的程序，其中包含组织固定步骤。最理想的电镜分析样品固定剂应能迅速而均匀地深入组织、细胞内部固定所有成分，保持细胞微细结构，不引起细胞的收缩、膨胀、人工假象和变形等现象。但事实上各种固定剂对组织中成分的固定是有选择的，因此在实际应用中要根据不同的实验目的选择固定剂。在透射电镜样品制备中，常常采用 1 种以上固定剂的多重固定方法，如戊二醛-锇酸双重浸泡固定，充分发挥 2 种固定剂的优点，以减少细胞成分的损失，保存各种微细结构。

(2) 脱水　组织样品经化学固定后，将生物组织材料浸入乙醇、丙酮中以除去组织中的游离水分。为避免急骤脱水引起组织收缩，须从低浓度溶剂逐步提高到纯有机溶剂以实现逐级脱水。

(3) 浸透　组织脱水后，用适当的包埋剂（树脂单体与硬化剂的混合物），逐步替换组织中的脱水剂，直至树脂均匀地浸透到细胞的一切空隙中。

(4) 包埋　将经浸透后的组织样品挑入硅胶包埋板，放入标签，将包埋剂灌满后，根据包埋剂聚合时所需的温度及时间放进恒温箱聚合，制成包埋块。最广泛使用的是环氧树脂，如 618 树脂、Epon812、Araldite 和 Spurr 等商品树脂。它们具有良好的维持样品特性、低收缩率和较强的耐电子攻击能力等特点。

(5) 超薄切片　制备超薄切片要使用特制的超薄切片机和特殊切片刀（玻璃刀或钻石刀），将组织切成厚度为 50~60 nm 的超薄片，用金属载网从水面上将组织超薄切片捞取。

(6) 染色　电子染色方法有 2 种：①组织块染色，即包埋前染色。该方法染色步骤多在脱水之前进行，经锇酸固定后，样品可用 70% 乙醇制成的饱和乙酸铀溶液进行整块染色，

177

医学组织透明化三维成像

这样不仅可以提高切片反差,还可以增强组织成分的稳定性,对透明化组织电镜分析样品进行染色多采用该方法。②切片染色,即包埋后染色。将载有切片的金属载网漂浮或浸没在染色液中染色,一般切片染色所使用的染色剂为金属铀盐和铅盐的双重染色,为显示组织的某种特殊结构,则可采用与该结构有特异性结合的选择性染色剂。

透明化处理后的组织样品适用于电镜分析,从而为实现从微观结构水平对组织内的生物大分子进行原位分析这一组织三维形态学技术提供可能。但电镜透明化技术仍有其局限性,如黑白图像很难以三维形式展现组织的微观结构等。此外,经CLARITY技术透明处理后的生物组织表现出较多的组织损伤,以至于无法获取完整的组织微观结构图像等(图8-12)。

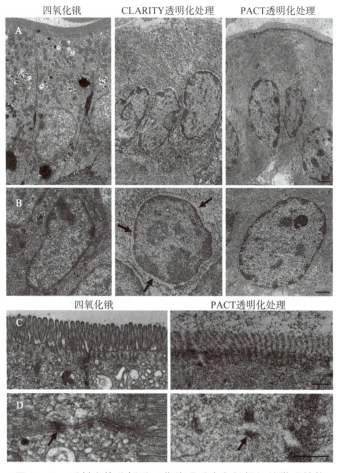

图8-12 透射电镜分析透明化处理后小鼠肠组织的微观结构

图片为标本固定后的超薄切片组(仅A~D,左)、CLARITY溶液透明化处理组(A、B)和PACT溶液透明化处理后组(A~D,右)的肠组织。肠上皮细胞(A)、肠上皮细胞核(B)、微绒毛(C)和肠上皮细胞连接复合物(D)的电镜高分辨率图像如图所示。从图中可见,透明化处理后的组织中细胞膜成分较少,这是由于透明化处理后样本中脂质成分丢失所致。CLARITY溶液透明化处理的肠组织表现为组织收缩和核周裂扩大的现象(B,箭头所指结构),特别是在肠上皮细胞顶端部分的细微结构较为明显。而用PACT溶液透明化处理的肠组织,尽管细胞膜成分丢失较严重,但可保留微绒毛(C,左图)和桥粒(D,箭头所指结构)中的肌动蛋白微丝等细微结构。图像比例尺:A和B 1 μm,C和D 500 nm。引自Neckel P H, Mattheus U, Hirt B, et al. Large-scale tissue clearing (PACT): technical evaluation and new perspectives in immunofluorescence, histology, and ultrastructure [J]. Sci Rep, 2016, 6(34331):1-13。

8.3 透明化组织染色技术拓展

在第 1 章中依据应用原理不同概括介绍了几种不同的透明化技术。基于透明化技术的三维重建,结合荧光标记技术等示踪技术可直观地观察并分析不同生物组织内细胞和细胞网络的类型、位置、数量和活动的信息。但是,在短时间内完成对透明化组织样品的均匀染色目前仍是一件很困难的事情,也是国际上已发表的透明技术相关成果存在的共同问题。因此,如何在保护内源性荧光信号的前提下,快速完成对组织样品的免疫标记仍是迫切需要解决的难题之一。

8.3.1 物理学方法

美国加州理工学院 Viviana Gradinaru 等研究发现,在 CLARITY 方法中所用的水凝胶孔径大小是限制抗体分子在组织-水凝胶复合物中扩散的主要原因,因此去除水凝胶中的多聚甲醛或降低丙烯酰胺的浓度来降低水凝胶单体的浓度以增大水凝胶孔径,可使抗体分子快速进入组织内部并完成标记。但是,即使改进了水凝胶的配方,72 h 后抗体分子抵达的组织深度仍不足 600 μm。

(1) **随机电转运透明染色** 因为现有的基于压力或电动的方法可能会损坏样品,所以许多透明化技术依赖于物质缓慢的渗透扩散。Kim 等研究引入了一种新的运输概念,称为随机电转运,可以选择性地和非破坏性地加速电转运到多孔样品,如固定的生物组织。研究使用该方法将几类分子快速转运到整个小鼠大脑和其他器官中,并在较短时间内快速透明和染色整个组织而不会损坏样品。此方法可以促进各种分子技术应用于大而致密的组织(图 8-13 和图 8-14),现在已有商业化的产品。

(2) **电场驱动抗体染色** 上海交通大学研究团队采用 CLARITY 透明方法,将去脂的小鼠大脑切成 500 μm 厚度的冠状切片后,封装成一维扩散体系,使得抗体分子只能从扩散边缘进入组织,以模拟抗体分子从小鼠大脑组织-水凝胶复合物的表面向深部渗透的过程。并通过对扩散系统实时成像结合 Fick's law 拟合,记录不同时刻(0、20、40、60 min)、不同大小[IgG、F(ab')$_2$、Fab]的抗体分子的扩散情况。研究结果表明,抗体分子在 CLARITY 样品中的扩散速率与在水溶液中的自由扩散速率处于同一量级(图 8-15)。

然而,很难通过增大水凝胶的孔径来实现快速抗体渗透和标记的目的。依据蛋白在合适的缓冲溶液下带有同性质的电荷,可被外加电场驱动运动的性质,该团队在原本扩散实验的基础上引入了一个外加电场装置,在电场外力的驱动下抗体分子可快速进入组织-水凝胶复合物,并在保护组织内源性荧光蛋白的情况下,实现对组织-凝胶复合物的快速免疫染色(图 8-16)。

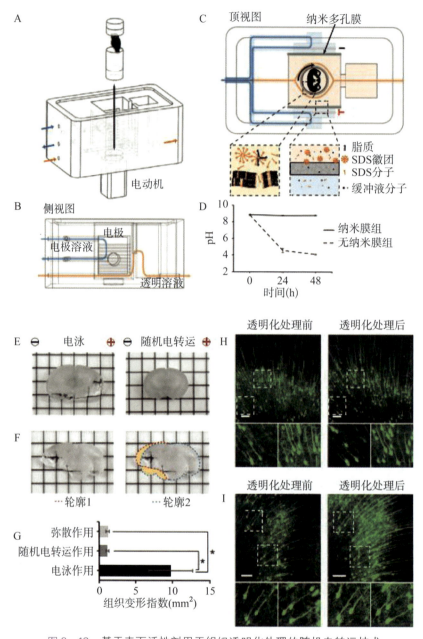

图 8-13 基于表面活性剂用于组织透明化处理的随机电转运技术

A. 随机电转运技术组织透明化仪器设计示意图;B. 液流场设计示意图;C. 通过表面活性剂去除组织脂质;D. 溶液 pH 值与电泳时间之间的线性变化关系(200 V,有或无纳米多孔膜);E. 组织经电泳或随机电转运 5 h 后,将小鼠全脑切成 1 mm 厚脑片并观察组织的透明效果,网格大小为 3 mm×3 mm;F. 变形评分定义为一侧半球和镜像另一侧半球之间不匹配区域的绝对总和(黄色区域);G. 扩散和随机电转运的组织变形评分近似,但静态电泳的变形评分比扩散和随机电转运的评分高 7~9 倍;H、I. Thy1-eGFP 转基因小鼠大脑扣带回和运动皮质区域的神经元,经用扩散(H)或随机电转运(I)透明化处理前后的成像效果比较。在 2 种情况下,均未观察到显著组织微观变形。图像比例尺为 100 μm。引自 Kim S Y,Cho J H,Murray E, et al. Stochastic electrotransport selectively enhances the transport of highly electromobile molecules [J]. Proc Natl Acad Sci,2015,112(46):E6274-6283.

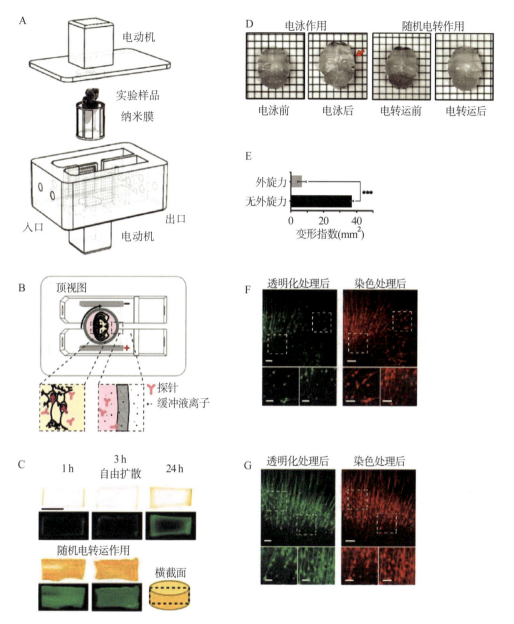

图 8-14 随机电转运技术用于透明化组织的染色处理

A. 基于随机电转运技术对样本进行大尺度染色的设备设计示意图。B. 分子探针可穿透组织,并与组织内靶分子结合示意图。C. BSA-FITC 经扩散或随机电输运后渗入圆柱形水凝胶,将其沿中间切割后用明场(上)和荧光(下)显微镜进行成像。D. 电泳过程中将驱动分子探针进入组织所需的高电场将会对组织造成显著损伤,但随机电运输过程则无显著组织伤变化。红色箭头指向为组织变形区域,网格尺寸为 3 mm×3 mm。E. 随机电转运组织变形评分显著小于电泳评分。F、G. *Thy1*-eGFP 转基因小鼠大脑扣带回和运动皮层区域的神经元,经扩散(H)或随机电转运(I)大尺度染色标记前后的成像效果比较。在 2 种情况下,均未观察到显著组织微观变形。图像比例尺为 100 μm。引自 Kim S Y, Cho J H, Murray E, et al. Stochastic electrotransport selectively enhances the transport of highly electromobile molecules [J]. Proc Natl Acad Sci, 2015, 112(46): E6274-6283.

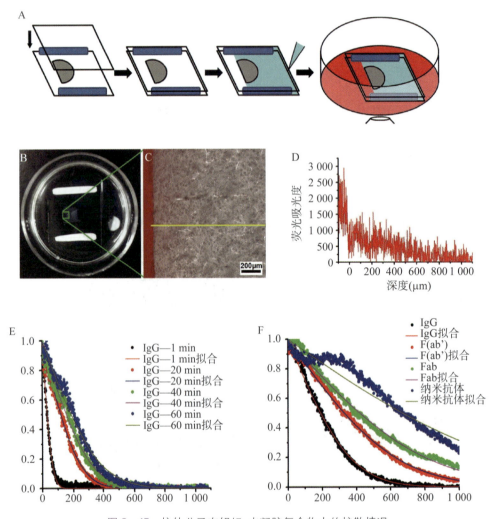

图 8-15 抗体分子在组织-水凝胶复合物中的扩散情况

A. 基于成像分析的试验示意图；B. 样品组装图；C. 添加荧光素标记 Fab（红色）70 min 后荧光成像，该组织图像为 488 nm 激发下采集；D. 红色信号为图 C 内沿黄线的荧光强度曲线；E. 1、20、40 和 60 min 时间点 IgG 分子的测量曲线和拟合曲线；F. 60 min 后 IgG、F(ab')2、Fab 和纳米抗体的扩散曲线。引自 Li J, Czajkowsky D M, Li X, et al. Fast immuno-labeling by electrophoretically driven infiltration for intact tissue imaging [J]. Sci Rep, 2015, 5(10640): 1-7.

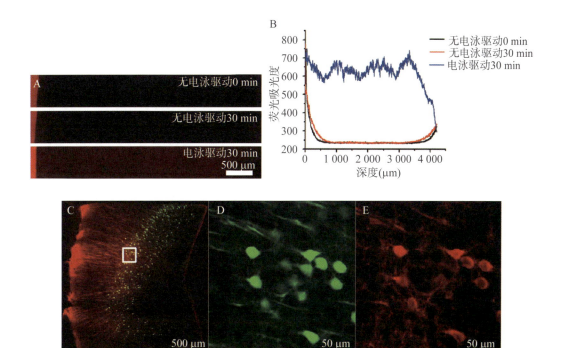

图 8-16　电场对 IgG 抗体分子运动的加速及基于电场作用的组织免疫染色效果

A. 指定时间点内在组织-水凝胶基质中施加或不施加 25 V 的外部电压情况下，透明组织内 IgG 的荧光图像；B. 荧光素标记的 IgG 分子通过被动扩散或外加电场传递的强度分布；C. 免疫标记 $Thy1$-YFP 小鼠脑切片的荧光图像(绿色：YFP；红色：anti-YFP)；D. 图 C 方框区域内源性荧光表达情况(即 YFP)；E. 图 C 方框区域内抗 YFP 标记的荧光图像。引自 Li J，Czajkowsky D M，Li X，et al. Fast immuno-labeling by electrophoretically driven infiltration for intact tissue imaging [J]. Sci Rep，2015，5(10640)：1-7.

8.3.2　化学方法

化学方法是指在化学试剂的作用下促进抗体分子在组织-水凝胶复合物中的渗透，以达到快速染色的目的。目前，常用的化学方法是将组织-水凝胶复合物浸入硼酸盐缓冲溶液中经冻融处理后，用甲醇/蛋白酶 K 对生物组织做进一步消化处理，以促进抗体分子进入深部组织。然而，该方法处理后的样本可否较好地保护生物组织内部的精细结构仍有待于进一步检测。

(李坤璐　冯异)

参考文献

1. 李和，周莉. 组织化学与细胞化学技术[M]. 2 版. 北京：人民卫生出版社，2014.
2. Dodt H U，Leischner U，Schierloh A，et al. Ultramicroscopy：three-dimensional visualization of neuronal networks in the whole mouse brain [J]. Nat Methods，2007，4(4)：331-336.
3. Ertürk A，Becker K，Jährling N，et al. Three-dimensional imaging of solvent-cleared organs using 3DISCO [J]. Nat Protoc，2012，7(11)：1983-1995.

4. Hama H, Hioki H, Namiki K, et al. ScaleS: an optical clearing palette for biological imaging [J]. Nat Neurosci, 2015, 18(10): 1518-1529.

5. Hama H, Kurokawa H, Kawano H, et al. Scale: a chemical approach for fluorescence imaging and reconstruction of transparent mouse brain [J]. Nat Neurosci, 2011, 14(11): 1481-1488.

6. Hou B, Zhang D, Zhao S, et al. Scalable and DiI-compatible optical clearance of the mammalian brain [J]. Front Neuroanat, 2015, 9(19):1-11.

7. Jing D, Zhang S, Luo W, et al. Tissue clearing of both hard and soft tissue organs with the PEGASOS method [J]. Cell Res, 2018, 28(8): 803-818.

8. Ke M T, Fujimoto S, Imai T. SeeDB: a simple and morphology-preserving optical clearing agent for neuronal circuit reconstruction [J]. Nat Neurosci, 2013, 16(8): 1154-1161.

9. Kim S Y, Cho J H, Murray E, et al. Stochastic electrotransport selectively enhances the transport of highly electromobile molecules [J]. Proc Natl Acad Sci, 2015, 112(46): E6274-6283.

10. Ku T, Swaney J, Park J Y, et al. Multiplexed and scalable super-resolution imaging of three-dimensional protein localization in size-adjustable tissues [J]. Nat Biotechnol, 2016, 34(9): 973-981.

11. Kuwajima T, Sitko A A, Bhansali P, et al. ClearT: a detergent- and solvent-free clearing method for neuronal and non-neuronal tissue [J]. Development, 2013, 140(6): 1364-1368.

12. Li J, Czajkowsky D M, Li X, et al. Fast immuno-labeling by electrophoretically driven infiltration for intact tissue imaging [J]. Sci Rep, 2015, 5(10640): 1-7.

13. Mescher A L. Junqueira's basic histology : text and atlas [M]. 15th ed. New York: McGraw-Hill Education, 2018.

14. Murray E, Cho J H, Goodwin D, et al. Simple, scalable proteomic imaging for high-dimensional profiling of intact systems [J]. Cell, 2015, 163(6): 1500-1514.

15. Neckel P H, Mattheus U, Hirt B, et al. Large-scale tissue clearing (PACT): technical evaluation and new perspectives in immunofluorescence, histology, and ultrastructure [J]. Sci Rep, 2016, 6(34331): 1-13.

16. Pan C, Cai R, Quacquarelli F P, et al. Shrinkage-mediated imaging of entire organs and organisms using uDISCO [J]. Nat Methods, 2016, 13(10): 859-867.

17. Renier N, Wu Z, Simon D J, et al. iDISCO: a simple, rapid method to immunolabel large tissue samples for volume imaging [J]. Cell, 2014, 159(4): 896-910.

18. Susaki E A, Tainaka K, Perrin D, et al. Advanced CUBIC protocols for whole-brain and whole-body clearing and imaging [J]. Nat Protoc, 2015, 10(11): 1709-1727.

19. Yang B, Treweek J B, Kulkarni R P, et al. Single-cell phenotyping within transparent intact tissue through whole-body clearing [J]. Cell, 2014, 158(4): 945-958.

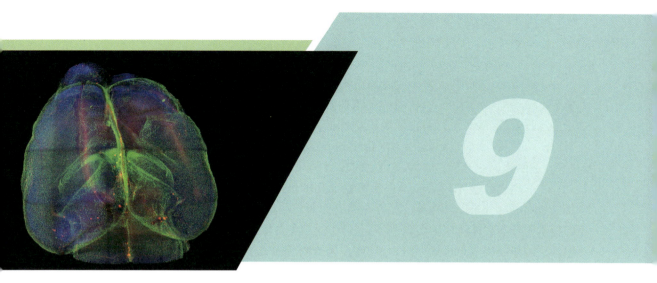

在体透明和在体成像技术

> 生命不等于是呼吸,生命是活动。
> ——卢梭

在体透明化技术(in vivo tissue optical clearing techniques),又称活体透明化技术,是指在不损伤动物的情况下,利用特定试剂处理在体组织,通过一定的成像手段收集相关数据并进行处理,从而得到动物深层组织图像的技术。近年来,随着透明化技术的不断发展与进步,对组织和细胞的结构与功能的分析也取得了极大的突破。然而,如何实现体外(in vitro)透明化向在体(in vivo)透明化的转变,是目前透明化技术所面对的主要难题。

在体透明化技术以其在不损伤实验动物的情况下便能清晰呈现动物体内血管、神经、目的蛋白等的分布以及血流情况等方面的优势,具有很高的科研潜力与应用价值。在体成像技术则作为在体透明的实现手段,借助仪器,在在体透明化的基础之上使进一步观察组织深层细微结构成为可能。然而,目前在体透明所面临的主要障碍影响了该技术的进一步发展,包括动物的一些组织(如皮肤)会很大程度地散射光线,阻碍可见光以及近红外光入射,使得成像模糊;成像信噪比高且观测深度受限。如何合理利用在体透明和成像技术,得到清晰、美观的图像,从而为相关科学研究提供有价值的信息,是在体透明化技术需要攻克的难关。本章将通过对在体透明和在体成像技术的介绍,使读者对该技术有更为深刻的认识。

9.1 在体透明化技术简介

9.1.1 离体透明化技术与在体透明化技术

以往的大多数组织透明化过程均在离体组织上进行,用特定的试剂处理离体组织,使组织内导致观测模糊的物质(如脂质)被降解,呈现出组织的"透明",使得精细观测成为可能。而与离体透明过程不同,在体透明化技术直接利用试剂处理动物的在体组织,并利用特定成像技术进行观察。如在一项在体透明研究中,研究人员使用透明化试剂处理大鼠背部中央脊柱旁侧部位,并观察透明化效果。

目前,已有大量有关离体组织透明的研究,其应用也逐渐广泛。通过透明化,研究人员可对动物或人的各种组织进行观察,获得有价值的信息。但就透明化的临床应用而言,无损、无害的试剂处理和高质量图像的获得是其从实验室走向临床的关键,也是离体透明化发展为在体透明化需要突破的重要瓶颈。

9.1.2 在体透明化技术基本原理

在体透明化技术需要攻克的最大难点是皮肤等组织对光线的散射。这种散射会极大地影响对在体组织的显微观察。在这种技术早期发展阶段,研究人员通过研究造成此种现象的机制,探讨实现在体透明的可能性。

皮肤中的胶原纤维结构是二次谐波（second-harmonic generation，SHC）信号的重要来源。通过对经试剂处理后的组织进行 HE 组织学分析、电子显微成像、SHC 成像等，可对透明化试剂对被处理结构的影响效应进行研究。研究结果显示，SD 大鼠的皮肤厚度随甘油处理浓度的增加而变薄，而甘油处理对胶原纤维的影响微乎其微（图 9-1）。进一步，通过双光子激发显微成像技术（two-photon excitation fluorescence microscopy，TPEFM）发现，离体组织皮肤的 SHC 信号明显减弱，表明胶原纤维已被分解。

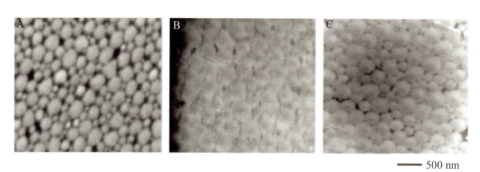

图 9-1　胶原纤维

A. 未处理的天然纤维；B. 甘油处理后的纤维；C. 浸润于空气中的纤维。引自 Zhu D, Larin K V, Luo Q, et al. Recent progress in tissue optical clearing[J]. Laser Photon Rev, 2013, 7(5): 732-757.

大量实验表明，透明化试剂的在体透明效果的基本原理包括以下几方面。

1）胶原纤维与透明化试剂的相互作用使得胶原纤维之间的非共价吸引力减弱，于是抑制了胶原纤维在溶液中的自行组装，并使高度有序的皮肤结构处于一种不稳定的状态。该情况下胶原结构和分子大小的改变会显著降低组织对光的散射，使显微观察成为可能。

2）透明化试剂能够提高组织液的折射率，使组织中不同物质的折射率可互相匹配，从而能够对各种物质进行观察。

3）高渗试剂促进了组织脱水，从而减少了组织的厚度；透明化试剂与组织之间的分子动力学反应也会导致组织的脱水或结构改变。

当然，透明化试剂的结构和组分不同，组织透明化原理与过程也会相应地有所不同。

9.1.3　在体透明的优势

在体透明化技术相对于离体透明化技术的最大优势在于，它对于实验动物为非创伤性的，因而可以进行反复、持续的观察。由于在体透明化过程中，目标组织并未离开动物，保持了完整的组织细胞环境和生理、病理过程，同时透明化试剂也未对实验动物的皮肤和正常生命活动产生影响，故可以对动物组织内的血流等进行持续的观察或检测。当试剂通过一定手段（如敷用生理盐水）被去除后，组织又可恢复原状。同时，还可以根据实验要求对同一组织或不同组织进行不同时间点的持续或反复观察，动态记录观察目标的强度、运动、迁移和相互关系，从而将三维图像赋予了时间特性，在一定程度上实现"四维"成像。在一项研究中，研究人员通过在体透明化技术观测大鼠大脑皮层部分区域的血流分布，揭示了大脑对于信息加工处理的重要机制。

不仅如此,在体透明成像技术还弥补了现有成像技术的局限性。同样以对脑部的观察为例,传统的 X 线计算机断层扫描技术(X-ray computed tomography,X-CT)以及磁共振血管造影技术(magnetic resonance angiography,MRA)等虽然能达到足够的渗透深度,但存在空间分辨率低、扫描时间长以及严重降低了脑内微血管分辨率等缺点,限制了对脑内血液循环的深入研究。近期,有研究人员报道使用特殊的近红外(near-infrared,NIR)成像手段,利用碳纳米管(carbon-nanotube)和量子点(quantum-dot)荧光试剂,在不开颅的情况下成功对小鼠脑部的血流进行观测,实现了脑部的在体透明,具有重大的意义(图 9-2)。

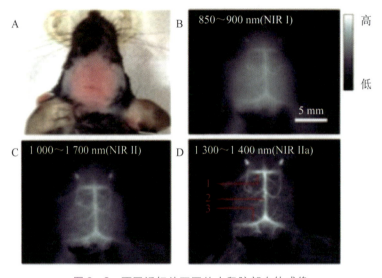

图 9-2　不同近红外亚区的小鼠脑部在体成像

A. 去除头部毛发的小鼠;B~D. 同一小鼠分别在 NIR Ⅰ、NIR Ⅱ 和 NIR Ⅱa 亚区的成像结果。引自 Hong G , Diao S , Chang J , et al. Through-skull fluorescence imaging of the brain in a new near-infrared window[J]. Nat Photonics, 2014, 8(9): 723-730.

随着在体透明和成像技术的发展,相关研究不断展开,为人类进一步了解组织结构和特点提供了极丰富的资料。

9.2　在体透明材料与方法

试剂的选择、浓度配比、作用时间等决定了在体透明能否成功,是顺利进行在体透明观察的基础。研究人员通过不断尝试和调整,对不同试剂作用效果及合适的浓度进行了总结,为广大实验者提供了有价值的科研信息。

9.2.1 在体透明试剂要求

高效性、安全性、可逆性是在体透明试剂必须满足的三大要求。

（1）**高效性** 试剂的透明化效率是指一定浓度的试剂在一定时间内对某部位组织产生的透明化的效果。一般情况下，达到相同的透明化效果所需试剂的浓度和剂量越小、时间越短，则试剂的透明化效率越高。为了提高实验的成功率和效率并节约试剂用量，在体透明化试剂的高效性是需要考虑的关键之一。

（2）**安全性** 不同于体外透明化试剂，在体透明化试剂直接作用于动物的表皮，如脊椎后部皮肤，这就要求试剂具有很高的安全性。在体透明的一大原则为非创伤性，因而透明过程中所使用的试剂也应尽可能温和、低毒或无毒，不影响动物的正常生命活动。通过在体透明化试剂对大鼠脑部组织进行透明化以观察血流分布情况，若试剂本身便对动物具有较大毒害作用，观测到的结果便不能够准确地显示动物相应的生理特征，并可能对动物产生不可逆的影响。

（3）**可逆性** 在体透明实验后，动物实验区域皮肤应能恢复到原始状态。这便要求使用的试剂能够通过一定的方法被除去（一般可使用生理盐水或 PBS 除去试剂），从而保持动物的正常状态。这对于在体透明后续的临床应用有重要的意义。

当然，透明化试剂的其他特点，如不能干扰后续的显微观察、不对实验人员产生重大影响（如具有刺激性气味等）、获取方便且价格适中等，也同样十分重要。

9.2.2 部分在体透明化试剂简介

目前应用较为广泛的透明化试剂包括 PEG200 和 PEG400、噻酮（thiazone）、DMSO、甘油、1,4-丁二醇（1,4-butanediol）、1,2-丙二醇（1,2-propanediol）等。以下将对其中部分试剂的结构、性质等进行介绍。

（1）**PEG200 和 PEG400** PEG 是一种聚醚化合物，在工业建筑以及医药领域都有十分广泛的应用，又可称为聚环氧乙烷（polyethylene oxide, PEO）或聚氧乙烯（polyoxyethylene, POE）。PEG 的化学结构式如图 9-3 所示。PEG 低毒，无刺激性，随着分子量的增加，其存在形式由无色无臭的黏稠液体逐渐成为蜡状固体，理化性质也有相应改变。

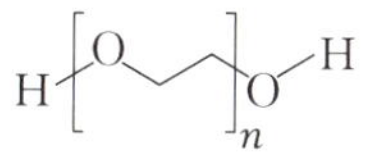

图 9-3 PEG 化学结构式

PEG200 和 PEG400 分别表明这 2 种 PEG 的分子量约为 200 和 400。这一类 PEG 的分子量较低，具有良好的润滑性、保湿性、分散性等，可用作溶剂、助溶剂、粘接剂、抗静电剂及柔软剂等，也被广泛应用于组织透明化。有研究表明，使用了 PEG200 或 PEG400 后，组织的透明化程度明显提高。

（2）**噻酮** 噻酮为优质的透明化试剂，化学名称为"苯并噻唑-3-(2H)-2-丁基-1,

1-二氧化物",化学结构式见图9-4,为微黄至白色粉状的结晶体,不溶于水,易溶于有机溶剂。噻酮具有高效的渗透作用,可以影响活性生物体表的角质层,从而促使有效成分通过表皮进入体内。通过将噻酮与其他透明化试剂联合处理在体组织,可达到更好的透明化效果。

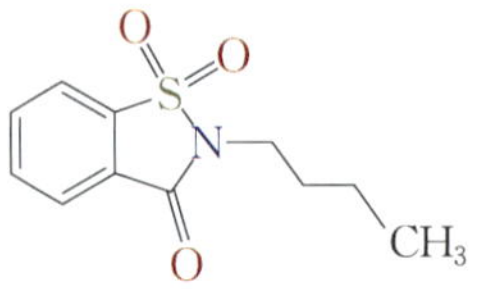

图9-4 噻酮化学结构式

(3) DMSO DMSO为一种含硫的有机化合物,常温下为无色无味的透明液体,因其具有高极性、高沸点、高热稳定性等特点,常被用作有机溶剂。它对皮肤有渗透作用,因而也被用于透明化过程,但具有一定的毒性。DMSO能使皮肤角质细胞内蛋白质变性,可破坏角质层细胞间脂质的有序排列或脱去角质层脂质、脂蛋白,增强药物的渗透作用,但高浓度的处理会对组织造成不可逆的损伤,因而使用时需要严格控制用法、用量。有研究表明,目前已尝试的能实现在体透明的DMSO,其浓度还未达到对实验动物产生有害性的阈值,即DMSO仍可以用作合适的在体透明化试剂之一。

(4) 甘油 甘油即丙三醇,常温下为无色无味的黏稠液体,无毒,被广泛地应用于造纸、化妆品、制革、照相、印刷、金属加工、电工材料和橡胶等工业领域。

关于甘油在在体透明方面的使用效果,有实验对此进行了证明。一项利用拉曼(Raman)光谱对甘油对皮肤光透明特性的影响进行的研究显示,加用甘油后皮肤各层的拉曼光谱的拉曼峰有很大程度的增加,并且这种增强效果随着时间的持续不断提高,提示试剂的透明化效果也有所增强。

了解各种不同试剂的性质及其作用,对于正确选择试剂并进行合理的浓度配比有极大的帮助。在实际操作过程中,应对各种试剂加以选择,根据不同试剂混合后的效果选择最优方案,使透明化效果更佳。当然,这需要以大量的实验结果为基础。

9.2.3 主要试剂作用效果及对比

由于各种试剂的结构、性质等不同,其透明化作用也各有差异。这种差异主要体现在达到一定的透明化效果所需的试剂剂量、组织透明后是否适合显微观察、对实验动物是否存在一定危险性等。了解不同试剂的作用特点和作用效果,对于在处理不同部位组织、使用不同观察仪器时的试剂选择具有很大的指导作用。

需要强调的是,对于在体实验而言,试剂的浓度十分关键。为了实现在体透明化,需要直接用试剂处理动物表皮,或对动物进行皮肤注射。若试剂浓度过低,无法达到预想的透明化效果;但如果浓度太高,会诱发水肿、组织化脓,甚至形成瘢痕。为了找到破坏角质层(stratum corneum, SC)完整性的更为有效、安全的方法,并促使透明化试剂更快地渗透入皮肤,一系列化学增强剂(chemical enhancer)在其中扮演了重要角色。氮酮(azone)及前文提到的 DMSO、噻酮等都属于优质的化学增强剂。

（1）**PEG200 和 PEG400**　PEG200 和 PEG400 在透明化过程中起重要作用。在一项透明化实验中,研究人员分别将 6 种常用的试剂,即 DMSO、甘油、1,4-丁二醇、1,2-丙二醇、PEG200 和 PEG400,与 10% 的脂肪乳剂一起混合在水中,并保持各混合溶液所含溶剂的浓度相同,对动物进行处理。实验结果表明,不同试剂对同一部位组织的透明化程度各不相同。在加入 PEG200 或 PEG400 后,组织透明化效果增强;余下几种试剂的透明化效果以 DMSO、甘油、1,4-丁二醇、1,2-丙二醇的顺序递减。该现象与这些试剂的折射率依次降低有关。

（2）**DMSO**　DMSO 是一种能够提高透明化作用的高渗试剂,同时也被用作促渗剂。已有的研究表明,由于载体效应(carrier effect),DMSO 与甘油在胃部和皮肤组织的透明化过程中具有协同作用,能共同促进组织透明化。然而目前仍存在对 DMSO 毒性的质疑——安全性是选择在体透明化试剂时必须考虑的关键,DMSO 的毒性可能使之无法应用于临床。事实上,浓度为 50% 的 DMSO 已被用于治疗间质性膀胱炎,且其药物不良反应十分轻微,提示 DMSO 在未来的透明化实验中或能扮演重要角色。

（3）**噻酮**　噻酮是一种最新发现并使用的透明化渗透增强剂,其对于在体组织的渗透强化效果远高于氮酮、丙二醇等试剂。噻酮透明化效果约为氮酮的 3 倍。研究结果显示,对于在体的局部透明化而言,噻酮能够显著促进透明化试剂渗透入皮肤,在敷用 12 min 之后,皮下的血管便清晰可见。使用生理盐水后,皮肤的透明化效应消失,可以恢复至原先状态(图 9-5),这使得噻酮符合透明化试剂临床应用的要求。在实验过程中,将噻酮和 PEG400 按一定比例混合对组织进行处理,可以达到较好的透明化效果。

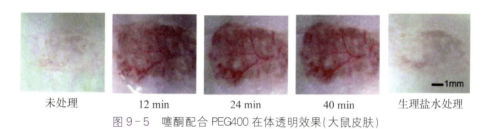

图 9-5　噻酮配合 PEG400 在体透明效果(大鼠皮肤)

引自 Zhu D, Larin K V, Luo Q, et al. Recent progress in tissue optical clearing[J]. Laser Photon Rev, 2013, 7(5): 732-757.

除以上化学试剂之外,其他试剂(如荧光试剂)在 NIR 成像、共聚焦显微成像等过程中也发挥重要作用。不同试剂的作用大不相同,在进行透明化之前,应充分熟悉所需观察的部位,了解实验期望达到的透明化效果,对不同试剂进行选择并通过多次预实验确定最佳浓度,从而提高实验效率,使透明化效果最佳。

9.3　在体透明化成像技术

一般而言,在体透明需要借助一定的仪器进行观察。虽然在试剂及处理条件理想时,可以直接通过肉眼观察到较明显的组织透明化，但若要更进一步观察细节或加大观测深度，通过透明化观察组织局部血管分布等，则必须借助仪器。此外，部分在体透明化成像技术借助荧光成像，其成像原理也会有所不同。了解成像目的、选择合适的仪器进行观察、准确操作等，是利用在体透明化成像技术观测对象的必备条件。

9.3.1 体视镜

体视镜(stereoscope)又称解剖镜，是在体透明观测的重要仪器，可对目标部位进行初步的观测(图9-6)。体视镜有其自身特点。与显微镜不同，其双目镜筒中的左右2束光线并不平行，而是成一定的角度，即体视角，于是赋予被观测的标本以三维立体的特征。其所成的像是正立的，因而便于实验人员在体视镜下对标本进行一定的操作。

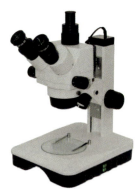

图9-6 体视镜

在对需要观测的局部动物组织进行透明化试剂处理后，可首先用肉眼进行观察。但由于试剂的选择、浓度配比、观察部位皮肤质量和血管分布等原因，往往肉眼并不能清晰地看到组织透明化过程。此时可以借助体视镜进一步观察。虽然体视镜放大倍数较小，但其焦深和视场均较大，标本观测的厚度和范围均较一般显微镜大；而且体视镜操作简单，基本与普通光镜相同，方便观察。

9.3.2 双光子共聚焦显微成像

共聚焦显微镜是在体透明观测时另一种常用的成像仪器，可被用于细胞及亚细胞水平的组织观测。与体视镜相比，共聚焦显微镜放大倍数高，支持对更厚标本的观察，是进行组织细微观察的更优选择。

近年来，共聚焦显微镜取得了快速的发展，扫描方式不断改进，也出现了许多新类型显微镜，如双光子共聚焦显微镜。双光子共聚焦显微镜的基本原理为双光子激发，即在高光子密度的情况下，具有特殊荧光的荧光分子可以吸收2个能量较低的光子，经过短暂的激发态后发射出一个能量较高的光子。由此，双光子共聚焦显微镜需要有很高的光子密度，为了减少其对细胞的损伤，需要对发射的激光进行锁模(mode lock)，即改变激光谐振腔内各个模式间原本相互独立的振荡，使每个模式与其他模式之间保持固定的相位，从而使不同模式的激光之间建立起周期性干涉，输出脉冲式激光(图9-7)。

与一般的共聚焦显微镜相比，双光子共聚焦显微镜有其独特的优势。在一项研究中，研究人员分别使用普通共聚焦显微镜和双光子共聚焦显微镜对小鼠正常角膜和血管新生的角膜进行在体观测，比较两者的观测效果。其中共聚焦显微镜又被分为了基于反射的共聚焦(confocal microscopy based on reflection, CMR)和基于荧光的共聚焦(confocal microscopy based on fluorescence, CMF)。结果显示，在正常角膜观测中，共聚焦显微镜虽然能较清晰地显示角膜细胞，但存在噪声；而在血管新生的角膜中，由于组织结构的不规则，背景噪声过大，CMR无法继续分析深层的角膜细胞。与之相对的，无论在哪种情况下，双光子共聚焦法和CMF都能较为清晰地呈现角膜细胞和血管；尽管两者的信号均会随观测组织的深度增加而衰减,但双光子共聚焦显微镜衰减速度更缓慢。由此可见,相比之下,双光子共聚焦显微镜显示出明显的优势。

除此之外,双光子共聚焦观测法还有细胞毒性小、光更易穿过标本等优点。但该方法需要配合透明化试剂使用。若无相应试剂,皮肤对光线的散射仍然会使显微成像质量大大下降。

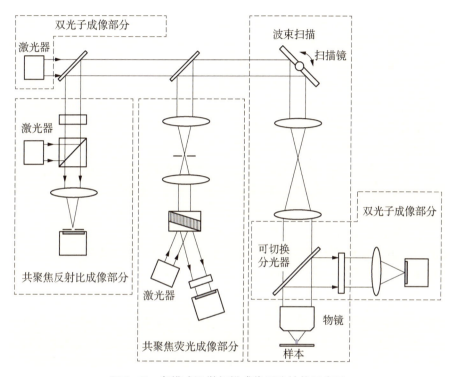

图9-7 多模式视觉扫描成像系统结构示意图

引自 Chun W,Do D,Gweon D G. Design and demonstration of multimodal optical scanning microscopy for confocal and two-photon imaging[J]. Rev Sci Instrum,2013,84(1):013701.

9.3.3 近红外线显微成像技术

为了获得更深层组织的显微图像,光子对组织的穿透是必需的。但光子对组织的穿透在很大程度上依赖于组织的吸收和散射能力。为了使光子能更好地渗透入待观测组织,选择合适的波段尤其重要。研究表明,光谱中的NIR区发射光线的光子更有利于穿透组织,提示可以利用NIR观察在体组织。NIR显微镜是使用NIR照射标本,通过分析不同物质的NIR吸收峰从而对标本进行观测的显微成像仪器。与其他成像技术相比,NIR显微镜采集光谱的速度更快,通过单一谱线预测理化参数的能力也更高,因而具有更高的应用价值。

(1) NIR显微造影剂 大多数组织的自发NIR荧光十分有限,很难被顺利探测,因而在NIR成像之前需要使用外源性造影剂处理实验动物。七甲川花菁染料(heptamethine cyanines dyes)是一类重要的造影剂,它包括苯并噁唑(benzoxazole)、苯并噻唑(benzothiazole)、吲哚

(indolyl)、吲哚菁绿(indocyanine green，ICG)以及喹啉(quinoline)等亚类。其中，ICG 的应用最为广泛。ICG 是目前可应用于人体的毒性最低的造影剂之一，也是现阶段唯一用于人体血管成像研究的试剂。

ICG 在眼球、脑、乳房、胃肠道、心脏等处的血管成像以及棕色脂肪组织观测方面均已有广泛的应用。随着显影剂相关研究的不断推进，NIR 成像的效果得以优化，成像技术也逐渐发展成熟。

(2) **NIR 光谱区域** 根据 NIR 成像时使用的发射光波长范围，可以将 NIR 成像分为若干个区域。其中应用较广的有近红外 Ⅰ 区(NIR Ⅰ)和近红外 Ⅱ 区(NIR Ⅱ)。NIR Ⅰ 使用的近红外光波长范围为 750~900 nm。该成像技术已在临床上应用于组织移植重建后的血流分析，以及视网膜脱落和黄斑退行性变性诊断时的视网膜血管成像。上文提到的 ICG 即为 NIR Ⅰ 成像过程中使用的试剂。然而，研究人员近期发现尽管 NIR Ⅰ 已使成像质量较可见光区有所提升，NIR Ⅱ(对应发射光波长为 1 000~1 700 nm)能够在 NIR Ⅰ 的基础上进一步显著提高成像质量。这是因为该区带的近红外线成像能够消除组织的自发荧光对背景的干扰，减少光子散射，并由于波长相对较长的光线能够降低光子的吸收度，使其对组织的观察更加深入(可至约 3 mm)。这是传统的 NIR Ⅰ 成像(成像深度约 0.2 mm)所无法实现的。

(3) **在体 NIR 成像参数优化** 在体 NIR 成像涉及的参数很多，从荧光分子性质、发射光参数至靶组织和靶细胞特性、信号的放大和收集等，都对最终的成像效果起到重要影响。在实际操作过程中，需要根据实验需要选择合适参数。成像参数主要涉及以下方面(表 9-1)。

表 9-1 在体 NIR 成像参数优化

项目	参数	项目	参数
荧光分子性质	液体溶解度	靶组织或靶细胞	组织折射指数
	激发波长		组织瑞利散射、米氏散射指数
	消光系数		组织对激发光的吸收度
	量子产额(QY)		组织自发荧光
	发射波长		荧光分子淬灭
	局部环境对上述参数的影响		细胞、亚细胞弥散屏障
激发光传输	通量率	信号放大	(荧光分子的)亚细胞分布
	光褪色阈值		未淬灭荧光
	光传输同质性	发射荧光收集	NIR 光学传输性能
(荧光分子)体内分布和药物动力学	胞质蛋白结合性		信号过滤
	血管通透屏障		探头的光谱敏感性、反应性
	血液清除率		

引自 Frangioni J V. In vivo near-infrared fluorescence imaging[J]. Curr Opin Chem Biol，2003，7(5)：626-634.

(4) **在体 NIR 成像应用举例** 在体 NIR 成像的独特优势为科学研究提供了丰富的技术手段。借助这一技术，科研人员可对多种生命过程进行更深入的研究，从而推进对器官、组织、细胞认识的进步。以下以 NIR 成像技术在女性生殖系统研究方面的应用为例,介绍该技术实现的一般手段。

促卵泡激素(follicle stimulating hormone,FSH)为一种重要的促性腺激素,其作用的受体主要为女性卵巢中卵泡的颗粒细胞和男性睾丸的支持细胞,因而 FSH 受体在这些细胞中表达量较高。除此之外,在骨骼中也有 FSH 受体的存在。CH1055 是一种小型的 NIR II 荧光分子,研究人员通过将其与 FSH 结合形成 FSH-CH,并与相应 FSH 受体结合,成功标记了卵巢中的细胞,从而完成对卵巢的标记。结合在体 NIR 成像仪,可以对卵巢中卵泡的形态、生长状况进行在体成像,实现无创观察(图 9-8)。该技术对于攻克由卵泡发育障碍所导致的不孕等疾病的治疗也有潜在的价值。

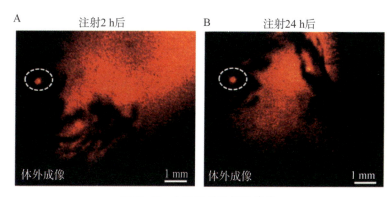

图 9-8 小鼠卵巢近红外成像

A. FSC-CH 注射 2 h 后在体成像;B. FSH-CH 注射 24 h 后在体成像。引自 Feng Y, Zhu S, Antaris A L , et al. Live imaging of follicle stimulating hormone receptors in gonads and bones using near infrared II fluorophore[J]. Chem Sci, 2017,8(5):3703-3711.

除以上 3 种常见的在体透明观测仪器之外,多光子显微技术(multiphoton microscopy)、拉曼显微技术(Raman microscopy)、激光散斑成像(laser speckle contrast imaging, LSCI)以及光学相干断层扫描技术(optical coherence tomography, OCT)等都可被用于辅助观测,为人们的科学研究提供了技术支持。在体透明领域各种新发现层出不穷,推动着透明化学科的不断发展。

9.4 在体透明化操作方法

学习透明化理论是为了将其应用于实践操作之中。在进行在体透明化实验时,为了得到较好的透明化效果,就必须遵循一定的操作步骤。这是研究者通过大量的实验总结得出的方法,可为我们提供有价值的参考。

在体透明化实验的基本步骤包括试剂配制、成像支架制作、动物操作、显微镜准备、三维成像、原始数据收集、数据处理等,各个步骤均对最后的结果呈现起重要作用。以下对上述各步骤进行简单介绍,使读者对在体透明化实验过程有更深入的了解。

9.4.1 试剂配制

在体透明实验的第1步为试剂配制,包括试剂选择和浓度比调整。不同的试剂有不同的透明化效果,而各种试剂在实际使用时各自所占的比例又会在很大程度上影响试剂作用的发挥,因此选择合适的试剂和确定恰当的浓度比是实验成功的关键。

对不同部位进行透明化使用的试剂不同。下文以小鼠背部皮下血流观测实验为例分析试剂准备要点。

在该实验中,选择使用的试剂为噻酮和PEG400。噻酮具有良好的皮肤渗透作用,PEG400既可作为溶剂,又以其自身特性辅助噻酮的效果发挥,可优化透明化效果。在常温下,噻酮为白色固体,PEG400为液体,若要将两者混合,需要先对噻酮进行熔融处理。噻酮在40℃以上的温度下即可熔化为无色浓稠液体,通过恒温水浴可得到熔融状态下的噻酮,进而与PEG400混合。

有关噻酮和PEG400的浓度配比,一般认为熔融状态下的噻酮占混合溶液的体积的0.5%~10%时可观察到不同的透明化效果。由于在此溶液中,噻酮是起到透明化作用的主要试剂,故噻酮浓度升高有利于提高透明化效果;但噻酮在PEG400中的溶解度有限,若噻酮浓度过高,在常温下极易从溶液中析出白色晶体,影响试剂效果。一般情况下,噻酮与PEG400体积比为1:(19~9)范围内配制的试剂效果较好。

除了噻酮与PEG400,前文中提及的DMSO、丙二醇等都是较好的化学增强剂,可增强透明化效果,如用丙二醇-氮酮或甘油-氮酮混合试剂处理60 min后,组织在1 276 nm的NIR透光率分别提高了37.7%和41.1%,在1 066 nm处的NIR漫反射率也分别下降了20.6%和29.3%。这表明不同透明化试剂均对组织透明化有促进作用,且作用效果不同。在实际操作过程中,应根据作用部位和预期效果选择主要试剂和化学增强剂,通过预实验确定最佳浓度后,使用该配比进行后续操作。

9.4.2 动物操作

动物操作的合适与否也会影响在体透明实验结果。为保证动物在实验期间的配合,首先需要对动物进行麻醉处理。麻醉可根据需要采用注射麻醉或吸入麻醉,如向大鼠腹膜内注射α-氯醛糖和尿烷的混合麻醉剂或肌肉注射舒泰。若采用吸入麻醉,则需保证操作全程大鼠或小鼠吸入面罩放置妥当,避免其突然的移动影响面罩位置,干扰实验(图9-9)。

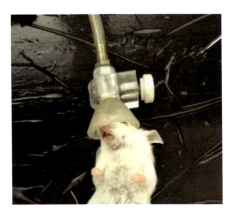

图9-9 处于吸入麻醉状态下的小鼠

动物在实验过程中采用的体位视透明化操作部位而定。例如,若对大鼠腹部进行透明化处理,则采取仰卧位,暴露大鼠腹部以方便处理;若对背部皮肤进行实验则采取俯卧位。以背部皮肤处理为例,经过麻醉后,将大鼠置于操作台上,取俯卧位。确定处理的位置后,使用剃毛刀剔除大鼠该部位毛发进行基础脱毛。剔除毛发后该处皮肤仍有少量毛发残留,此时可使用脱毛膏(depilatory cream)进一步处理。将脱毛膏均匀地涂抹在处理部位,等待 5~10 min 后可用生理盐水洗去并擦干,皮肤毛发量明显减少。剩余的脱毛膏和毛发也可直接使用胶带除去,以免其对透明化效果产生影响。胶带也可去除表皮角质层(若实验对象为人体,则需要更多次数的胶带处理以去除角质层),从而增强皮肤对于透明化试剂的渗透性,使透明化效果更佳。部分研究还表明,此时使用塑料棒等工具对动物待处理组织进行按摩(massage),可促进组织对试剂的渗透作用,从而提高透明化效果。这可能与促进局部血液循环有关。

脱毛步骤结束后,可使用事先配制的试剂涂抹待透明化部位。操作过程中,应根据实验动物特点(如种类、大小等)、处理位置(如背、腹等)以及使用的脱毛膏、透明化试剂的不同等灵活地选择合适的动物操作。

9.4.3 成像支架操作

为保证动物在实验过程中保持配合以取得最佳的图像,合适的成像支架操作十分必要。良好的支架可使动物处于较为舒适的体位,防止其由于不适引起呼吸困难和突然抖动,影响成像质量。

在一项小鼠角膜在体透明化实验中,研究人员设计了小鼠眼部支架(图 9-10)。其主要由 2 部分组成:一为头部固定器(head holder),用于减少头部移动;二为眼球稳定器(eye stabilizer),既可减少眼球转动,又可提起眼睑,有助于角膜成像。过去曾使用的头部成像支架利用一对耳部的固定棒来固定小鼠的头部,但该支架无法较好地保持动物的固定体位。新式的仪器则通过使用头部固定器将小鼠的头部嵌入仪器中并固定,最大限度地控制了动物的行为,使实验成功率大大提高。

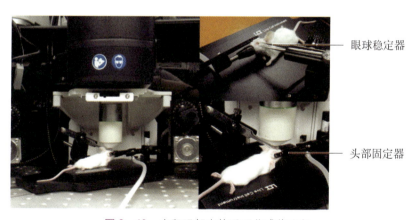

图 9-10 小鼠眼部在体透明化成像支架

引自 Lee J H,Lee S,Gho Y S,et al. Comparison of confocal microscopy and two-photon microscopy in mouse cornea in vivo[J]. Exp Eye Res,2015,132:101-108.

进行动物在体透明化实验时,要考虑合适成像支架的准备,支架应与动物特点、成像部位、成像仪器特点和要求相适应,从而保证实验的顺利进行。

9.4.4 显微镜参数

使用透明化试剂处理动物之后需要借助一定的显微仪器辅助观察,而不同仪器需要有不同的参数设计。体视镜操作与一般光镜类似,只需调整焦距使镜筒下的物象清晰呈现即可。而激光共聚焦显微镜、NIR 显微镜、激光散斑成像(laser speckle contrast imaging,LSCI)显微镜等参数设计则相对复杂。

LSCI 系统是在体透明化成像的重要工具。如图 9-11 所示,右侧的氦氖激光与直径为 8 mm 的一条纤维耦合,以 45°角照射待观测部位;被照亮的部位通过一个变焦显微镜以 640×480 的像素成像于 CCD 系统,像素大小为 9.9 μm×9.9 μm。CCD 的成像暴露时间为 20 ms。皮肤反射所得到的一系列激光散斑图像通过软件成像于计算机,频率为 40 Hz。后续通过一系列的数据采集和重建便可得到所需的显微图像。

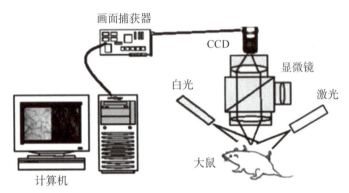

图 9-11 激光散斑成像系统示意图

引自 Zhu D, Wang J, Zhi Z, et al. Imaging dermal blood flow through the intact rat skin with an optical clearing method[J]. J Biomed Opt, 2010, 15(2): 026008.

NIR 显微镜是另一种在体透明化成像工具。在设置显微镜参数时,可根据成像部位的性质按需调节,以选择探测荧光最佳激发滤光片(excitation optical filter)和发射滤光片(emission optical filter)。比如,探测 NIR 多甲基菁染料(cypate)荧光时,可使用置于宽频(broadband)光源与实验动物之间的 760+/−10 nm 激发滤光片,和置于动物与摄像机之间的 830+/−15 nm 发射滤光片。NIR 成像中所使用的发射滤光片一般较普通显微镜更大,为防止光线干扰,发射滤光片到光的带宽中心距离必须大于激发滤光片到带宽中心距离。

在使用各种显微成像系统之前,必须熟悉其操作方法和步骤并合理设置参数,以免造成意外,导致无法呈现理想的图像。

9.4.5 三维成像

在体透明与一般透明相似,最终目的是得到目标组织的三维立体图像,从而获取该部位的血管、神经分布等信息,以便对患者的病情进行分析并给予下一步的治疗方案。能否得到清晰、准确的三维立体图像,将在很大程度上影响在体透明实验的效果。

对于体外透明化而言,目前已有特殊试剂可将动物某部分组织实现较为彻底的透明化,配合一定的成像手段可以获得较深的三维立体图像,如 Scale 试剂不仅可使脑等动物样品透明化,还能在透明化组织中保持荧光特性,便于后续观察。而由于在体透明的局部组织无法与动物分离,其成像的深度和广度受到一定限制。LSCI 系统可以得到血流分布的二维图像。若要得到三维图像,则需要对二维图像进行处理,实现三维立体重建。其基本思路为将片层图像整合,从而得到完整、立体的三维图像。通过计算机收集原始数据并进行加工处理,可以呈现三维图像。NIR 显微镜也可结合激光共聚焦显微镜或光片显微镜获得在体三维图像。

一般的三维立体成像的基本原理是通过标本(或镜头)的旋转获得不同角度的独立的图像。通过对角度信息和各角度对应拍摄图像的分析和处理,可重建三维立体图像。其只能记录在某一时刻(即拍摄时刻)透明化组织固定的状态,无法反映动态血流等信息,但可对组织深层结构(如血管分布)进行较为深入和直观的展现,有助于开展形态学方面的分析。

9.4.6 原始数据收集

所有三维图像的呈现都依赖于原始高清数据收集。原始数据往往比较庞大,需要经过一定的处理才能以较直观的三维图像形式展现。

以 LSCI 系统为例,在实验过程中,先将准备好的动物置于恒温(38℃)下,拍摄若干张未经试剂处理的动物组织的散斑图(raw speckle map);使用试剂后,系统将按一定的时间间隔(如 2 min)拍摄一系列散斑图。经过一段时间(如 40 min)后,用生理盐水处理试剂敷用部位,再次使用白光照射组织拍摄散斑图,获得透明化试剂处理前后以及除去试剂后的一系列组织图像。此时获得的所有图像数据即为原始数据。

高质量的图像均源于充足的原始数据。在实验过程中务必注意原始数据的合理收集和保存,以为后续数据处理提供原材料。

9.4.7 数据处理

庞杂的原始数据经过一定的处理之后才能用于后续分析。数据处理的过程可由简单到复杂,简单过程如经过初步计算,可以得到透明化组织中的血流速度,从而获得血流的二维分布情况,并可通过不同颜色将不同性质的血管进行标记,从而用于分析某局部组织中血管密度、血管种类等;相对复杂的过程则是对原始图像中各个数据点进行一定的变换,重建图像。

LSCI 系统的数据处理基本原理如下。时域散斑对比图像(speckle temporal contrast image)是 LSCI 系统数据处理的第 1 步结果,可通过按一定的时序计算图像每个像素点的时域散斑对比度(speckle temporal contrast)获得。像素点(i, j)处的对比度 C 可由以下公式计算:

$$C_{i,j} = \sigma_{i,j}/\langle I_{i,j}\rangle = \left(\frac{1}{N-1}\sum_{n=1}^{N}[I_{i,j}(n)-\langle I_{i,j}\rangle]\right)^{1/2}/\langle I_{i,j}\rangle$$

其中 $I_{i,j}(n)$ 是在第 n 幅散斑图像中像素点 (i,j) 处的 CCD 计数，$\langle I_{i,j} \rangle$ 是所获得的 n 幅散斑图像中像素点 (i,j) 处 CCD 计数的平均值。

普通照片与时域散斑对比图的对照如图 9-12 所示。图 A 为单独使用 PEG400 处理后所拍摄的普通照片，此时透明化效果一般，血管较为模糊；图 B 为混合使用 PEG400 与噻酮之后所拍摄的时域散斑对比照片，可见图像质量提高，该区域血管分布明显清晰，出现许多血管分支。时域散斑对比照片证明了试剂的局部应用可降低血管的时域对比度，从而更清晰地呈现血管。

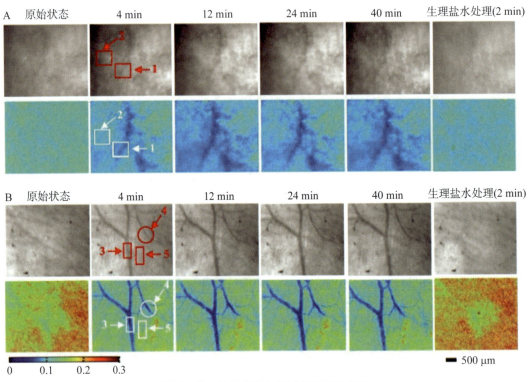

图 9-12 普通照片与时域散斑对比照片

A. 单独使用 PEG400 处理 4、12、24、40 min 以及生理盐水处理 2 min 后拍摄图像；B. 混合使用 PEG400 与噻酮处理对应时间后拍摄图像。引自 Zhu D, Larin K V, Luo Q, et al. Recent progress in tissue optical clearing[J]. Laser Photon Rev, 2013, 7(5): 732-757.

NIR 成像的数据处理原理相对简单。通过 NIR 照射成像区域，系统获得该区域不同部位的红外吸收峰数据，通过计算机处理得到三维图像。

在实际操作过程中，由于情况的复杂性，可能会出现各种问题，如实验动物的配合情况、试剂配制的浓度、成像仪器的参数设置以及最后的成像质量等。可以通过偏差分析了解各种问题出现的原因并进行修正，从而使实验结果达到最优。

熟悉在体透明化操作步骤是顺利开展实验的重要基础。科学家们通过探索得到的较为合理的实验手段，未来还需要进一步充实和完善。

9.5 四维数据处理与应用

四维图像,即在三维图像的基础之上增添了时间维度所得到的图像,可使三维图像按时间顺序展开,从而反映动物组织细节随时间发生的变化。前文中提及的三维图像是静态图像,只能反映某一时刻动物透明化组织局部的血管分布等信息;而若需要得到动态图像,对动物组织进行实时观测,则需要对四维数据进行采集和处理。

来看一个有趣的例子。研究人员在研究果蝇变态发育时,为得到成蛹阶段不同时间果蝇形态变化,对蛹的形态进行时间维度的监测。这不仅要求成像过程中动物仍然处于在体状态,还需要有较好的透明化技术及四维成像技术支撑,使对茧内发生事件进行记录成为可能。光学投影层析成像(optical projection tomography,OPT)是一种通过对标本进行不同角度的投射(类似 X-CT),从而重建三维立体图像的技术,可被用于在体透明化实验。它可以有效减少标本表皮散射对成像的影响,从而获得较高质量的三维图像。然而若要获得四维图像,现有的 OPT 技术未能顺利完成,于是研究人员创新性地构建了螺旋光学投影层析成像(helical optical projection tomography,hOPT),可以同时对多只蛹进行三维成像,从而实现四维成像。

hOPT 拥有与 OPT 几乎相同的功能,可通过标本的旋转及测定不同角度投射标本产生的荧光重建获得 360°的三维图像。其特殊之处在于"helix",即螺旋。标本在旋转过程中,还沿一条螺旋轨道垂直运动(图 9-13),每次激发视场时,保证标本旋转 1 周。其图像重建过程与 OPT 类似,但还需要额外计算螺旋在竖直方向的移动速度(以像素/秒为单位)。实验结果令人满意,研究人员成功实现了蛹发育过程的可视化,呈现了果蝇变态发育的重要过程。该项实验提示我们,可通过创新透明化成像方式和优化数据采集方式,将重建图像由最初的静态三维图像转变为"动态"的四维图像。就其应用而言,后者在在体透明化发展的后期阶段,在实现该技术从科研走向临床的过程中可起到更为重要的作用,因为我们需要的不仅是患者的某一病变组织

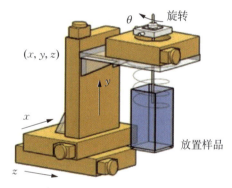

图 9-13 hOPT 成像系统示意
中央细杆用于实现螺旋移动。引自 Arranz A,Dong D,Zhu S,et al. In-vivo optical tomography of small scattering specimens:time-lapse 3D imaging of the head eversion process in Drosophila melanogaster [J]. Sci Rep,2015,4(7325):1-5.

在某一时刻的状态,该组织随时间发生变化的信息同样对疾病诊断和治疗有重要影响。

除上述提到的成像技术外,还可通过多种方法尝试获得四维数据,重建四维图像。由于增加了时间维度,四维数据较三维数据更为庞大,处理的难度也明显增加。但其根本过程与三维数据处理相似,关键仍然在于对不同角度下拍摄图像的收集和分析,最终实现图

像重建。若能找到操作简易且成像质量优良的四维在体透明化成像方式,在体透明化技术在临床应用方面一定能有更为广阔的前景。

9.6 在体透明化技术应用前景

近几年,透明化技术处于蓬勃发展阶段,实验相关试剂、操作方法、成像手段等不断取得新的突破,实验成果——立体图像的质量不断提高,使人们对于动物深层组织特性的研究不断深入。与之相伴的在体透明化技术则以其特殊的优势获得了广泛的关注,新的发现、新的改进层出不穷,使其展现出了极大的发展潜力。在此背景下,我们需要更深入地探讨在体透明化技术未来的发展可能及使用方向,并尽可能规避其可能带来的负面效应,使之以更成熟的姿态应用于广大科研和临床工作。

9.6.1 在体透明化技术的未来发展方向

在体透明的特点决定了其操作实现方面的复杂性,因此对其所涉及的各环节均有较高的要求。其主要的发展方向列举如下。

(1) **透明化效果提高**　组织的透明化效果与局部的透明化试剂种类和浓度相关。成熟的物理操作方法和有效的化学增强剂都能较好地提高透明化效果,这要求进一步的实验来创新可行的动物操作方式(如对动物局部组织进行按摩)以及发现新的、强效的透明化试剂,并探索最合适的试剂浓度配比。在这一过程中,同样需要考虑新方式对动物的影响,如按摩是否会干扰动物原有的血管分布,强效试剂是否会对动物产生毒害作用。

(2) **试剂更安全**　在体透明化技术的安全性是该技术受到争议的原因。在实现在体透明过程中,要求试剂能够顺利渗透入皮肤,且渗透深度越大,透明化效果越佳,这对实际操作提出了极高的要求。近年来大量的研究针对在体透明化试剂特性展开,以期得到不同试剂对组织的形态发生(morphology)、微结构(microstructure)以及功能的影响,从而找到合适的试剂。

(3) **处理部位更多**　目前已开展并取得成果的在体透明化实验所处理的动物部位主要为皮肤,而体外透明的处理部位已扩展至大脑、骨骼、黏膜、巩膜等。对于在体透明而言,实现上述组织的透明化难度较高,如实现骨骼在体透明,试剂需要有极强的渗透力,且成像过程需排除骨骼外其他组织的干扰。这不但对实验操作手段提出了极高的要求,也急需实验思路的创新,从而使在体透明化技术取得突破。

(4) **成像手段进步**　成像手段较单一是制约现阶段在体透明化技术发展的原因之一。图像清晰度低、成像范围小、成像速度慢、图像数据量极大等都是成像手段的不足之处。在体透明化技术未来发展要求更为先进的成像技术,辅助一系列相关处理,提高在体透明最终输出结果的质量。

现阶段该技术尚未成熟,仍有极大的发展空间,另外在体透明化技术的发展需要有一定的科研投入和创新。了解在体透明的基本原理,并在现有技术基础上拓展新的研究方式和临床应用,是该技术未来发展的必经之路。

9.6.2 在体透明化技术的临床应用

目前,在体透明仍处于科研攻关阶段。相较于离体透明,在体透明更具临床应用价值,因而实现该技术的临床应用是诸多研究人员的目标。科学家们希望通过对患者局部组织的无创处理获得深层信息,从而对该区域组织的疾病状态进行分析,如了解患者局部血管分布和形状、血流特征等,以给予患者针对性的治疗。

一般透明化试剂需要考虑的主要问题为组织的渗透性与成像有效性,而在体透明化试剂除上述 2 点外,还需要考虑试剂的安全性、时间窗和可逆性。目前的动物在体透明化实验仍不能完全排除试剂对动物的毒性作用;在实验结束后,通过局部生理盐水处理,能较完全地除去试剂,动物经一段恢复期后长出毛发,又可进行新一轮的实验。

成像方面,由于在体透明的目标组织处于在体状态,不能如体外透明一般制作切片,这就要求成像系统具有足够的焦深。在成像过程中,可通过标本的旋转和移动实现不同角度、不同层级图像的拍摄,从而使较大范围、厚度的组织图像拍摄成为可能。

除此之外,在体透明还可通过降低皮肤对光线的散射,促进光线的渗透,并应用于对患者进行光线治疗(phototherapy),如激光文身去除术。总体而言,在体透明走向临床仍需要克服较大的障碍。尽管在体透明化技术正处于起步阶段,我们仍然对其未来的发展和应用保持乐观。未来,在体透明化技术将不再局限于表皮处理,或许还可实现更深层组织的在体透明成像。在体透明化技术将以其独特的作用在医学发展道路上扮演重要角色,在疾病诊断和治疗方面有更广泛的临床应用。

(卢文涵)

参考文献

1. Arranz A, Dong D, Zhu S, et al. In-vivo optical tomography of small scattering specimens: time-lapse 3D imaging of the head eversion process in Drosophila melanogaster[J]. Sci Rep, 2015, 4(7325):1-5.

2. Carter E A. Spectrochimica acta part A: molecular and biomolecular spectroscopy. Editorial[J]. Spectrochim Acta A Mol Biomol Spectrosc, 2011, 80(1):1.

3. Chun W, Do D, Gweon D G. Design and demonstration of multimodal optical scanning microscopy for confocal and two-photon imaging[J]. Rev Sci Instrum, 2013, 84(1):013701.

4. Feng Y, Zhu S, Antaris A L, et al. Live imaging of follicle stimulating hormone receptors in gonads and bones using near infrared II fluorophore[J]. Chem Sci, 2017, 8(5):3703-3711.

5. Frangioni J V. In vivo near-infrared fluorescence imaging[J]. Curr Opin Chem Biol, 2003, 7(5):626-634.

6. Hong G, Diao S, Chang J, et al. Through-skull fluorescence imaging of the brain in a new near-infrared window[J]. Nat Photonics, 2014, 8(9):723-730.

7. Kamolz L P, Andel H, Auer T, et al. Evaluation of skin perfusion by use of indocyanine green video angiography: rational design and planning of trauma surgery[J]. J Trauma, 2006, 61(3):635-641.

8. Karande P, Jain A, Ergun K, et al. Design principles of chemical penetration enhancers for transdermal drug delivery[J]. Proc Natl Acad Sci, 2005, 102(13):4688-4693.

9. Lee J H, Lee S, Gho Y S, et al. Comparison of confocal microscopy and two-photon microscopy in mouse cornea in vivo[J]. Exp Eye Res, 2015, 132:101-108.

10. Mao Z, Zhu D, Hu Y, et al. Influence of alcohols on the optical clearing effect of skin in vivo[J]. J Biomed Opt, 2008, 13(2):021104.

11. Wang J, Zhang Y, Xu T H, et al. An innovative transparent cranial window based on skull optical clearing[J]. Laser Phys Lett, 2012, 9(6):469-473.

12. Wen X, Jacques S L, Tuchin V V, et al. Enhanced optical clearing of skin in vivo and optical coherence tomography in-depth imaging[J]. J Biomed Opt, 2012, 17(6):066022.

13. Wen X, Mao Z, Han Z, et al. In vivo skin optical clearing by glycerol solutions: mechanism[J]. J Biophoton, 2010, 3(1-2):44-52.

14. Zhu D, Larin K V, Luo Q, et al. Recent progress in tissue optical clearing[J]. Laser Photon Rev, 2013, 7(5):732-757.

15. Zhu D, Wang J, Zhi Z, et al. Imaging dermal blood flow through the intact rat skin with an optical clearing method[J]. J Biomed Opt, 2010, 15(2):026008.

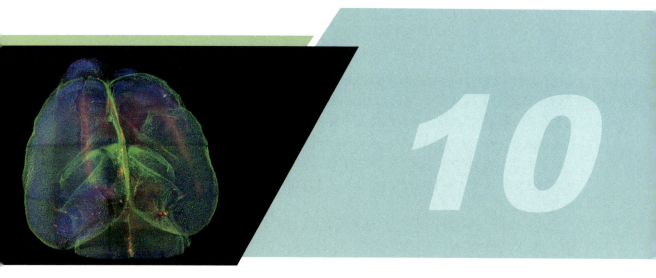

10 透明化技术展望

> 我相信我们应该在一种理想主义中去寻找精神上的力量,这种理想主义既要能不使我们骄傲,又能使我们把希望和梦想放得很高。
>
> ——居里夫人

神经科学始终处于科学发展的前沿。从20世纪90年代开始,美国就逐步加大对脑科学研究的支持力度,并宣布20世纪最后10年为"脑的十年"。2013年4月2日,奥巴马政府公布"推进创新神经技术脑研究计划",简称"美国脑计划",旨在探索脑工作机制、绘制脑功能图谱,开发出针对各种脑疾病的治疗措施,并发展人工智能(artificial intelligence,AI)。随后,日本和欧盟相继开展本国的"脑计划",整合有关人脑的已有知识和最新发现,通过构建模拟人类大脑活动模型,加深对人脑功能及其异常的认识,并开发新的计算机和机器人技术。

在此背景下,中国的"脑计划"也紧随其后,提出"一体两翼"架构,即以基础研究为主体,以诊断和治疗重要的脑疾病和发展AI与脑科学结合的脑机智能技术为两翼,从"理解脑""保护脑""模拟脑"这3方面形成有中国特色的"脑计划"。

神经科学的快速发展使人们能够越来越深入地了解脑的复杂活动和功能。通过光遗传学、药理学、转基因动物、电生理、神经活动光学成像等研究,兴奋或抑制特定的神经元环路,可精确控制行为过程中神经系统内的特定细胞和投射。同时,又可以利用互补的技术研究这些细胞的自然活动模式和行为过程中的投射,获得对组织结构的深入了解。

结构研究和功能研究技术手段的进步不仅在神经科学领域,而且在医学、生物学等领域也已经为科学研究提供了新的技术途径,使我们能够更精确地分析和评估一系列生物系统的结构和功能。

透明化三维成像技术将利用可视化、大数据,引领科学革命性的进步,其展望主要表现在以下几个方面。

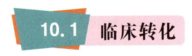

10.1 临床转化

就目前而言,透明化技术仍是一种费时、费力、昂贵且复杂的研究手段。面对临床组织标本的取材、人体组织的透明、抗体染色、大尺寸标本扫描成像的设备和大数据的分析等多个环节的挑战,透明化技术的临床应用推广尚待时日。

尽管临床病理学借助完整的理论体系、百年的经验积累、活检取材手段的进步和与新近AI技术的结合,能提高病理诊断的准确性,但以病理切片为主的微小空间的生物学特征差异会影响诊断和后续治疗。例如,前哨淋巴结的活检评估对于检测肿瘤早期扩散和转移至关重要。然而,指南建议每个淋巴结只读取1张切片,或每间隔2 mm进行切片,以获取恶性肿瘤的证据,结果导致诊断的假阴性率高达5%~10%或更多。此外,许多病理组织表现出高度异质性,例如,肿瘤的有丝分裂活性不均匀,因而从间距较大的切片取样的偏倚导致诊断可靠性低至40%。

10 透明化技术展望

传统的将样本分割成二维切片的方法难以准确定位和定量分析,而借助计算机图像分析软件,三维成像将解决这一难题。如,对肿瘤边缘而言,二维切片难以完全捕捉到复杂的表面形态。因为肿瘤细胞中低分化生长、肿瘤血管异常生成模式、导管完整性和肿瘤组织浸润周围组织的深度和方式,可以借助软件精确计算表面积和体积、肿瘤与周围组织关系等。同时,透明后的组织标本,仍保持与核酸和蛋白质相容的优点。利用核酸探针、小分子染料或抗体,能够在同一样品中进行多轮染色,保持内源性荧光信号的强度,达到基因鉴定、类型验证、药物筛选等精确判断(图 10 - 1)。

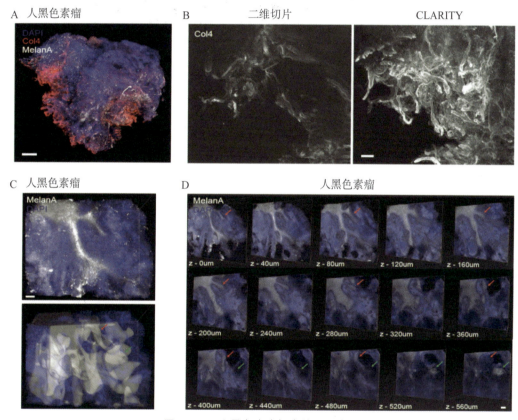

图 10 - 1 人黑色素瘤标本的三维诊断

A. 活检标本透明、染色和抗体标记,或者从组织库获得的病理样本成像。人黑色素瘤冷冻活检标本嵌入 A1B1P4 水凝胶中,在 37℃下透明 2 周,用 Col4、MelanA 抗体和 DAPI 标记,在共聚焦显微镜上成像。标尺为 500 μm;B. 与二维光学切片相比,三维成像使复杂组织可视化,更加清晰。用 Col4 抗体标记脉管系统,MelanA 抗体标记黑色素瘤细胞。标尺为 50 μm;C、D. 三维图像使复杂的肿瘤边界可视化,在连续切片中发现剧烈变化的结构,如肿瘤附属结构或衍生物(箭头),可用三维软件 Imaris 连续切片功能或通过手动体积重构功能进行展示和评估。引自 Hsueh B, Burns V M, Pauerstein P, et al. Pathways to clinical CLARITY: volumetric analysis of irregular, soft, and heterogeneous tissues in development and disease [J]. Sci Rep, 2017, 7(5899):1 - 16.

透明化技术可用于难以明确诊断的感染性疾病病原体(如细菌、病毒、寄生虫或虫卵)的定性、定位和定量评估,为临床提供可视化诊断和治疗依据(图 10 - 2)。

透明后的组织标本仍可进行病理诊断的工作流程见图 10 - 3。人胰腺样本透明后可进行染色、标记,使用显微镜成像,样品存储在 PBST 缓冲液中。透明后的样本仍可在临床

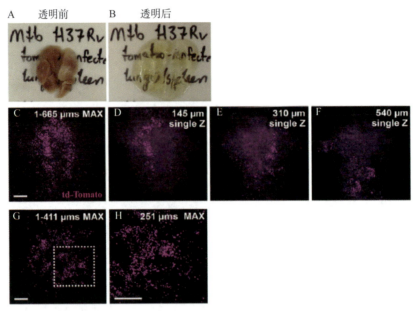

图 10-2 用 PACT 法透明的小鼠肺中可见荧光标记的结核分枝杆菌感染

A~B. 透明前后的小鼠肺。C~F. 用共聚焦显微镜 20 倍物镜镜头拍摄的肺部感染约 350 CFU td-tomato 表达的结核分枝杆菌,扫描的距离是肺叶表面到 665 μm 深的最大投影图像和不同 Z 平面的扫描截图。G. 在 10 倍物镜下拍摄的最大投影为 411 μm 的图像。H. G 图局部细节深度 251 μm 处的放大图。标尺为 100 μm。单个 Z 平面截图在 Fiji/ImageJ 中进行了伽马值调整以保证不同层面的清晰度。引自 Cronan M R, Rosenberg A F, Oehlers S H, et al. CLARITY and PACT-based imaging of adult zebrafish and mouse for whole-animal analysis of infections[J]. Dis Model Mech, 2015, 8(12):1643-1650.

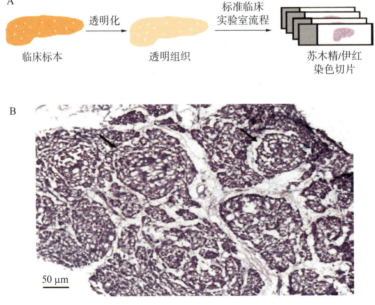

图 10-3 透明后组织标本的病理诊断

A. 组织处理流程示意图。应用 CLARITY 法对人胰腺样本透明、染色和成像后,将组织储存在 PBST 溶液中,进行后续组织冰冻切片和苏木精/伊红染色分析。B. CLARITY 透明处理后的胰腺样本经苏木精/伊红染色,仍可显示组织完整结构,如胰岛(箭头)。图像在光镜 10× 下拍摄。引自 Hsueh B, Burns V M, Pauerstein P, et al. Pathways to clinical CLARITY: volumetric analysis of irregular, soft, and heterogeneous tissues in development and disease [J]. Sci Rep, 2017, 7(5899):1-16.

病理实验室进行冷冻切片处理和常规 HE 染色。透明人胰腺样本的 HE 染色标记仍能可靠地标记完整结构,如箭头所示的胰岛。图像是在 10 倍放大的光镜下拍摄。

透明化技术三维成像将在不远的将来广泛应用于临床病理诊断上,通过提高透明速度、抗体相容性和渗透力,以及配套强大的计算机扩展分析工具后,可推广到各种临床应用。2019 年发表在 PNAS 上的 FOCM 透明化技术,可以在 2 min 内透明 300 μm 的组织样品,为临床标本快速透明提供了新方法。进一步,还可设计配合病理诊断的核酸探针、染料和抗体,降低成本,提高标本三维成像速度和分析水平,可预期在 1 周内出具详细精确的病理诊断报告。

10.2 精准医疗

在复杂的组织器官,针对成千万上亿的细胞,肉眼不一定能轻易分辨,现在借助计算机独一无二的采集和高效提取数据集的技术,就可以从空间角度和时间模式下寻找在复杂大脑或其他组织中的多样性、高分辨率结构和功能数据集。

例如,在精神疾病诊断和治疗中,临床上仍主要依赖主观的患者自我陈述和医生检查量表,即使称为量表也不能准确定量。这就是目前诊断学的现状。当然,临床诊断也一直在寻求进步,根据脑电图和其他生物标记努力推断脑功能和活动水平,并开始进行基因测试。但这些还远没有达到典型和共识的临床诊断标准,并影响临床诊断或治疗。如 2 个病人可能都诊断为抑郁症,但他们可以有完全不同的症状。因此,需要针对特定患者进行个性化的量化评估,这将指导为患者应用不同治疗手段,包括新的、明确根源的神经环路治疗。这正是与精神病学一样的医学各学科所需要的诊断和治疗的精准、量化和可重复。

目前,在模式动物上已经应用神经生物学技术手段获得全脑细胞分辨率活动——定义行为的跟踪信息的经验,确定在不同行为活动和疾病状态下全脑的时空活动模式,从而形成大数据库。在肿瘤诊治上,也因为肿瘤组织和周围组织结构复杂的微环境理化作用,可以通过加强数学建模、标准化体外模型的表征重视、透明化三维成像和生理学实验设计,综合考虑这些因素将增强体外肿瘤模型的可靠性、加强生物学理解和加速治疗探索,最终优化临床治疗。

精准医疗不仅仅停留在基因组、蛋白组或转录组的测序上,还要从宏观和整体进行生物信息与大数据科学交叉应用(图 10-4),对于大样本人群与特定疾病类型进行生物标记物的分析与鉴定、验证与应用,从而精确找到病因和治疗靶点,并对一种疾病的不同状态和过程进行精确分类,最终实现对疾病和特定患者进行个性化精准治疗的目的,提高疾病诊治与预防的效益。

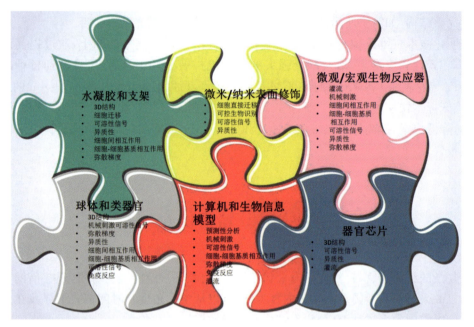

图 10-4 目前可以实现肿瘤组织精准诊断和治疗的各种生物学工具

引自 Bregenzer M E,Horst E N,Mehta P,et al. Integrated cancer tissue engineering models for precision medicine[J]. PLoS One. 2019,14(5):e0216564.

10.3 3D 打印

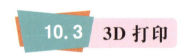

3D 打印与透明化技术结合主要体现在两方面:一是对现有透明化技术的改进和优化装置;二是对透明化成像获得的三维生物信息大数据进行特定组织结构的重建。目前此方面的研究报道不多,后者更具应用前景和挑战性。

10.3.1 3D 打印装置在透明化三维成像技术上的应用

3D 打印的成本已经大幅降低,现在许多科研实验室都能设计和应用。3D 打印可应用于定制实验室设备装置的开发,如图 10-5 所示的 3D 打印装置和新的脑组织透明化技术 CLARITY 的应用。打印需要一个简单免费的在线软件工具、商业化的 3D 打印设备和打印原材料。使用标准的 3D 打印机,应用一种迭代方式(重复反馈的过程活动)生产出一个大脑切片室和一个结合抗体染色及成像室的研究级零件,成本较商用设备明显减少,打印参数如表 10-1 所示。3D 打印为研究人员提供了一种可复制、灵活、简单和经济有效的方法,以生产采用快速新方法所需的设备装置。

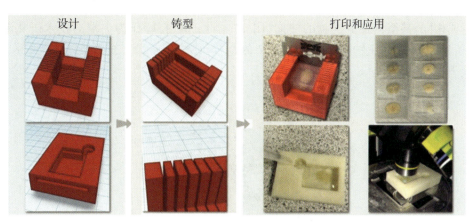

图 10-5　利用 3D 打印设计和制作脑透明成像所需的大脑切片室、抗体染色和成像室

引自 Tyson A L, Hilton S T, Andreae L C. Rapid, simple and inexpensive production of custom 3D printed equipment for large-volume fluorescence microscopy[J]. Int J Pharm, 2015, 494(2): 651-656.

表 10-1　用于脑透明成像的 3D 装置的打印参数

模型	脑切片模具	染色(成像)腔
打印机	MakerBot Replicator Mini	MakerBot Replicator 2X
打印丝	PLA	ABS
支架	No	Yes
橡	Yes	Yes
填补空间(%)	10	15
框架	2	2
层高(mm)	0.2	0.1
挤压机温度(℃)	230	230
搭建台温度(℃)	N/A	120
挤压机挤压速度(mm/s)	90	90
挤压机运动速度(mm/s)	150	150
模型重量(g)	24.55	12.19
模型估价($)	0.69	0.34
打印时间(h)	3	2

注：模型使用 Tinkercad 软件(www.tinkercad.com)设计，并作为立体光刻(STL)文件导出到 Makerbot 桌面打印机进行打印。使用 Makerbot Industries、LLC 公司生产的 Makerbot Replicator Mini[使用聚乳酸(PLA)长丝]或 Makerbot Replicator 2X[使用丙烯腈-丁二烯-苯乙烯(ABS)长丝]。PLA 和 ABS 长丝购自 3D FilaPrint 公司(英国)。打印后用游标卡尺检验模型尺寸

10.3.2　3D 生物打印和透明化三维成像

3D 生物打印技术是一种以计算机三维模型为"图纸"，装配特制"生物墨水"，最终制造出人造器官和生物医学产品的新科技手段。3D 生物打印主要是用计算机辅助积累制造技术(computer aided manufacturing, CAM)，精确控制生物材料、生物细胞、生长因子等在整

体三维结构中的位置、组合和相互作用,使之具有生物活性,并能实现与目标组织或生物器官接近或相同,甚至具备更优越的功能(图 10-6)。3D 打印作为尖端的技术研究涉及医学、电子学、工程学和生物学等一系列复杂的整合,往往会有很多技术难题,需要科学家去攻关突破。

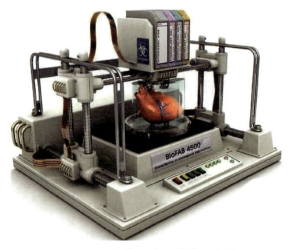

图 10-6　生物 3D 打印设备示意图

3D 生物打印最关键的"图纸"可利用透明化三维成像技术获取、采用、分析和优化。透明化三维成像技术利用原本生物器官的组织特性,不仅在整体器官水平,而且在分子水平,精确地、保真地提供特定组织细胞的空间定位、细胞类型、成分组成、微环境、血管和神经等脉管系统的分布走行和相互关系。除了提供正常形态结构组织架构,透明化三维成像还能呈现病理状态下组织器官的变形、变异,分析与正常组织的关系,利用 3D 生物打印材料相容、匹配、弥补、修复病变坏死的组织器官(图 10-7)。

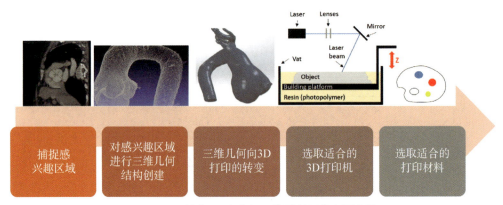

图 10-7　创建 3D 生物打印模型所需的主要步骤

引自 Garcia J,Yang Z L,Mongrain R,et al. 3D printing materials and their use in medical education: a review of current technology and trends for the future [J]. BMJ Stel,2018,4(1):27-40.

目前,3D生物打印的图像来源可以是CT、MRI和超声检查(如超声心动图)等任何3D成像数据集,但图像格式需要转换。已有心脏、肝脏(图10-8)、血管、颅颌面、肌肉、骨骼、生殖器和乳腺等多种可成功进行3D打印的样品,可以用于教学、虚拟手术(数字化外科规划、计算机辅助手术模拟)、类器官、药物筛选、确定临床方案等。

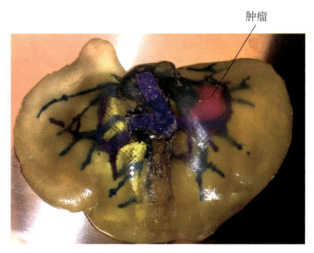

图10-8 皇家维多利亚医院(加拿大蒙特利尔)的一名患者进行肝脏肿瘤手术计划前进行的3D多色打印肝脏肿瘤(粉红色)

打印成品包括门静脉、肝静脉和肿瘤

10.4 人工智能

人工智能(AI)已开始广泛应用于医疗领域,目前在病理诊断和机器人手术中展现出强大的能力和效率。由谷歌旗下DeepMind Health公司、英国Moorfields眼科医院、英国国立医疗服务(national health service,NHS)信托基金和伦敦大学学院眼科研究所共同创建的AI系统,可以分析视网膜并进行诊断,如青光眼、年龄相关性黄斑变性、糖尿病性视网膜病变等50多种眼疾,准确率高达94%,与顶级人类专家的准确率不相上下。该系统不仅可以给出诊断,还可以提供治疗建议,为医生解释为什么选择特定建议,并显示对建议治疗过程的可能效果。

AI可以识别二维的医学影像(图10-9～图10-11),但是对于三维的医学影像分析效果不是很理想。三维图像需要通过AI深度学习、优化算法、大数据分析等才能实现应用于三维医学影像的高效分析。透明化三维成像和特异性标记的三维图像会使AI通过运算识别变得简单而清晰,从而提高三维诊断的效率和准确率。

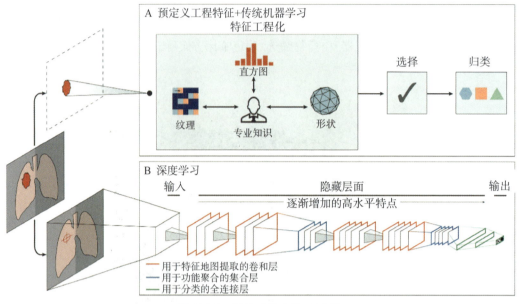

图 10-9　医学成像中的 AI 方法

此示意图概述了 2 种 AI 方法,用于典型的分类任务,例如诊断良性或恶性可疑病变。A. 第 1 种方法依赖于基于专家知识从感兴趣区域提取的图像特征。肿瘤特征包括肿瘤体积、形状、质地、强度和位置。选择最显著的特性并将其输入机器学习分类器。B. 第 2 种方法使用深度学习,不需要区域标示。在深度学习期间,它包括多个层面图像同时进行特征提取、选择和最终分类。随着层面累积,学习越来越高级的功能,早期的层面图像可能学习抽象的形状,如线条和阴影,而其他更深层的层面图像可能学习整个器官或组织。Hosny A,Parmar C,Quackenbush J,et al. Artificial intelligence in radiology [J]. Nat Rev Cancer,2018,18(8):500-510.

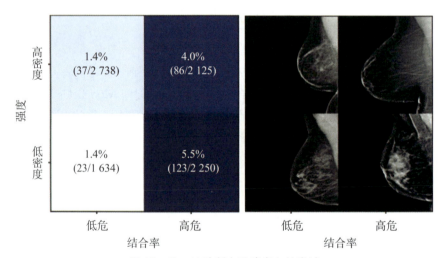

图 10-10　AI 诊断在乳腺癌上的尝试

麻省理工学院与马萨诸塞州综合医院的 AI 模型根据密度值和混合深度学习风险评估乳腺癌发病率。引自 Hosny A,Parmar C,Quackenbush J,et al. Artificial intelligence in radiology [J]. Nat Rev Cancer,2018,18(8):500-510.

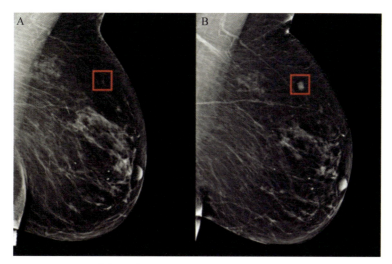

图 10-11　AI 诊断提前 4 年提示一位女性患乳腺癌风险处于高危状态

A. 4 年前；B. 患病时。引自 Hosny A, Parmar C, Quackenbush J, et al. Artificial intelligence in radiology [J]. Nat Rev Cancer, 2018, 18(8): 500-510.

早期的 AI 有着非人的表现和不同程度的成功。目前,我们看到的是窄任务特定的 AI 应用,人能够匹配并偶尔超过 AI。预计未来几年,通用 AI 将在特定应用领域超越人类。人类可能会从与 AI 的互动中受益,从而使他们达到更高的智能水平(图 10-12)。

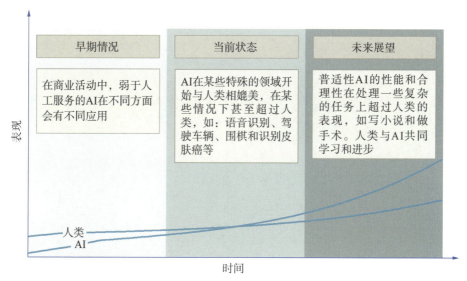

图 10-12　AI 与人类智能

透明化技术最终帮助实现的医学组织器官三维成像,将推动医学与现代多个先进科学技术的融合、发展,为人类解开生命的奥秘提供技术手段,为人类健康事业打开崭新的前景。引自 Hosny A, Parmar C, Quackenbush J, et al. Artificial intelligence in radiology [J]. Nat Rev Cancer, 2018, 18(8): 500-510.

（冯　异　诸玉霞）

参考文献

1. Bregenzer M E, Horst E N, Mehta P, et al. Integrated cancer tissue engineering models for precision medicine[J]. PLoS One. 2019,14(5):e0216564.

2. Cronan M R, Rosenberg A F, Oehlers S H, et al. CLARITY and PACT-based imaging of adult zebrafish and mouse for whole-animal analysis of infections[J]. Dis Model Mech, 2015, 8(12):1643 1650.

3. Garcia J , Yang Z L, Mongrain R, et al. 3D printing materials and their use in medical education: a review of current technology and trends for the future [J]. BMJ Stel, 2018,4(1):27-40.

4. Hosny A, Parmar C, Quackenbush J, et al. Artificial intelligence in radiology [J]. Nat Rev Cancer, 2018, 18(8):500-510.

5. Hsueh B, Burns V M, Pauerstein P, et al. Pathways to clinical CLARITY: volumetric analysis of irregular, soft, and heterogeneous tissues in development and disease [J]. Sci Rep, 2017,7(5899):1-16.

6. Murray E, Cho J H, Goodwin D, et al. Simple, scalable proteomic imaging for high-dimensional profiling of intact systems[J]. Cell, 2015,163(6):1500-1514.

7. Schnapp E, Breithaupt H. Understanding the brain in health and disease[J]. EMBO reports, 2017, 18(6):873-877.

8. Tyson A L, Hilton S T, Andreae L C. Rapid, simple and inexpensive production of custom 3D printed equipment for large-volume fluorescence microscopy[J]. Int J Pharm, 2015,494(2):651-656.

9. Zhu X, Huang L, Zheng Y, et al. Ultrafast optical clearing method for three-dimensional imaging with cellular resolution[J]. Proc Natl Acad Sci, 2019,116(23):11480-11489.

附录 A 计量单位表

中文名称	英文名称	单位符号
米	meter	m
厘米	centimeter	cm
毫米	millimeter	mm
微米	micrometer	μm
天	day	d
小时	hour	h
分钟	minute	min
秒	second	s
千克	kilogram	kg
克	gram	g
毫克	milligram	mg
升	litre	L
毫升	milliliter	ml
微升	microliter	μl
摩尔	mole	mol
摄氏度	celsius	℃
赫兹	hertz	Hz

附录 B 缩略词表

中文	英文缩写	英文全称
1-乙基-3-(3-二甲基氨基丙基)碳二亚胺	EDC	1-ethyl-3-(3-dimethy laminopropyl) carbodiimide
4′,6-二脒基-2-苯基吲哚	DAPI	4′,6-diamidino-2-phenylindole
β-微管蛋白	Tuj1	beta-tubulin
γ-氨基丁酸	GABA	gamma-aminobutyric acid
胆碱乙酰转移酶	ChAT	choline acetyltransferase
地高辛	DIG	digoxigenin
蛋白质基因产物9.5	PGP9.5	protein gene product 9.5
电泳组织透明	ETC	electrophoretic tissue clearing
多聚甲醛	PFA	paraformaldehyde
芳香酶	CYP19	aromatase
胶质纤维酸性蛋白	GFAP	glial fibrillary acidic protein
造血干细胞抗原	CD34	hematopoietic progenitor cell antigen CD34
酪氨酸羟化酶	TH	tyrosine hydroxylase
离子化钙结合适配体分子-1	Iba1	ionized calcium-binding adaptor molecule-1
磷酸缓冲盐溶液	PBS	phosphate buffered saline
磷酸盐缓冲液	PBST	phosphate buffered solution
绿色荧光蛋白	GFP	green fluorescent protein
黄色荧光蛋白	YFP	yellow fluorescent protein
神经肽Y	NPY	neuropeptide Y
神经元细胞核	NeuN	neuronal nuclei
十二烷基硫化钠	SDS	sodium dodecyl sulfide
数值孔径	NA	numerical aperture
微管相关蛋白-2	MAP2	microtubule-associated protein-2
精氨酸加压素	AVP	argipressine
血管活性肠肽	VIP	vasoactive intestinal peptide
血管内皮生长因子	VEGF	vascular endothelial growth factor
血小板-内皮细胞黏附分子-1	PECAM-1	platelet-endothelial cell adhesion molecule 1
透明化试剂	OCA	optical clearing agent
组织透明化	TOC	tissue optical clearing
折射率	RI	index of refraction
苯甲醇和苯甲酸苄酯	BABB	benzyl alcohol and benzyl benzoate
二苄醚	DBE	dibenzyl ether
基于有机溶剂的器官三维透明成像	3DISCO	3-dimensional imaging of solvent-cleared organs

续 表

中文	英文缩写	英文全称
四氢呋喃	THF	tetrahydrofuran
二甲基亚砜	DMSO	dimethyl sulfoxide
二苯醚	DPE	diphenyl ether
聚乙二醇	PEG	polyethylene glycol
原肌球蛋白受体激酶 A/B/C	TrkA/B/C	tropomyosin receptor kinase A/B/C
人源全长重组蛋白	RET	(Human) recombinant protein
免疫组织化学技术	IHC	immunohistochemistry technique
被动透明化技术	PACT	passive clarity technique
2,2'-硫基二乙醇	TDE	2,2'-thiodiethanol
免疫荧光	IF	immunofluorescence
组织透明电泳仓	ETC	electronic chamber
工作距离	WD	working distance
最适切割温度	OCT	optimal cutting temperature
单克隆抗体	MAb	monoclonal antibody
多克隆抗体	PAb	polyclonal antibody
原位杂交技术	ISH	*in situ* hybridization technique
腺嘌呤	A	adenine
鸟嘌呤	G	guanine
胞嘧啶	C	cytosine
胸腺嘧啶	T	thymine
尿嘧啶	U	uracil
脱氧核糖核酸	DNA	deoxyribonucleic acid
核糖核酸	RNA	ribonucleic acid
内源性核糖核酸酶	RNase	ribonuclease
5-乙硫基四氮唑	ETT	5-ethylthio-1h-tetrazole
选择性平面照明显微镜	SPIM	selective plane illumination microscopy
感兴趣区域	ROI	region of interest
双光子共聚焦显微镜	TPCFM	two-photon confocal fluorescence microscopy
X线计算机断层扫描	X-CT	X-ray computed tomography
角质层	SC	stratum corneum
基于反射的共聚焦显微镜	CMR	confocal microscopy based on reflection
基于荧光的共聚焦显微镜	CMF	confocal microscopy based on fluorescence
吲哚菁绿	ICG	indocyanine green
近红外Ⅰ区	NIRⅠ	near infrared region Ⅰ
近红外Ⅱ区	NIRⅡ	near infrared region Ⅱ
促卵泡激素	FSH	follicle stimulating hormone
光学相干断层扫描	OCT	optical coherence tomography
激光散斑成像	LSCI	laser speckle contrast imaging
光学投影断层扫描	OPT	optical projection tomography
螺旋光学投影断层扫描	hOPT	helical optical projection tomography

附录C 组织透明化三维成像补充操作流程

1 生物组织样品准备

1.1 麻醉实验动物
腹腔注射麻醉剂,使实验动物处于深度麻醉状态。

1.2 心脏灌注处理
将处于深度麻醉状态实验动物的胸腔剪开,暴露心脏。经心脏依次灌注含有肝素(10 U/ml)的 0.1 mol PBS 和 4%多聚甲醛/PBS,对于大鼠等体积较大的实验动物可使用循环灌注泵进行灌注处理。若标记脉管系统,为提高标记效果则使用不含肝素 PBS 进行灌注处理。

1.3 组织器官准备
将灌注处理后的实验动物组织取出(如脏器、全脑、脊髓等)于足量 4%多聚甲醛中 4℃ 固定 1~2 d 后,将组织浸入 PBS 中洗涤 5 min,洗涤结束后可直接进行透明操作步骤。对于骨骼等硬组织的处理,可将其浸入 4%多聚甲醛中 4℃固定 1 d 后,浸入 30%蔗糖-PBS 中洗涤过夜。可根据实验目的决定是否需要切片及切片厚度,洗涤结束后可直接进行免疫染色和透明化操作步骤。

1.4 全身透明化准备
将实验动物灌注处理后,剔去皮肤并小心剪开颅骨和椎骨,注意不要损坏中枢神经系统的组织。此时,可立即进行全身透明处理,或者将小鼠整体浸入 0.1 mol/L PBS 中,4℃ 中最长保存 4 周。

2 uDISCO 技术

2.1 使用试剂

2.1.1 叔丁醇溶液
用超纯水配制浓度分别为 30%、50%、70%、80%、90%、96% 和 100% 的叔丁醇溶液,用于组织梯度脱水,使用前须保持溶液温度在 26℃ 以上以防止叔丁醇固体成分析出。

2.1.2 二氯甲烷溶液
组织去脂溶液。

2.1.3 BABB 溶液
分别量取苯甲醇溶液和苯甲酸苄酯溶液,常温下按体积比 1∶2 混合后即配制成 BABB 溶液。

2.1.4 BABB-D 溶液
按不同体积比混合 BABB 和二苯醚 2 种溶液后,加入终浓度为 0.4%维生素 E 以清除溶液中的过氧化物。

(1) BABB-D4 溶液　将 BABB 和二苯醚 2 种溶液常温下按体积比 4∶1 混合后,向溶液中加入终浓度为 0.4% 维生素 E 溶液。

(2) BABB-D10 溶液　将 BABB 和二苯醚 2 种溶液常温下按体积比 10∶1 混合后,向溶液中加入终浓度为 0.4% 的维生素 E 溶液。

(3) BABB-D15 溶液　将 BABB 和二苯醚 2 种溶液常温下按体积比 15∶1 混合后,向溶液中加入终浓度为 0.4% 的维生素 E 溶液。

2.2 实验步骤

2.2.1 组织免疫染色

对组织进行免疫染色时,首先用振荡切片机将组织切成厚度为 1 mm 切片,切片结束后对组织进行免疫染色处理。

(1) 切片预处理

1) 将组织切片置于 0.1 mol/L PBS 中洗涤 2 次,每次 50 min。

2) 洗涤结束后,将组织切片依次置于 50% 甲醇/0.1 mol/L PBS 和 80% 甲醇/0.1 mol/L PBS 溶液中各洗涤 50 min 后,转入 100% 甲醇溶液中洗涤 2 次,每次 1 h。

3) 将切片置于冰冷含有 5% 过氧化氢和 20% DMSO 的甲醇溶液中,4℃ 漂白过夜。

4) 漂白结束后,将切片浸入 100% 甲醇中洗涤 3 次,每次 45 min。

5) 将组织置于 20% DMSO/甲醇中洗涤 2 次,每次 45 min。

6) 将组织依次浸入 80% 和 50% 甲醇溶液中各洗涤 45 min,洗涤结束后,将组织置于 0.1 mol PBS 中洗涤 2 次,每次 45 min。

7) 最后将组织样品浸入 0.2% Triton X-100/PBS 中洗涤 2 次,每次 45 min。

(2) 切片免疫染色

1) 将经预处理后的组织切片置于含有 20% DMSO、0.2% Triton X-100 和 0.3 mol/L 甘氨酸的 PBS 中,37℃ 孵育过夜。

2) 孵育结束后,将组织置于含有 0.2% Triton X-100、10% DMSO、6% 山羊血清的 PBS 中,37℃ 孵育封闭 24 h。

3) 封闭结束后,将组织置于含有 10 mg/ml 肝素、0.2% 吐温-20 的 PBS(即 PTwH 溶液)中洗涤过夜。

4) 洗涤结束后,用含有 5% DMSO、3% 山羊血清/PTwH 溶液稀释一抗,37℃ 振荡条件孵育 6～8 d,孵育至第 3～4 d 更换一次新配制的抗体溶液。

5) 一抗孵育结束后,用 PTwH 溶液洗涤切片 4 次,每次 1 h。

6) 用含有 3% 山羊血清/PTwH 溶液配制二抗,将洗涤后的组织切片置于二抗溶液中,37℃ 避光振荡孵育 3～4 d,2 d 后更换一次新配制抗体溶液。

7) 二抗孵育结束后,将切片置于 PTwH 溶液中洗涤 5 次,每次 30 min。

8) 洗涤结束后,将组织置于含有 TO-PRO-3/PTwH 溶液中,室温振荡孵育 5 h。

9) 孵育结束后,将组织浸入 PTwH 溶液中洗涤 1 h,随后可继续透明化处理步骤,也可以暂时放置于 4℃ 0.1 mol/L PBS 中储存。

10) 对于人源组织及硬组织切片的免疫染色标记,则使用 PBSGT 作为缓冲液,该溶液的主要成分为含有 0.2% 明胶、0.5% Triton X-100 和 0.05% 叠氮化钠的 0.1 mol/L PBS,其他操作流程与前步骤相同。

2.2.2 组织器官透明化

将小鼠全脑或较小的组织样品放入 5 ml 离心管中,若为大鼠的器官组织或全脑、脊髓可将其放入 80 ml 玻璃槽内。将样品用锡箔纸覆盖,使其保持于黑暗条件下进行,整个孵育操作均在通风橱中低速旋转振荡条件下进行。

1) 将固定后的动物组织样品依次浸入 30%、50%、70%、80%、90%、96% 和 100% 叔丁醇溶液中。根据组织体积的大小,于 34~35℃ 振荡孵育 2~12 h。

2) 将组织浸入二氯甲烷溶液中室温孵育 45~60 min,对组织进行去脂处理(体积较小的组织,如小鼠脊髓或 1 mm 脑组织冠状切片可省略该处理)。

3) 将去脂后的组织浸入 BABB-D 溶液中孵育 2~6 h,直至组织样品变成光学透明状态。二苯醚含量较高的 BABB 溶液可较好地保存组织中的荧光信号(BABB-D15),而二苯醚含量较低的 BABB 溶液则可使组织呈现较高的透明度(如 BABB-D4)。建议将 BABB-D4 用于小组织,如脊髓或生物组织切片。BABB-D15 用于大组织。如用于大鼠全脑透明。而完整透明实验动物个体,则推荐使用 BABB-D10。

4) 样品可在 BABB-D 溶液中室温黑暗条件下中储存数周。建议尽快对透明好的组织样品进行成像,以获得最佳实验数据。

2.2.3 生物体全身透明化

全身透明化操作需借助循环灌注泵进行,在该过程中所有操作步骤均在通风橱中进行。

1) 借助循环灌注泵采用常规灌注方式对实验动物进行灌注处理,以确保在透明化处理期间动物体始终被溶液覆盖。在泵送溶液的过程中,始终将管道浸入溶液以避免泵送气泡。

2) 将灌注针头插入动物的心脏中并逐个循环灌注上述步骤中的每种化学试剂。当需要更换化学试剂时,需暂时关闭动力泵。用移液管将废液收集后,快速将玻璃槽内填充新溶液,尽量减少组织在空气中的暴露时间。

3) 最后,循环灌注 BABB-D10 溶液直至动物体达到完全透明状态(小鼠约持续灌注 6~12 h,大鼠持续灌注约 24 h)。建议尽快对透明好的组织进行成像,以获取最佳实验结果。

3 PEGASOS 技术

3.1 使用试剂

3.1.1 0.5 mol/L EDTA-Na₂ 溶液

用超纯水将 EDTA-Na$_2$·2H2O 完全溶解,用氢氧化钠固态粉末调节 pH 至 8.0 并定容完成后,高压灭菌室温保存备用,用于硬度较大的组织脱钙化处理。

3.1.2 组织脱色溶液

(1) 25% 乙二胺溶液 用超纯水配制成终浓度为 25% 的乙二胺溶液。

(2) **5%氨水溶液** 用超纯水配制,此操作需在通风橱内进行。配制完成后,将盛装试剂瓶口密封,防止刺激性气味溢出。

(3) **组织脱脂溶液** 用超纯水配制浓度分别为 30%、50%、70%叔丁醇溶液。同时,在溶液中添加终浓度为 3%乙二胺调节溶液,调 pH 至 9.5。

(4) **组织脱水溶液** 将叔丁醇、PEG-MMA-500 和乙二胺按体积比 70:30:3 均匀混合后,即配制完成。

(5) **透明溶液** 将苯甲酸苄酯、PEG-MMA-500 和乙二胺按体积比 75:25:3 均匀混合后,即配制完成(溶液折射率为 1.543)。新鲜配制的溶液为无色液体,黏度较低,建议 1 周后待溶液颜色呈微黄色后再使用,可使组织的透明度更好。

3.2 实验步骤

3.2.1 实验动物灌注处理

灌注处理方法同前文"生物组织样品准备"部分。

3.2.2 组织器官透明化

(1) **后固定** 将组织浸入 4%多聚甲醛溶液中进行后固定,后固定时间依据组织不同略有不同。一般硬组织(如骨骼等)在室温下后固定 12 h 即可,软组织须后固定 24 h。

(2) **组织脱钙** 此步骤为硬组织的透明化处理的必备步骤,软组织的透明化处理可省略该处理过程。将硬组织样品置于 0.5 mol/L EDTA 溶液中,37℃ 100 rpm 振荡处理 2~4 d,每日更换 EDTA 溶液 1 次。组织脱钙时间取决于骨骼的大小,成年小鼠股骨或下颌骨通常 4 d 可完全脱钙。

(3) **脱色** 将组织器官浸入 25%乙二胺溶液中,37℃ 100 rpm 振荡处理 1~2 d,每日更换溶液 1 次。若组织未灌注或颜色较深,可将其浸入 3%铵溶液中振荡处理 6 h,使组织充分脱色。

(4) **免疫染色** 此步骤可以根据实验需要进行选择。组织脱色处理后,用 PBS 洗涤样品 30 min。洗涤结束后,将样品浸入含有 10% DMSO、0.5%IgePal630 和 1×酪蛋白缓冲液的 0.01 mol/L PBS 中,室温封闭过夜;封闭结束后,将样品置于用封闭液稀释的一抗溶液中,4℃振荡孵育 72 h;一抗孵育结束后,用 PBS 室温洗涤组织 24 h;洗涤结束后,将组织样品浸入封闭液稀释的二抗溶液中,4℃避光振荡孵育 72 h;二抗孵育结束后,PBS 洗涤组织 6 h。

(5) **脱脂与脱水** 将样品浸入梯度 tB 溶液中脱脂处理 1~2 d,tB-PEG 溶液中脱水处理 2 d,37℃ 100 rpm 振荡处理。

(6) **透明** 将样品浸入 BB-PEG 溶液中,37℃ 100 rpm 振荡处理直至组织呈现澄清透明状态。

3.2.3 生物体全身透明化

将实验动物灌注处理后,取出动物的皮肤、眼球、舌头,用 PBS 冲掉残留在胃和肠道内的内容物。然后将实验动物转移到玻璃槽内,利用循环灌注泵装置,连续灌注 20%EDTA 溶液 96 h 直至实验动物脱钙完全后,用纯水(pH 7.0)灌注洗涤 2 h;洗涤结束后,依次灌注 25%乙二胺溶液和 5%氨水,脱色处理各 1 d;梯度浓度 30%、50%、70%叔丁醇脱脂处理 1 d;tB-PEG 使小鼠脱水处理 2 d,每日更换新溶液;最后用 BB-PEG 透明溶液灌注处理至少 24 h，直至动物全身变得澄清透明。对于 1 只成年小鼠，全身透明时间至少需要 2 周，成年大鼠全身透明时间至少要 1 个月，透明后的样品可在室温下保存在 BB-PEG 溶液中。

4 ScaleS 技术

4.1 使用试剂

4.1.1 ScaleS0 溶液

用超纯水将 1 mM 甲基-β-环糊精和 1 mM γ-环糊精溶解，待其完全溶解后，将山梨糖醇、甘油、N-乙酰基-L-羟基脯氨酸（奥沙西罗）和 DMSO 按体积比 20∶5∶1∶3 均匀混合后，定容溶液体积至 1 L。

4.1.2 ScaleS1 溶液

用超纯水将 4 mol/L 尿素完全溶解后，将山梨糖醇、甘油、和 Triton X-100 按体积比 200∶100∶2 均匀混合后，定容溶液体积至 1 L。

4.1.3 ScaleS2 溶液

用超纯水将 2.7 mol/L 尿素完全溶解后，将山梨糖醇、Triton X-100 和 DMSO 按体积比 270∶1∶83 均匀混合后，定容溶液体积至 1 L。

4.1.4 ScaleS3 溶液

用超纯水将 2.7 mol/L 尿素完全溶解后，将山梨糖醇和 DMSO 按体积比 363∶91 均匀混合后，定容溶液体积至 1 L。

4.1.5 deScaling 溶液

即 1×PBS。

4.1.6 ScaleS4 溶液

用超纯水将 4 mol/L 尿素完全溶解后，将山梨糖醇、甘油和 DMSO 按体积比 40∶10∶25 均匀混合后，定容溶液体积至 1 L。配制时先将超纯水加热至 55℃ 待山梨糖醇和甘油完全溶解后，溶液恢复至室温后加入其他药品均匀混合后配制完成。

4.2 实验步骤

4.2.1 实验动物灌注处理

灌注处理方法同前文"生物组织样品准备"部分。

4.2.2 透明化处理

（1）后固定 将组织浸入 4% 多聚甲醛溶液中 4℃ 后固定 24 h。

（2）预处理 将经后固定的组织放入 S0 溶液中，37℃ 35 rpm 处理 24 h。

（3）透明处理 将预处理后的组织，37℃ 35 rpm 依次放入 S1 溶液中处理 31～192 h，S2 溶液中处理 36～204 h，S3 溶液中处理 36～192 h。

（4）DeScaling 处理 将透明处理后的组织于 4℃ 35 rpm，1×PBS 中清洗 12 h。

（5）透明处理 将 DeScaling 处理后的组织放入 S4 溶液中，37℃ 35 rpm 处理 24～108 h，至组织呈现透明状态。

5 ScaleA2 技术

5.1 使用试剂

5.1.1 ScaleS0 溶液
溶液的配制方法同前文"ScaleS 技术"中 ScaleS0 溶液。

5.1.2 ScaleA2 溶液
用超纯水将 4 mol/L 尿素完全溶解后,将甘油和 Triton X-100 按体积比 100∶1 均匀混合后,定容溶液体积至 1 L。

5.1.3 ScaleB4(0)溶液
用超纯水将 8 mol/L 尿素完全溶解后,定容溶液体积至 1 L。

5.1.4 AbScale solution 溶液
用 1×PBS 将 0.33 mol/L 尿素完全溶解后,加入体积分数为 0.1% 的 Triton X-100 均匀混合后,定容溶液体积至 1 L。

5.1.5 AbScale rinse solution 溶液
用 0.1×PBS 将 2.5 g 牛血清白蛋白完全溶解后,加入体积分数为 0.05% 的吐温-20 均匀混合后,定容溶液体积至 1 L。

5.1.6 ScaleS4 溶液
溶液的配制方法同前文"ScaleS 技术"中 ScaleS4 溶液。

5.2 实验步骤

5.2.1 实验动物灌注处理
灌注处理方法同前文"生物组织样品准备"部分。

5.2.2 透明处理

(1) 后固定 将组织浸入 4% 多聚甲醛溶液中 4℃ 后固定 24 h。

(2) 预处理 将经后固定的组织放入 S0 溶液中,37℃ 35 rpm 处理 24 h。

(3) 透明处理 将经预处理后的组织,37℃ 35 rpm 依次放入 A2 溶液中处理 31~192 h、B4(0)溶液中处理 36~204 h、A2 溶液中处理 36~192 h。

(4) DeScaling 处理 将透明处理后的组织于室温 35 rpm,1×PBS 中清洗 12 h。

(5) 免疫染色 用 AbScale 溶液稀释一抗,将组织浸入一抗溶液中 37℃ 35 rpm 孵育 2~7 d;一抗孵育结束后将组织浸入 AbScale 溶液中 37℃ 35 rpm 清洗 3 d,每天换 1 次新溶液;清洗结束后,将组织浸入用 AbScale 溶液稀释的荧光二抗溶液中,37℃ 35 rpm 避光孵育 2~7 d。

(6) 漂洗 二抗孵育结束后,将组织浸入 AbScale 溶液中 37℃ 35 rpm 清洗 3 d 后,将组织浸入 AbScale 溶液中清洗 3 d。

(7) 透明处理 将清洗后的组织浸入 4% 多聚甲醛/PBS 中 37℃ 35 rpm 处理 1 h 后,将组织浸入 1×PBS 中 37℃ 35 rpm 清洗 1 h;将清洗后的组织放入 S4 溶液中,37℃ 35 rpm 处理 24~108 h,至组织呈现透明状态。

6 CUBIC 技术

6.1 使用试剂

6.1.1 ScaleCUBIC-1 溶液
用超纯水将尿素、N，N，N′，N′-四(2-羟基丙基)乙二胺和 Triton X-100 按体积比 25∶25∶15 均匀混合后即配制完成，配制好的溶液可室温储存 1 个月，长时间储存会淬灭组织中的荧光信号。

6.1.2 1/2 ScaleCUBIC-1 溶液
常温下将 ScaleCUBIC-1 溶液和超纯水等体积混合。

6.1.3 ScaleCUBIC-2 溶液
用超纯水将尿素、蔗糖和 Triton X-100 按体积比 25∶50∶10 均匀混合后即配制完成，配制溶液时先将超纯水加热至 70℃ 至蔗糖完全溶解后，冷却溶液至 37℃ 加入尿素后加热至 50~55℃，待尿素完全溶解，冷却溶液至室温后，加入其他药品用磁力搅拌器混匀至溶液澄清透明后即配制完成，配置好的溶液可室温储存 2 周，如闻到刺鼻的氨气味则表明溶液中的尿素已经降解需重新配制溶液。

6.1.4 1/2 ScaleCUBIC-2 溶液
室温下将 ScaleCUBIC-2 溶液与 1×PBS 等体积混合。

6.2 实验步骤
将组织浸入 4% 多聚甲醛溶液中后固定 24 h。将后固定的组织依次放入 1/2 ScaleCUBIC-1 溶液中，37℃ 35 rpm 处理 3~12 h；ScaleCUBIC-1 溶液中，37℃ 35 rpm 处理 33~144 h；PBS 溶液中 4℃ 35 rpm 清洗 12 h；1/2 ScaleCUBIC-2 溶液中 30℃ 35 rpm 处理 12 h；ScaleCUBIC-2 溶液中 37℃ 35 rpm 处理 12~72 h，至组织呈透明状态。

7 CLARITY 技术

7.1 使用试剂

7.1.1 水凝胶单体溶液的制备
在冰上用超纯水配制含有 4% 丙烯酰胺、0.05% 双丙烯酰胺、0.25% VA-044 引发剂、4% 多聚甲醛和 1×PBS(均为终浓度)的溶液，均匀混合即成功配制水凝胶，长期存储可放置于 -20℃，短期储存可暂时存放于 4℃。

7.1.2 清洗液
用超纯水配制含有 4% SDS 和 200 mM 硼酸(均为终浓度)的溶液，混合后用氢氧化钠调节 pH 至 8.5，用超纯水定容后即配制完成，可常温保存数周。

7.1.3 PBST 溶液
即含有 0.1% Triton X-100 的 1×PBS。

7.1.4 封闭液体及抗体稀释液
含有终浓度为 0.1% Triton X-100、10% DMSO、5% 山羊血清的 0.5 mol/L 硼酸钠缓冲溶液(pH=8.5)。

7.1.5 折射率校准液

(1) RIMS　称取 40 g 碘海醇溶于 30 ml 含有 0.01% 叠氮化钠 0.02 mol/L 的 PBS 中，用氢氧化钠调节溶液 pH 至 7.5。

(2) sRIMS　用超纯水配制浓度为 0.02 mol/L PBS，并在该溶液中溶解质量分数为 70% 山梨糖醇和 0.01% 叠氮化钠，用氢氧化钠调节溶液 pH 至 7.5。

(3) 80%～90% 甘油　用超纯水配制含量为 80%～90% 的甘油，均匀混合后即可使用。

(4) LEEclear(以 20 ml 溶液含量为例)　分别称取 1.65 g 泛影酸，2.17 g 葡甲胺泛影葡胺，溶解于 19 ml DMSO 溶液中；待其完全溶解后，向溶液中加入 200 μl 吐温-20、11 μl 储存浓度为 0.5 mol/L (pH8.0)EDTA 溶液、1.425 μl 储存浓度为 70 mM 的 NADPH 溶液(70 mM NADPH 储存溶液用 0.01% 氢氧化钠溶液溶解配制)，混合均匀后即可，溶液的折射率为 1.47。

(5) FocusClear^{TM}　为 FC-101 商品化折射率校准溶液，Cel Explorer 实验室专利。

7.2 实验步骤

7.2.1 动物麻醉及灌注取材

腹腔注射麻醉剂使实验动物处于深度麻醉状态后，依次用预冷的 PBS 和水凝胶溶液对实验动物进行心脏灌注处理，灌注结束后取待处理组织浸入足量的水凝胶溶液中 4℃ 条件，孵育保存 2～3 d。

7.2.2 脱气与交联

(1) 脱气处理　氧气存在会影响水凝胶聚合，因此在聚合前需确保将组织中的残存氧气替换掉，即对组织做脱气处理。

(2) 水凝胶聚合　将脱气处理后的组织浸入水凝胶溶液中，于 37℃ 孵育 3 h 至水凝胶完全聚合呈凝固状态。

7.2.3 组织透明

(1) 清洗法透明　聚合完毕后取出组织剥去多余的水凝胶，将组织放入清洗液中，置于 37℃ 恒温摇床上孵育直至组织完全透明；在组织清洗时，前 3 d 时以每天 1～2 次频率换液，后续可适当降低换液频次。

(2) 电泳法(ETC)透明　将组织放入电泳槽中，通过电场作用将组织中的脂质成分去除，直至组织呈现透明状态。

7.2.4 透明组织免疫荧光染色

(1) PBST 溶液清洗　将透明状态的组织转入 0.1% PBST 或含 0.1% Triton X-100 的 1 mol/L 硼酸溶液(pH 8.5)中，37℃ 清洗 3 次，每次 24 h，洗去组织中的 SDS 成分(若组织来自带有特定荧光信号的转基因小鼠，孵育操作过程中注意避光)。

(2) 一抗孵育　根据组织大小和厚度确定合适的抗体浓度(一般用于 CLARITY 的抗体浓度是普通组织切片浓度的 3～5 倍)。用 0.1% PBST 溶液稀释一抗，37℃ 孵育 2～7 d(具体孵育时间视组织大小而定)。

(3) 组织清洗　一抗孵育结束后将组织转入 0.01% PBST 溶液中，37℃ 下清洗 1～

3 d(具体孵育时间视组织大小而定),每天换液 2 次。

(4) **二抗孵育** 二抗的稀释浓度一般为 1:(50～100),37℃孵育 2～7 d(具体孵育时间视组织大小而定)。

(5) **组织清洗与保存** 二抗染色结束后,用 0.01% PBST 溶液清洗组织 1～3 d(具体孵育时间视组织大小而定),注意避光。清洗结束后,可以立即对组织进行成像或置于 PBST 溶液中 4℃保存 1 周。

7.2.5 透明组织成像

(1) **折射系数校正** 将组织置于 RIMS、FocusClear 或 87%甘油中校正组织折射系数。

(2) **组织成像** 组织折光系数校正完成后,可用单层光显微镜或激光共聚焦显微镜对透明组织进行成像。

(3) **三维重构及数据分析** 利用二维及 3D 软件对获得的数据进行分析,详细分析方法见本书第 4～第 7 章。

(李坤璐 史洁梅 姜 珊)

附录 D　常用仪器与试剂

1. 主要仪器及设备

1.1　动力循环灌注泵系统（Leica,39471001）
见图附录 D-1。

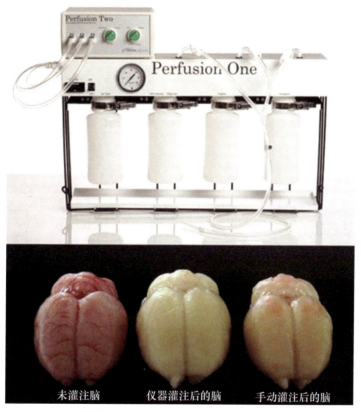

图附录 D-1　Leica 动力循环灌注泵系统

1.2　脱气装置
1）真空泵（Buchi,V-700）：在水凝胶包埋组织之前，用于组织去气处理。
2）干燥箱：组织去气设备。
3）氮气罐：去气过程中用氮气取代组织中的氧气成分。

1.3　电泳装置
见图附录 D-2。

1) BioRad HC PowerPac 系统（Bio-Rad,164－5052）：100－120/220－240 V 高电流配置电源。

2) BioRad HC PowerPac 系统适配器（Bio-Rad,164－5064）。

3) 电泳装置接插线（Pomona via McMaster-Carr,6927K42）。

4) 电泳装置单钩接头（Pomona via McMaster-Carr,5463K247）。

5) 温度控制装备（Lauda-Brinkmann,RE415）。

6) 透明管（Lauda-Brinkmann）。

7) 耐化学腐蚀聚丙烯旋塞阀（Lauda-Brinkmann,48285K24）。

8) 缓冲液过滤装置（Lauda-Brinkmann,4448K35）。

9) 可更换滤芯（Lauda-Brinkmann,4422K61）。

10) 铁氟龙胶带（Lauda-Brinkmann,7562A17）。

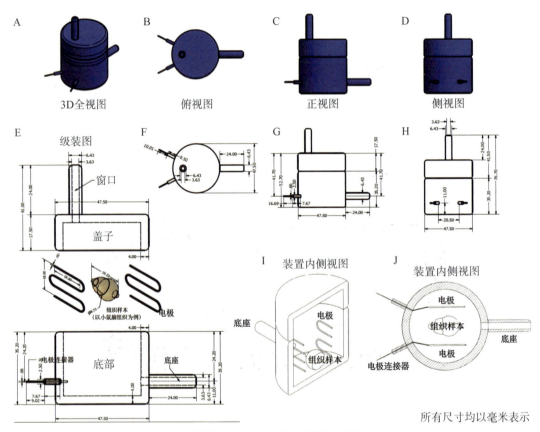

图附录 D-2 电泳装置组装示意图
引自斯坦福大学 Deisseroth Lab 网站

1.4 组织透明化装置

见图附录 D-3。

1) 铂金丝 5 mm（Sigma-aldrich,267201－2G）。

2) Chamber（Nalgene,2118-0002）。

3) 单钩接头（McMaster-Carr,5463K245）。

4) 耦合剂（McMaster-Carr,5117K51）。

5) 胶粘剂分配器（Lauda-Brinkmann,7467A43）。

6) 胶粘剂混合涂抹器（Lauda-Brinkmann,7467A12）。

7) 胶粘剂盒（Lauda-Brinkmann,746A17）。

8) 铝箔胶带（E&K Scientific,T592100）。

9) 样品架（BD Falcon,352340）。

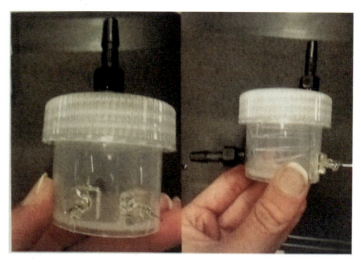

图附录D-3　组织透明化装置示意图

引自斯坦福大学 Deisseroth Lab 网站

1.5　成像设备

1) Kwik-Sil（World Precision Instruments,KWIK-SIL）：主要成分为有机硅弹性体，可在 5 min 内固化,在共聚焦显微镜拍摄时常用于固定组织样本。

2) Willco-Dish（Pelco-Ted Pella,14032-120）：黑色玻璃底盘,在光片显微镜拍摄成像时用于放置组织样本。

3) BluTack（blutack,N/A）。

1.6　成像仪器

1) 共聚焦显微镜（Nikon,A1+）。

2) 光片显微镜：①Lightsheet Z.1（Zeiss）（图附录D-4）,只适用于对亲水溶剂性透明化方法处理的组织样本进行成像,如 CLARITY、CUBIC 等。② UltraMicroscope Ⅱ（LaVision BioTec）（图附录D-5）,除亲水溶性透明化方法外,还适用于对有机溶剂透明化方法的样品进行成像,如 BABB、iDISCO/uDISCO、PEGASOS 等。③LS18［锗海生物科学仪器（上海）股份有限公司］（图附录D-6）,扫描大组织样品,兼容多种亲水溶性和有机溶剂透明化方法等透明样品进行成像,如 ScaleA2/U2、CUBIC、CLARITY、PACT/PARS、SWITCH、MAP、SHIELD、BABB、3DISCO、iDISCO、uDISCO、PEGASOS 等。

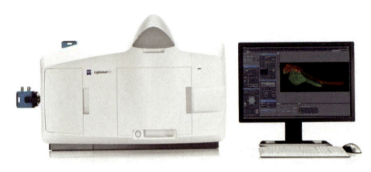

图附录 D-4　Lightsheet Z.1 光片显微镜

引自 https://www.zeiss.com

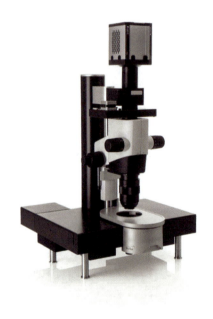

图附录 D-5　UltraMicroscope Ⅱ 光片显微镜

引自 https://www.lavisionbiotec.com

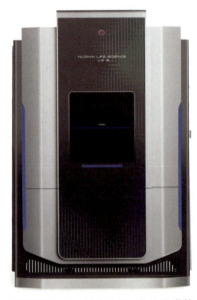

图附录 D-6　锘海 LS18 光片显微镜

引自 http://www.nuohailifescience.com

2. 主要化学试剂产品

2.1　生物组织样品准备

（1）实验动物麻醉药　常用的麻醉药主要包括以下 3 种。

1）戊巴比妥钠（Sigma-Aldrich,P3761）：该麻醉药为白色粉末,在动物实验中最为常用。常配成 1%～3% 水溶液,可通过静脉或腹腔给药。单次给药麻醉的有效作用时间可持续 3～5 h,属中效巴比妥类。静脉注射时,前 1/3 剂量可快速注射,以快速度过兴奋期;后

2/3剂量则应缓慢注射,并密切观察动物的肌肉紧张状态、呼吸频率和深度及角膜反射。动物麻醉后,常因麻醉药作用、肌肉松弛和皮肤血管扩张,致使体温缓慢下降,所以应注意保温。巴比妥类对呼吸中枢有较强的抑制作用,麻醉过深时,呼吸活动可完全停止。故应注意防止给药过多、过快。对心血管系统也有复杂的影响,故这类药物不用于研究心血管功能的实验动物麻醉。

2) 乌拉坦(氨基甲酸乙酯,Sigma-Aldrich,U2500):该药物作用性质温和,易溶于水,对动物麻醉作用强大而迅速,安全范围大,多数动物实验都可使用,更适用于小动物麻醉。可保持较持久的浅麻醉,对呼吸无明显影响。价格低廉,使用简便,单次给药可维持4~5 h,且麻醉过程较平稳,动物无明显挣扎现象;但麻醉后的动物苏醒较慢,麻醉深度和使用剂量较难掌握。乌拉坦对兔的麻醉作用较强,是家兔急性实验常用的麻醉药,对犬和猫的麻醉起效较慢,兔和大鼠易诱发肿瘤,不宜用于长期存活的慢性实验动物的麻醉。本药易溶于水,使用时常配成10%~25%溶液。若注射剂量过大,则可导致动物血压下降,且对呼吸影响也很大。用此药麻醉时,动物保温尤为重要。

3) 氯醛糖(Sigma-Aldrich,C0128):该药物溶解度较小,常配成1%水溶液。使用前需先在水浴锅中加热,使其溶解,但加热温度不宜过高,以免降低药效。本药安全范围大,能导致持久的浅麻醉,对自主神经中枢无明显抑制作用,对痛觉的影响也小,故特别适用于研究要求保留生理反射(如心血管反射)或神经系统反应的实验。实验中常将氯醛糖与乌拉坦混合使用。以加温法将氯醛糖溶于25%的乌拉坦溶液内,使氯醛糖浓度为5%。犬和猫静脉注射剂量为1.5~2 ml/kg混合液,其中氯醛糖剂量为75~100 mg/kg,兔也可用此剂量做静脉注射。

(2) 肝素(Millipore,375095) 用0.01M PBS溶液将肝素钠粉末配制浓度为10U/ml,−20℃储存。

(3) 1×PBS 磷酸盐缓冲溶液(Gibco™,10010)

(4) 4% 多聚甲醛(生工生物,E672002)

2.2 uDISCO技术实验试剂

1) 叔丁醇溶液(Sigma-Aldrich,360538)。

2) 二氯甲烷溶液(Sigma-Aldrich,240997)。

3) BABB 溶液成分:①苯甲醇溶液(Sigma-Aldrich,24122);②苯甲酸苄酯溶液(Sigma-Aldrich,W213802)。

4) 二苯醚(Alfa Aesar,A15791)。

5) 维生素E(Alfa Aesar,A17039)。

6) 5% 过氧化氢溶液(Sigma-Aldrich,D216763)。

7) PTwH 溶液成分:①磷酸盐缓冲溶液(1×PBS,Gibco™,10010);②DMSO(Sigma-Aldrich,D8418);③Triton X-100(Sigma-Aldrich,T8787);④甘氨酸(Sigma-Aldrich,G8898);⑤吐温-20(Sigma-Aldrich,P9416);⑥肝素(Millipore,375095)。

8) PBSGT 溶液成分:①磷酸盐缓冲溶液(1×PBS,Gibco™,10010);②Porcine skin gelatin(Sigma-Aldrich,G2500);③Triton X-100(Sigma-Aldrich,T8787);④叠氮化钠

(Sigma-Aldrich,71290)。

2.3 PEGASOS 技术

1) EDTA-Na$_2$(Sigma-Aldrich,324503)。

2) 乙二胺溶液(Sigma-Aldrich,122262)。

3) 25% 氨水溶液(Sigma-Aldrich,105432)。

4) ① PEG-MMA-500 (Sigma-Aldrich, 447943); ② PEG-MMA-200 (Polysciences, 16664); ③ PEG-DA-400 (Polysciences, 01871); ④ PEG-DMA (Polysciences, 00096); ⑤PEG-200 (Sigma-Aldrich, 81150); ⑥PEG-400 (Sigma-Aldrich, 807485); ⑦PEG-1000 (Sigma-Aldrich, 81190)。

5) 叔丁醇(Sigma-Aldrich,360538)。

6) 苯甲酸苄酯(Sigma-Aldrich,B6630)。

7) 氢氧化钠(Sigma-Aldrich,655104)。

2.4 ScaleS 技术

1) 尿素(Wako Pure Chemical Industries,217-00615)。

2) 山梨糖醇(Wako Pure Chemical Industries,199-14731)。

3) 甲基-β-环糊精(Tokyo Chemical Industry,M1356)。

4) γ-环糊精(Wako Pure Chemical Industries,037-10643)。

5) N-乙酰基-L-羟基脯氨酸(奥沙西罗)(Skin Essential Actives,Taiwan,China)。

6) DMSO (Wako Pure Chemical Industries,043-07216)。

7) 甘油(Sigma-Aldrich,G9012)。

8) Triton X-100 (Nacalai Tesque,35501-15)。

2.5 CUBIC 技术

1) PBS tablets (Takara,T9181)。

2) N,N,N′,N′-四(2-羟基丙基)乙二胺(Tokyo Chemical Industry,T0781)。

3) 尿素(Nacalai Tesque,35904-45 或 35907-15)。

4) Triton X-100 (Sigma-Aldrich,T9284 或 T8787 或 T8532)。

5) 蔗糖(Nacalai Tesque,30403-55 或 30404-45)。

6) 叠氮化钠(Nacalai Tesque,31208-82)。

7) Silicon oil TSF4300 (Momentive,折射率为 1.498)。

8) Mineral oil (Sigma-Aldrich,M8410,折射率为 1.467)。

2.6 Clarity 技术

1) 水凝胶溶液成分:①10×PBS 磷酸缓冲盐溶液(Gibco™,10010):用来配制 PBST 和水凝胶;②引发剂 VA-044 (Wako,VA-044):低分解温度非腈偶氮引发剂,详细说明见网址:http://www.wakochem.co.jp/specialty/waterazo/VA-044.htm;③40% 丙烯酰胺溶液(Bio-Rad,161-0140);④2% N,N-亚甲基双丙烯酰胺溶液(Bio-Rad,161-0142);

⑤16%多聚甲醛溶液（Electron Microscopy Sciences,15710-S）。

2）透明溶液成分：①硼酸(Sigma-Aldrich,B7901)；②氢氧化钠（EMD,SX0590）；③十二烷基硫酸钠（Sigma-Aldrich,L337）。

3）RIMS 成像液：①碘海醇（Sigma-Aldrich,D2158）；②1×PBS 磷酸盐缓冲溶液（Gibco^{TM},10010）；③叠氮化钠（Sigma-Aldrich,71290）。

4）sRIMS 成像液：①山梨糖醇（Sigma-Aldrich,S1876）；②1×PBS 磷酸盐缓冲溶液（Gibco^{TM},10010）；③氢氧化钠(Sigma-Aldrich,655104)。

5）80%～90% 甘油成像液：甘油(Sigma-Aldrich,G9012)。

6）FocusClear^{TM} 成像液(Proprietary,CelExplorer Labs)。

（史洁梅　李坤瑀）

附录 E 透明化技术相关网站

- CLARITY wiki   http://wiki.claritytechniques.org/index.php/Main_Page
- Clarity Resource Center   http://clarityresourcecenter.org/
- Clarity Forum   http://forum.claritytechniques.org/
- Deisseroth Lab   https://web.stanford.edu/group/dlab/
- Chung Lab   http://www.chunglabresources.com/
- Gradinaru Lab   http://www.clover.caltech.edu/
- Tomer Lab   http://tomerlab.org/

附录 F 三维视频示例展示

小鼠胚胎脑

小鼠卵巢

小鼠肾脏

小鼠股骨

小鼠肠道

小鼠脊髓

大鼠脂肪

大鼠卵巢

大鼠子宫

人大脑皮质

人淋巴结

人乳腺

人肿瘤

（扫描二维码可观看视频）

图书在版编目(CIP)数据

医学组织透明化三维成像/冯异主编. —上海:复旦大学出版社,2020.6(2021.5 重印)
ISBN 978-7-309-14885-5

Ⅰ.①医… Ⅱ.①冯… Ⅲ.①三维-扫描成像-应用-人体组织学 Ⅳ.①R329-39

中国版本图书馆 CIP 数据核字(2020)第 027128 号

医学组织透明化三维成像
冯　异　主编
责任编辑/牛　琮　肖　芬

复旦大学出版社有限公司出版发行
上海市国权路 579 号　邮编:200433
网址:fupnet@ fudanpress.com　http://www.fudanpress.com
门市零售:86-21-65102580　　团体订购:86-21-65104505
出版部电话:86-21-65642845
上海丽佳制版印刷有限公司

开本 787×1092　1/16　印张 15.5　字数 358 千
2021 年 5 月第 1 版第 2 次印刷

ISBN 978-7-309-14885-5/R·1797
定价:98.00 元

如有印装质量问题,请向复旦大学出版社有限公司出版部调换。
版权所有　侵权必究